中国多家权威机构

专家奉献

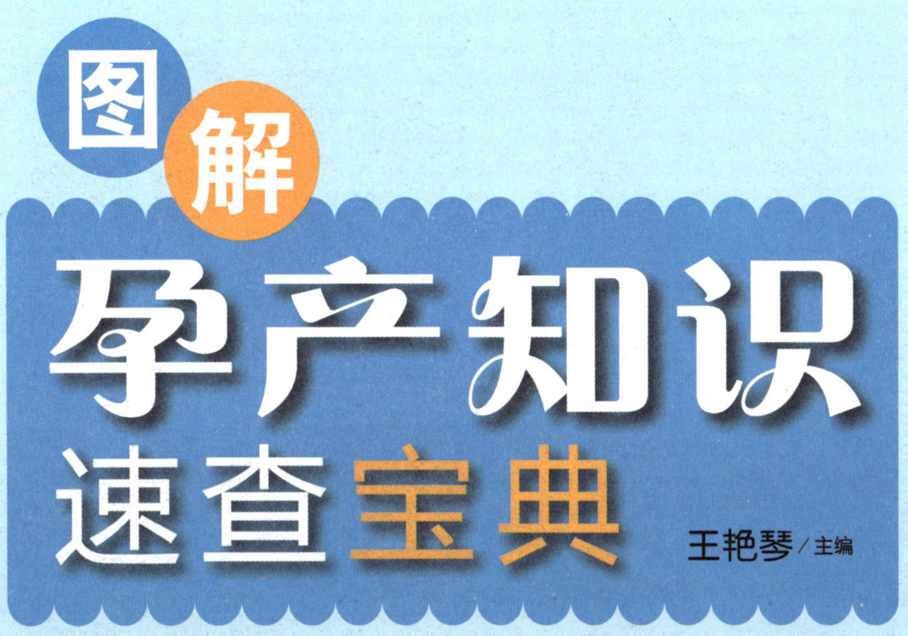

中国人口出版社

我们坚持以专业精神，科学态度，为您排忧解惑。

目录

CONTENTS

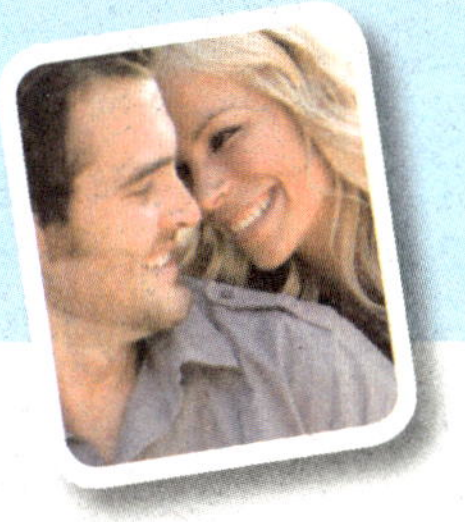
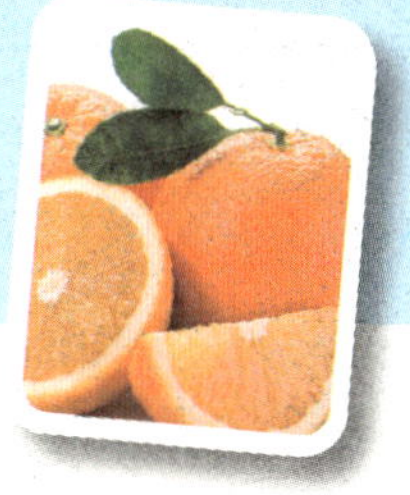
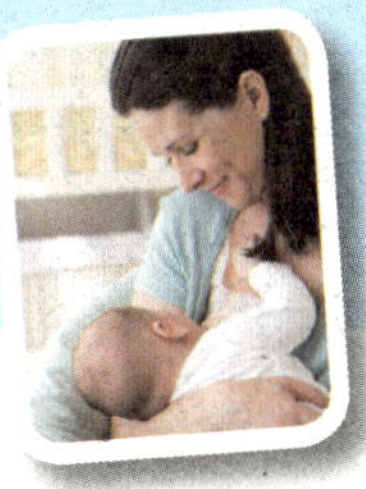

孕前篇

预约健康的宝贝

一 孕前应了解的知识

二 如何怀上健康的胎儿

三 孕前检查与疾病防治

四 需要延缓受孕的情况

五 慢性病患者谨慎怀孕

CONTENTS

目录

CONTENTS

目录

CONTENTS

四 孕晚期身体不适的防治

五 妊娠高血压综合征

六 孕期糖尿病的食疗方案

七 孕晚期的几种危险情况

八 孕晚期的性生活

九 准爸爸课堂

十 孕晚期的胎教课

分娩篇

痛楚的幸福

一 有关分娩

目录

CONTENTS

孕前篇

预约健康的宝贝

一、孕前应了解的知识
二、如何怀上健康的胎儿
三、孕前检查与疾病防治
四、需要延缓受孕的情况
五、慢性病患者谨慎怀孕
六、怎样判断你怀孕了

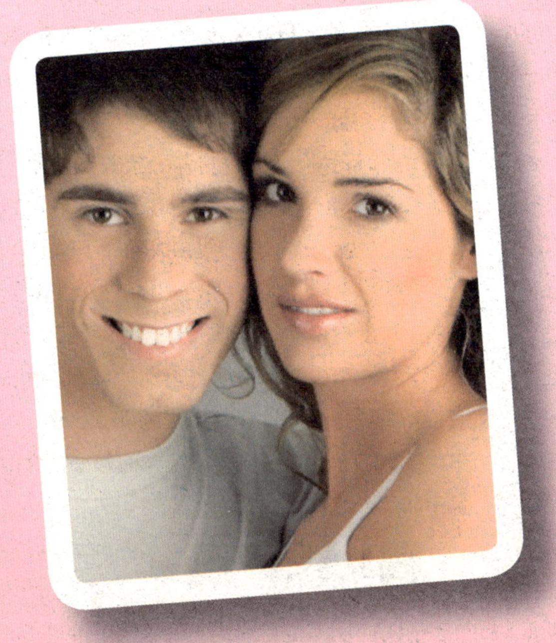

一 孕前应了解的知识

1. 男性生殖系统及其生理功能

男性的生殖器分为外生殖器与内生殖器。其主要部分的生理功能介绍如下：

1 内生殖器

睾丸 睾丸位于爸爸的阴囊内，是生成精子的地方，每日可产生上亿个精子。睾丸随着性成熟迅速生长，步入老年后随性机能的衰退而萎缩变小，丧失生精能力。

输精管 由左右副睾丸和40厘米长的细管子组成，负责输送副睾丸中成熟的精子至精囊内。输精管在精管膨大部与精囊合而为一后，经由前列腺直通尿道。

精囊 精囊左右各一，分泌的碱性果胶状分泌物，内含足够的养分以供精子存活。

前列腺 前列腺是位于膀胱下方，像栗子形状的器官，其内有尿道通过。前列腺负责尿液或精液的排放，所分泌的弱酸性牛奶状分泌液与精囊分泌液以及精子混合后即为精液。

2 外生殖器

阴茎 阴茎是内含海绵体组织的棒状器官，分为底部的阴茎根部、中央的阴茎体部与前端的龟头部位三部分。机体处于兴奋状态时，海绵组织中的静脉会大量充血膨胀，出现阴茎勃起现象。男性的射精和排尿都经过尿道，但并不会同时排尿又射精。

阴囊 阴囊位于阴茎后方下位，宛如袋状，内含睾丸和副睾丸。

2. 女性生殖系统及其生理功能

女性的生殖器分为外生殖器与内生殖器。其部分主要生理功能如下：

1 内生殖器

阴道 阴道是从阴道口连接子宫的长约6～9厘米的管道。在做爱时是阴茎插入的部位，在经期是经血排放的管道，在生产时成为胎儿出生的产道。

子宫 子宫是胚胎发育、成长的场所，位于骨盆中央，上方是子宫体，下方是子宫颈，最上方则是子宫底。

输卵管 子宫左右侧各一条长约10厘米的细管即为输卵管。输卵管的末端是喇叭状的输卵管伞端，它是负责输送卵巢中成熟卵子的器官。

卵巢 卵巢是产生卵子和分泌女性激素的器官。卵巢有两个，分别位于子宫两侧，并交替排卵。女性出生时卵巢中已有原始卵泡，成长至青春期时，卵泡即发育成熟成为卵子。每个卵巢中大约贮存有20万个原始卵泡，而每个月会由卵巢中排出一个卵子。

2 外生殖器

阴阜 阴阜是耻骨上方覆盖阴毛的部位，内含大量脂肪。

大小阴唇 阴唇表面覆盖阴毛的部分为大阴唇，大阴唇内侧则为小阴唇。

阴蒂 阴蒂相当于男性的阴茎，是女性生殖器官中最敏感的部位。

阴道口 阴道口位于尿道口的下方。开口的大小因人而异。

后联合 后联合是大小阴唇下方连接肛门的部位。

3. 月经的发生

女性排出的卵子若未受精，子宫内膜便会剥落引起出血，这就是月经的发生。

卵子与精子结合的受精卵，如果顺利到达子宫中，子宫内膜则会增厚，以利受精卵着床，并供给受精卵养分。但如果受精卵没有着床，变厚的子宫内膜则会失去作用并剥落，被排出体外。

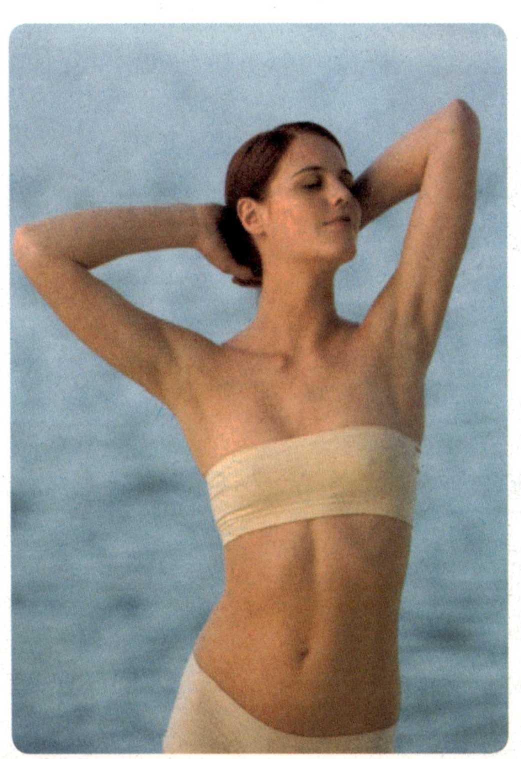

脑下方的垂体是分泌荷尔蒙的部位。当垂体分泌滤泡刺激素时，会刺激卵泡的成熟，卵巢也会同时分泌雌激素，促使子宫内膜增厚。

从卵泡成熟到子宫内膜变厚约需2周时间，这个时期叫增殖期。当卵巢中的卵泡已经成熟，垂体则会分泌黄体生成激素，以利卵泡破裂，排出卵子。

当卵子排出后，卵泡即变成黄体，继续分泌雌激素及孕激素，孕激素能供给子宫内膜所需的养分。此时期称为分泌期，约持续2星期。

若此期间未受孕，孕激素分泌便会停止，子宫内膜就会崩溃，由于宫壁剥落，子宫内只剩一层薄膜。子宫内膜剥落时，会引起出血，加上未受精的卵子，经由阴道一起排出体外，这就是月经发生的过程。而2周的增殖期与2周的分泌期一共4周的时间，就是女性月经的周期。

4. 认识受孕的过程

受孕前提之一：射精

精巢中的精子通过输精管，聚集于输精管末端的精管膨大部中。当男性受到性刺激时，精子混合精囊液和前列腺的分泌物便一起射出体外，此现象即为射精。

精子外形类似蝌蚪，每次精液的排出量为3～5毫升，每毫升中含有约7千万～2亿个精子。但其中只有一个精子会和卵子结合。

受精前提之二：排卵

当卵巢中的卵泡成熟时，在激素作用下卵

泡破裂，排出卵子，此即为排卵现象。卵子经由输卵管伞端的吸引移动至输卵管中。

受精

碱性的精子由阴道内向子宫方向前进，但受到阴道内的酸性分泌液的冲洗，已有大半死亡。

平时不利精子通过的子宫颈，在排卵期会分泌半透明状的分泌物，从而帮助精子通过。

到达子宫内的精子朝着深处的输卵管方向前进，在输卵管的外侧接近输卵管壶腹部和卵子结合。精子由阴道到达输卵管壶腹部的时间约需2小时，数亿个精子在此时所剩不及100个。

当精子与卵子结合时，头部会分泌出一种化学物质，能够融化卵子外层的薄膜，经过精子们一起努力，卵子表面的薄膜已被融去大半，但最后只有一个精子能幸运地进入。

精子在进入卵子后尾巴也会融化消失，此时卵子会立刻在表面形成一层薄膜，以防其他精子进入。此时受精成功，卵子也变成受精卵了。

着床

受精卵一面在输卵管中持续分裂细胞，一面向子宫方向移动，6～7天后，由最初的一个单细胞受精卵，变成约200个细胞的胚胎细胞群，并着床于子宫腔内，开始成长。

此时子宫内膜因为孕激素的分泌增长变厚，准备迎接受精卵的到来。

终于到达子宫内的受精卵表面长有一层像绒毛的突起物，有助受精卵吸附于子宫内膜上而不至于流失。此时胚胎已经成功受精，并且着床于子宫腔内，也就是怀孕的开始。

此后，受精卵的外层会长出胎盘，内部的细胞则会发育成胎儿。

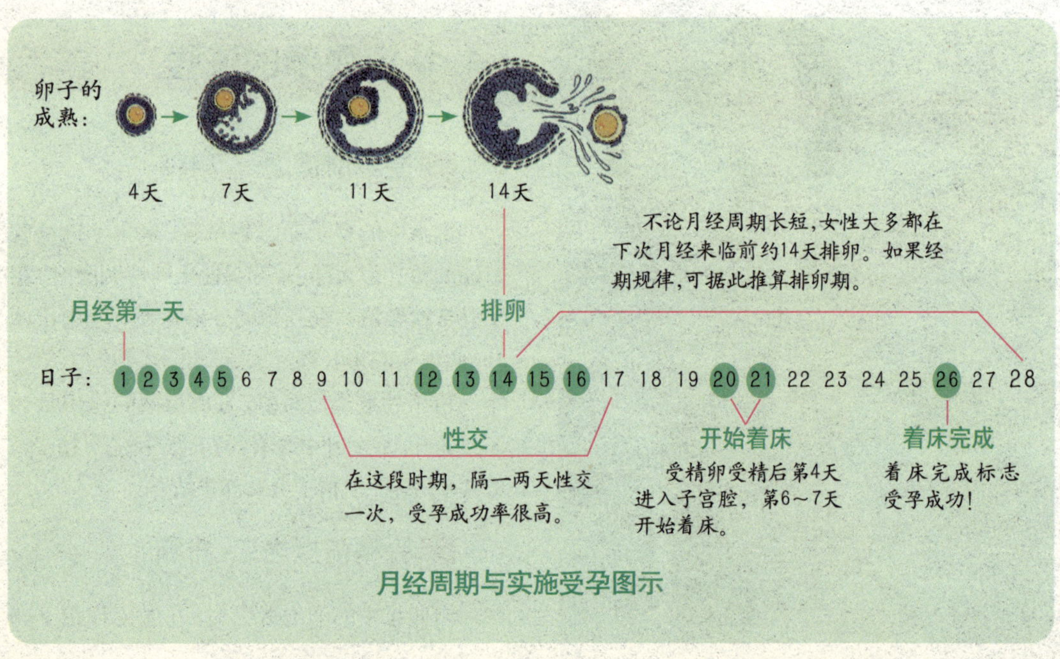

月经周期与实施受孕图示

二 如何怀上健康的胎儿

1. 孕前检查很重要

孕前检查一般应在怀孕前三个月进行。如果检查时间太早，身体情况会发生变化，比如精液质量、分泌物等，参考价值就降低了。

1 准妈妈孕前检查

女性孕前检查项目，不同地方或医院，存在大同小异的情况。现简介如下，详见下节。

生殖系统 检查是否有滴虫、霉菌性阴道炎，支原体衣原体感染，阴道炎症，以及淋病、梅毒等性传播性疾病。

Torch(脱畸全套) 包括风疹、弓形虫、巨细胞病毒、单纯疱疹病毒等项。

肝功能 肝功能检查。

尿常规 检查是否有泌尿系感染、肾炎、糖尿病。

妇科内分泌免疫系统检查 内分泌包括卵泡促激素、黄体生存激素等6个项目；免疫检查包括抗精子抗体、抗子宫内膜抗体等。

口腔检查 检查是否有口腔疾病。

2 准爸爸孕前检查

孕前精液检查 因为平时体检不会检查精液，因此此项检查很必要。

泌尿系统检查 泌尿生殖系统的毛病对下一代健康影响极大，务必查。

传染病检查 肝炎、梅毒、艾滋病等传染病检查确实是很必要的。

健康咨询 医生会详细询问本人及家人以往的健康状况，曾患过何种疾病及治疗等情况，特别重点询问精神病、遗传病等，必要时须检查染色体、血型等。如果发现问题，应该在医生指导下重新计划怀孕。

疾病一定要在孕前诊断治疗，等到怀孕后才发现，对胎儿和母体危害较大。其他还有一些特殊的检查，是否需要进行，可向医生咨询。

2. 为受孕准备好营养

产科专家认为，营养的准备应从孕前3个月开始。如果在怀孕以后才开始补充营养，孕妇可能因为营养缺乏而导致健康受损，胎儿也往往会因此发育不良。以下是产科专家对孕妇孕前营养准备提出的几点建议：

1 通过合理饮食实现标准体重

标准体重计算法：

身高（厘米）－110＝标准体重（公斤）

女性体重如果低于标准体重的15%，则为身体过瘦；如果高于标准体重20%以上，则为身体过胖。过胖或过瘦都会使体内的内分泌功能受到影响。这样，不仅不利于受孕，还会增加婴儿在出生后第一年患呼吸道或腹泻的几率，并在孕后易并发妊娠高血压综合征、妊娠糖尿病。

因此，准备怀孕的女性，无论身体过胖或过瘦都应积极进行调整，力争达到正常状态。

2 全面补充各种营养素

女性在怀孕前有必要全面地了解自己的营养情况，必要时可到医院做一个全面的健康检查，在医生的指导下有针对性地调整饮食，积极补充体内含量偏低的营养素。如果缺钙，多吃补钙食品；如果缺铁，可多吃含铁食品等。

准妈妈们孕前需要补充的营养素列表：

维生素		孕妇对维生素的需求量比一般人大。可以通过均衡的饮食来获取所需的维生素，也可通过服用维生素补充剂来获取各种维生素。但服用维生素补充剂只是一种辅助措施，并不能取代健康的饮食。明智的做法就是在怀孕之前就开始服用专门给孕妇配制的维生素补充剂。服用前应先咨询医生。
蛋白质		蛋白质是人类生命的物质基础，是构成人脑、肌肉、脏器、骨骼最基本的营养元素，占总热量的10%～20%。为了满足胎盘、胎儿生长和母体需要，怀孕期间对蛋白质的需求量增加，因此，准妈妈在孕前就应多吃蛋白质含量丰富的食物，如鱼、肉、蛋、乳制品、豆制品等。
无机盐及微量元素	钙	钙是骨骼与牙齿的重要组成成分，怀孕时母体对钙的需求量是平时的2倍。怀孕前钙摄取不足，易致胎儿患佝偻病、缺钙抽搐症。孕妇因失钙过多易患骨质软化症、抽搐症。孕前就开始补钙，有益于孕期母体与胎儿健康，而且钙可以在体内长期贮存。因此，孕前应该多吃含钙丰富的食物，如鱼类、牛奶等。
	铁	铁是血红蛋白的重要成分，如果铁缺乏就会贫血。胎儿生长发育很快，每天吸收铁质约5毫克，而且怀孕期间孕妇血容量比平时增加30%，也就是平均增加1500毫升血液。如果缺铁，容易导致孕妇中晚期贫血。铁在人体内可贮存4个月之久，因此，在孕前3个月就应开始补铁。应多吃含铁丰富的食物，如猪肉、猪肝、牛奶、鸡蛋、大豆、菠菜、海藻等。
	锌	锌是人体新陈代谢不可缺少的酶的重要组成部分。锌缺乏会影响生长发育，使得身材矮小，并影响生殖系统，致使女性不来月经，男性无精或少精。孕前应多吃含锌丰富的食物，如鱼类、小米、大白菜、羊肉、鸡肉、牡蛎等。
	碘	碘是甲状腺激素的主要组成成分，甲状腺激素有调节能量代谢和促进蛋白质生物合成的作用，有助于胎儿生长发育。我国营养学会建议碘的摄取量为每日175微克。
叶酸		叶酸是B族维生素的一种，能降低中风、心脏病、糖尿病、癌症等的发病率，还能预防胎儿神经管畸形。怀孕期间，准妈妈每天至少需要补充叶酸400微克。如果前一胎生过畸形的孩子，可多补充一些叶酸，每日可达800微克。可以服用药店出售的叶酸补充剂；还可以吃富含叶酸的食物来补充，如坚果、豆类、柑橘、谷类、深绿叶蔬菜(菠菜和甘蓝)等。
碳水化合物		葡萄糖是胎儿代谢的必需物质，多用于胎儿呼吸。五碳糖可被用来合成核酸，是胎盘蛋白质合成的物质。
脂肪		脂肪在生育过程中生理变化最多。胎儿体内的脂肪可占其体重的5%～15%。脂质还是脑及神经的重要组成成分。因此，应多吃富含脂类的食物。
热量		怀孕期间因为胎儿、胎盘的不断生长，母亲体重的不断增加，以及母体基础代谢的增高，母体在整个孕期需要增加8万千卡的热量。产科专家建议怀孕早期每天增加150千卡热量，在怀孕中期和后期每天增加350千卡。

3. 远离有害物质

资料表明：胎儿发生异常，真正与遗传因素有关的仅占1%，绝大多数与有害环境等因素有关。

戒除烟酒

准备怀孕的阶段，夫妻双方都要戒除烟酒。众所周知，吸烟会影响男方精子的发育，也影响女方卵子的发育。据统计，每天抽烟20～30支，精子畸形率显著增高；超过30支，畸形精子更多，并且会影响精子活动力。酗酒对生殖系统影响更大，可诱发前列腺炎，并使睾酮代谢加快，使睾丸萎缩，严重者出现阳痿。

远离有害的工作环境

如果男女双方的工作是密切接触电离辐射、铅、汞、汽油、油漆、二硫化碳、有机磷、农药或麻醉剂等，就要调离这些有害的工作岗位或工作环境，以免引起精子和卵子染色体的突变。

远离宠物

因为宠物如猫、狗等动物可能携带危害胎儿健康的病原体如弓形体等，可致胎儿多种畸形。因此准备怀孕的女性应远离宠物。有此嗜好的女性，应及早忍痛割爱，将其送给亲友饲养。

改变避孕措施

一般说来，男用避孕套、女用避孕套、宫颈帽、阴道隔膜等屏障隔离避孕法对胎儿生长、发育没有不利影响，但是口服避孕药及宫内节育器对妊娠可能产生不利影响。

如果你们使用长效口服避孕药，那么建议停服6个月后再怀孕。停服速效避孕药至少须要2个月。女方如果放置宫内节育器，要在孕前2～3月取环，以便子宫内膜得以修复，方可避免流产、胎盘异常的发生。

尽量不要服用药物

如果女方因某种疾病须服用药物的话，孕前应向医生咨询你所用药物是否影响受孕能力，是否会影响胎儿发育，是否会导致流产等等。一般情况下，假如不影响某些疾病的治疗，尽可能不要服药。如果必须服药，就要在医生的指导下，尽可能使用对胚胎安全的药物。

4. 选择最佳的受孕时机

受孕时的年龄、季节、环境、营养、心情等许多因素决定着精子和卵子的质量，所以，要孕育一个最棒的宝宝，其实并不简单。

在排卵期受孕

精子与卵子的健康、成熟是宝宝聪明、健康的先决条件。

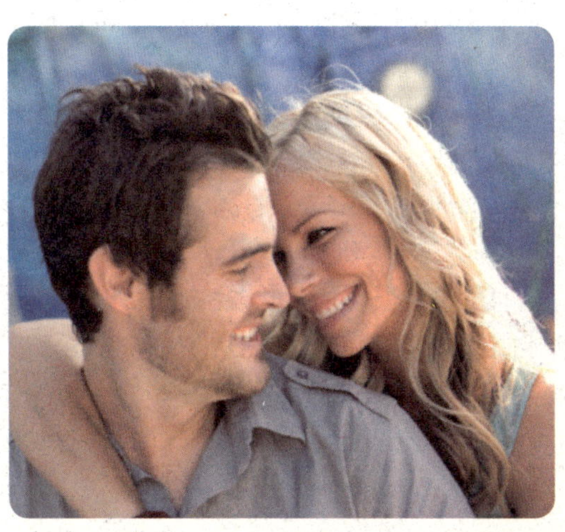

男性精子在射精完成进入女性生殖道后，生命期为1～3天。若这段时间未能遇到卵子，精子就失去了受孕能力。精子的数量也是女性受孕的关键因素，一般男性精液中，精子浓度每毫升在2千万到1亿以上。男性的生精能力能达到70岁以上。女性的卵子排出需在24～48小时内受精才能受孕，因此在排卵后1日之内受精是怀孕最基本的条件，此时卵子新鲜、健康，是保证胚胎健康的先决条件。

因此应选择在排卵期做爱受孕，使精子能在短时间内与卵子结合，从而孕育出优质胎儿。

最佳受孕时刻和月份

意大利卡尼奇博士和他的同事为了研究受孕的时间规律，请了50多名男性参加试验，在下午5时30分提取的精液精子数量特别集中，而且快速运动的比例也比较大。卡尼奇又指出，科学研究早已发现荷尔蒙在影响女性受孕上起着关键作用。它使大多数女性在下午3～7时这段时间排卵。

据科学家对一天受孕几率的研究发现，下午5～7时做爱，怀孕的几率最高。研究发现，无论是精子的数量还是质量一天中都变化很大，而在下午稍后的这段时间达到高峰——恰好也在此时女性最容易受孕。

科学家们认为8月份受孕，来年的5月份出生，为最佳受孕和最佳分娩月份。

初秋时节，天气凉爽，各种富含维生素的新鲜蔬菜、瓜果均已上市，鱼、肉、蛋、奶也很充足，为母体及时摄取并储备各种营养创造了有利条件。待隆冬来临，孕妇已平安度过了胎儿最易感染病毒的致畸敏感期。到了养教并重的妊娠中后期，已是鸟语花香、风光怡人的春季，为胎教提供了理想的外界环境。

分娩时，正是凉热适宜的春末夏初，可以避免婴儿因出生后天气热而生痱子，也有利于产妇的饮食调节，有益于产妇身体的恢复，以便更好地哺育婴儿。

最佳受孕年龄

女性的生育年龄以24～29岁之间最为适宜，男性最好在27～35岁之间。

这期间，女性身体发育已完全成熟，卵巢功能最活跃，卵子质量高，这时怀胎生育，妊娠并发症少，分娩危险小，胎儿生长发育好，早产、畸形儿和痴呆儿的发生率最低。男性的身体、心理及智慧也都趋于完善，精子活跃率最高，性欲也比较旺盛。在此期间，夫妻双方生活经验丰富，有了比较稳定的经济收入，精力充沛，有利于养育好宝宝。

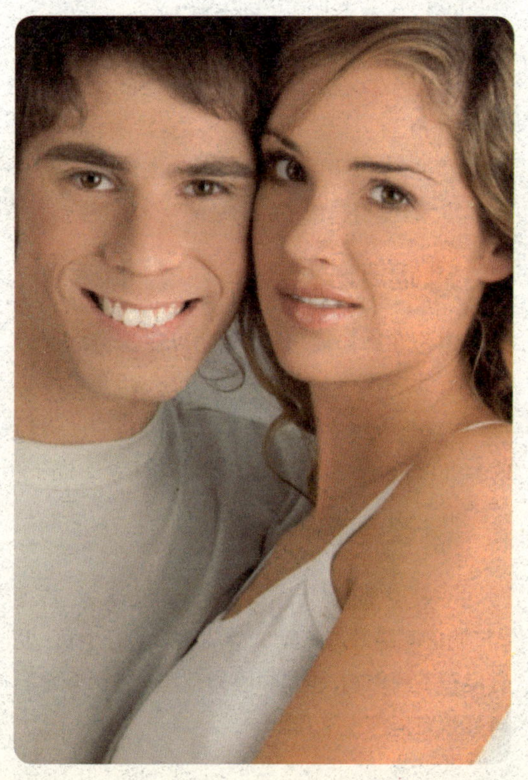

在身体健康时受孕

健康的父母能产生健康的精子、卵子，健康的精子、卵子携带健康的遗传基因，从而形成健康的胎儿。因此说，父母的健康是后代健康之本。

如果男女有一方患急性传染病、结核病或发热性疾病，均可影响精子或卵子的质量以及受精卵的正常发育。不仅会使胎儿发育迟缓、低体重、早产，还会导致孕妇心、肾功能衰竭等。如果怀孕后继续进行治疗，进入母体的药物便会对胎儿产生致畸作用。因此，为了优生，应当在夫妻双方身体都健康的情况下受孕。

在情绪良好时受孕

受孕时良好的心理状态与优生有密切关系。在心情愉悦，没有忧郁和烦恼的状态下进行负有负有受孕使命的性交，丈夫要重视并让妻子达到性高潮，它对于得到一个健康聪明的孩子至关重要。夫妻双方要以愉快轻松的心情求得性生活的和谐美满。

不良的情绪会影响受孕的几率，卵子和精子的质量等，从而影响受孕后胎儿素质。

创造最佳受孕环境

最佳环境包括气候、生活环境的整洁清爽、空气清新、温度适宜、没有噪音、活动方便等，它能使孕妇心情舒畅，心理平静，有利于精卵结合后着床和胎儿的健康发育成长。

选择最佳的环境条件，要求夫妻双方感情融洽，在经济和物质方面做好必要的准备。良好的环境，不仅是优孕必需的，也有利于优生优教。准妈妈的居室应清洁安静、阳光充足，并保持冷暖适宜、空气清新流通。

生物钟影响受孕

现代科学研究证实，任何生物体，从器官系统到组织、细胞及细胞内染色体等都存在着许多种的时间节律，即生物钟。人体生物钟中对人体的生理、心理影响最大的是“人体三节律”，即智力、情绪、体力，它们从人出生时起便分别以33天、28天、23天为周期，呈正弦曲线样变化。

在人体生理节奏的低潮期，出现异常生殖细胞的可能性将大大增加，遗传上不健全的生殖细胞参与受精活动的机会也相应增加，因而产生劣质胚胎的机会也就随之增加；反之，当人体生理节奏处于高潮期时，体内细胞的各种功能和代谢处于最佳状态，由优质生殖细胞形成优质胚胎的机会就会大大增加。

那些在父母生物节奏处于高潮期受孕的孩子，往往体质健康，智力优良，先天素质好；反之，则体质、智力较差。这一点是完全可以肯定的。在双方精力旺盛、思维敏捷、体力充沛的情况下受孕，肯定要比精疲力竭、萎靡不振时受孕理想得多。

5. 成功受孕的有效措施

大多数人认为只要不避孕，就能轻而易举地怀上宝宝，其实怀孕也是一项技术活，不懂得生理规律和性爱技巧，要宝宝也许并不很容易。

1 改善精子质量

良好的受孕条件就是精子数量必须足够多，而且还要活动力好。专家认为，改善男性的精子数量和质量，关键还在均衡营养，减少性病感染。因此准爸爸要多食用一些对提高精子质量有好处的食物。

2 放松心情、减轻紧张

性交时，夫妻双方的注意力要集中，排除其他无关意念和事情的干扰。

夫妻双方都有性交的要求，并为此感到轻松愉快，而不仅仅是单方面的需要，或者将性生活视为负担和痛苦。夫妻双方要在高度的兴奋、愉悦、舒坦、满足中完成性行为，而不是索然无味。

不要有因为造人而性交的想法，要采取一种"无所求"的心态，认真对待，做好准备就好。

3 采用合适的性交体位

一般来说，希望怀孕时，性生活时宜采用男上女下位，并将女性臀部垫高，性交后，姿势最好能保持1小时，这样有利于精液储存在阴道后穹隆，对子宫后位的女性而言，尤其可提高其受孕率。

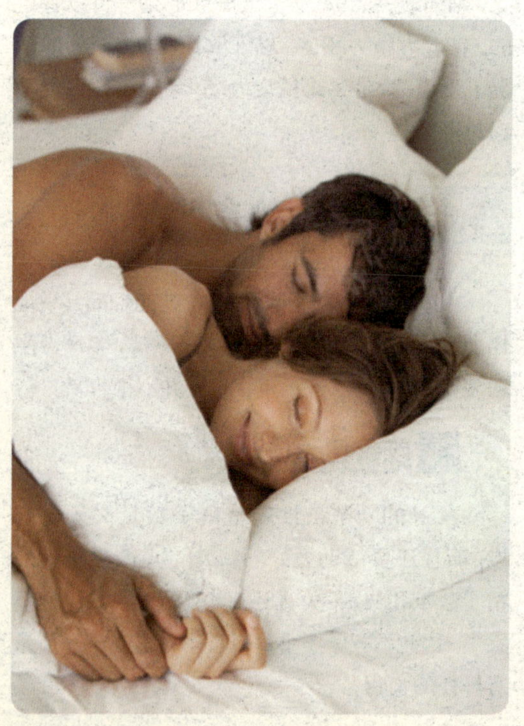

6. 高龄初孕不要担扰

产科中将超过35岁才第一次生产的女性称作高龄产妇，只要是第一次生产都视同高龄产妇，即使曾经怀孕但最后流产者。不过现代女性虽然年过35岁，体力和生理机能仍能保持得很好，即使40岁才生第一胎的高龄产妇，很多也是以自然分娩的方式生下聪明健康的宝宝。

随着现代科技的进步，高龄生育不再是危险的事。只是，高龄产妇的卵巢机能有些退化，容易并发子宫肌瘤和子宫内膜异位症，流产或早产的几率也比较大。因此怀孕前应多向医生咨询，做好充分的准备。

1 进行优生咨询，了解自己该注意些什么，有针对性地做好心理准备。

2 夫妻双方做一次全面体格检查，积极治疗原有的疾病。若妻子患有高血压、糖尿病等疾患，要等病情得到控制后才能受孕。

3 为了避免胎儿发生神经管畸形，孕前应按医嘱服叶酸。在计划要孩子前停服口服避孕药，改用工具避孕，以避免药物成分对胎儿产生不良影响。

4 夫妻双方忌烟、忌酒。因为吸烟、喝酒可使精子、卵子的质量下降。平时应注意锻炼身体，增强自己的体质。

5 饮食搭配需合理，如果妇女本人是过敏性体质，孕前不要吃花生或花生类食品，这对减少下一代患过敏性疾病有很大好处。

7. 爸妈与宝宝的血型遗传

人类的血型是按一定的遗传方式传承的，父母血型基因决定了宝宝的血型，而基因是成对存在的，并有隐性、显性之分。宝宝与父母血型有一定的内在联系，但又不一定完全相同。

父母血型与宝宝血型的遗传关系如下：

父母血型	宝宝可能的血型	宝宝不可能的血型
A×A	A、O	B、AB
A×B	A、B、O、AB	
A×O	A、O	B、AB
A×AB	A、B、AB	O
B×B	B、O	A、AB
B×AB	A、B、AB	O
B×O	B、O	A、AB
AB×AB	A、B、AB	O
O×AB	A、B	O、AB
O×O	O	A、B、AB

血型除了我们已知的ABO型之外，还有Rh型和MN型等种类。

Rh型不合的情况是在怀孕后期或是生产时，胎儿的Rh阳性血液由胎盘进入母体内，母体的血液产生Rh阳性血液的抗体所引起的。而母体内所产生的Rh抗体进入胎儿体内后，则会破坏胎儿的红细胞，从而引发许多疾病。

通常初产妇在知道自己是Rh阴性血型时，如能尽早告诉医生就不会有太大的问题。但经产妇在第二次怀孕时就得格外小心，因为生过第一胎后，母亲体内已经产生的抗体，会使第二胎胎儿患上溶血性贫血、全身水肿、新生儿重症黄疸等病症，严重时会引发脑病变，甚至死亡，解决的办法只有换血。现在的做法则是在女性第一次生产或流产后，就注射RHD球蛋白中和抗原，使体内不会产生抗体，这样第二胎就可安心生产。

8. 准爸爸要做的准备

对准爸爸来说，精子的数量和质量是优生的关键因素，精子是优生之本。因此，凡是影响精子质量的因素，准爸爸应尽量避免；凡是有利于优生的条件，准爸爸应积极创造。

生殖疾病需及时治疗

在男性生殖器官中，睾丸是制造精子的“工厂”，附睾是储存精子的“仓库”，输精管是“交通枢纽”，精索动脉、静脉是后勤供应的“运输线”，前列腺液是运送精子必需的“润滑剂”。

当这些关键部位发生了故障，优生必然受到影响。例如，双侧隐睾、睾丸先天发育不全者，就无法产生正常的精子。如病征引起睾丸萎缩、组织破坏，大多数精子就会是废品。精索静脉曲张、前列腺炎、输精管部分缺损、尿道下裂、阳痿、早泄等疾患，都会使妻子不孕。还有梅毒、淋病等性病也会直接或间接地影响精子的生成、发育与活力，对生育造成一定危害。

所以，准爸爸要及时治疗生殖器官疾病。

性爱要节制

性爱频繁，会使精液稀少，精子的数量和质量也相应地减少和降低。为了保证胎儿的正常孕育，要节制性爱，尤其是准爸爸，养精蓄锐更为重要。这一点，性欲旺盛的夫妇尤其应该注意。

警惕药物

抗癌、激素类、抗生素类等药物会损害男性性腺功能，造成精子数量和质量下降，或通过影响性腺的内分泌功能，导致性功能障碍。药物对男性生育能力的影响受到药物的种类、剂量、疗程、患者的年龄等因素影响。使用药物的剂量越大，疗程越长、患者的年龄越小，对生育功能损害越重，恢复生育功能所需要时间也越长。

目前，社会上性保健品泛滥，有些含有性激素或类似成分，可能会影响睾丸的正常生精功能，因此，在选择时应格外小心。

远离有害化学物质

科学研究表明，许多物理、化学、生物因素作用于人体，对生殖功能会产生损害，使染色体异常、精子畸形，影响胎儿的正常发育。

工作和生活中接触的铅、苯、二甲苯、汽油、氯乙烯等物质，X射线及其他放射性物质，农药、除草剂、麻醉药等均可导致胎儿染色体异常，增加流产率。

小心噪音

许多人听音乐时喜欢把音量开得很大，这不仅会影响听力，也会影响男性生育能力。

研究证明，男性长期生活在噪声为70～80分贝的环境中，性功能会减弱；生活在90分贝以上的高噪音环境中，性功能会发生紊乱；更高的噪音则可导致无法射精。

温度

高温对睾丸会产生损害，但是究竟多高的温度和在这种温度下暴露的时间多长，才会对睾丸产生影响，目前在学术界仍有争论。

动物实验中，将雄性动物置于38.5℃下55分钟后，其生育能力就会下降。在现实生活中，男性应尽量避免在高温环境中停留过长时间，如洗桑拿浴和用热水泡澡等。

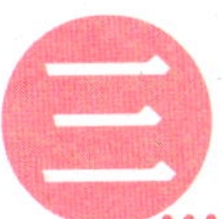

三 孕前检查与疾病防治

1. 孕前检查的必要性

如果怀孕后发现自己感染了某些疾病，那么你很可能面临一些痛苦的选择：是终止妊娠，还是冒险继续怀孕？其实这些问题完全可以靠孕前检查来避免。

很多人都有这样的想法：自己在单位每年都进行体检，身体很正常，还用得着再重复地做孕前检查吗？专家认为，一般的体检并不能代替孕前检查。体检主要包括肝功能、肾功能、血常规、尿常规、心电图等，以最基本的身体检查为主，但孕前检查主要检测对象是生殖器官以及与之相关的免疫系统、遗传病史等。特别是在取消强制婚检的今天，孕前检查能帮助你孕育一个健康的宝宝。必做检查对于每个准妈妈来说，是一个都不能少的。

2. 孕前检查的内容

孕前检查是优生优育的前提，对于准备怀孕的年轻夫妻来说非常重要，孕前检查内容见下表。

检查名称	检查内容	检查目的	检查时间	检查价格
生殖系统	通过白带常规筛查滴虫、霉菌、支原体衣原体感染、阴道炎症，以及淋病、梅毒等性传播性疾病	是否有妇科疾病，如患有性传播疾病，最好先彻底治疗，然后再怀孕，否则会引起流产、早产等危险	孕前任何时间	60元左右，衣原体和支原体检查150元左右
脱畸全套	包括风疹、弓形虫、巨细胞病毒、单纯疱疹病毒	60%～70%的女性都会感染上风疹病毒，一旦感染，特别是妊娠头三个月，会引起流产和胎儿畸形	孕前三个月	全套240元左右
肝功能	肝功能检查目前有大小功能两种，大肝功能除了乙肝全套外，还包括血糖、胆质酸等项目	如果母亲是肝炎患者，怀孕后会造成胎儿早产等后果，肝炎病毒还可直接传播给孩子	孕前三个月	70元左右
尿常规	通过尿液检查可了解准妈妈的肾脏功能，有助于肾脏疾患的早期诊断	根据肾脏病的程度和症状不同，决定是否可以妊娠、分娩。在未取得医生许可之前应进行避孕	孕前三个月	10元左右
妇科内分泌	包括卵泡促激素、黄体生存激素等6个项目	月经不调等卵巢疾病的诊断	孕前	300元全套
ABO溶血	包括血型和ABO溶血滴度	避免婴儿发生溶血症	孕前三个月	25元左右
染色体异常	检查遗传性疾病		孕前三个月	110元左右

3. 孕前口腔检查应重视

保证牙齿的健康，是安全度过孕期的前提之一。如果计划怀孕，孕前别忘了做口腔检查。如果孕期牙齿出现问题，考虑到治疗用药对胎儿的影响，治疗很棘手，所以应在孕前做好口腔检查。

如果牙齿没有其他问题，只需洁牙就可以了，如果牙齿损坏严重，就必须拔牙。检查时间为孕前6个月。检查对象为育龄女性，根据需要孕前可能进行下列项目的口腔检查。

1 牙龈炎和牙周炎

女性在怀孕后，体内的雌激素水平明显上升，尤其是黄体酮水平上升很快，会使牙龈中血管增生，血管的通透性增强，容易诱发牙龈炎，这被称作“孕期牙龈炎”。中、重度的牙周炎会使孕妇生出早产儿和低体重儿的机会大大增加。所以，怀孕前应该进行牙龈炎和牙周炎的检查和系统治疗。

2 蛀牙

蛀牙会引发急性牙髓炎或根尖炎，不但会给孕妇带来难以忍受的痛苦，而且服药不慎也会给胎儿造成不良影响。孕妇蛀牙还可能传给宝宝。所以，怀孕以前治愈蛀牙无论对自己，还是对小宝宝都是有好处的。

3 阻生智齿

阻生智齿是指口腔中最后一只磨牙(俗称“后槽牙”)，由于受颌骨和其他牙齿的阻碍不能完全萌出，造成部分牙体被牙龈所覆盖，由于智齿多在18岁以后萌出，且智齿冠周炎又最容易发生在20~35岁之间，所以，要想防治这种病的发生，就应该在孕前将口腔中阻生智齿拔除。

4 口腔卫生

计划怀孕了，就应当到口腔科(最好是专门为准妈妈检查的口腔科)做口腔卫生状况检查，接受口腔大夫的健康指导，这是非常关键的一点。孕期口腔常见病都与口腔的卫生状况密切相关，需要知道如何正确地刷牙和使用牙线，以及孕期如果患口腔科疾病，何时进行治疗是安全的等等。

4. 孕前疫苗接种方案

接种疫苗主要是为了保护孕妇的身体健康，但是，接种疫苗后会不会给胎儿造成损害？孕妇可以接种哪些疫苗呢？为了孕妇能够在孕期正确安全地接种疫苗，不致于因为错误地接种疫苗而给胎儿带来危害，以下介绍几种常见疫苗的接种情况。

1 乙肝疫苗

注射乙肝疫苗要在怀孕前11个月，乙肝疫苗是按照0、1、6的疗程注射的。即从第一针算起，在此后1个月时注射第二针，在6个月时注射第三针。因此至少应该在孕前9~10个月进行才能保证怀孕的时候体内的乙肝疫苗病毒完全消失，并且产生抗体。怀疑受到感染的孕妇，则应先注射一支免疫球蛋白，然后验血，如乙肝表面抗原或乙肝表面抗体呈阳性，就不需要注射了；若均为阴性，则需再注射3针乙肝疫苗。

2 风疹疫苗

注射风疹疫苗要提前8个月。如果在孕期感染了风疹病毒，很可能会导致胎儿畸形。医生建议风疹疫苗至少应该在孕前3个月注射，这样才能保证怀孕的时候体内风疹疫苗病毒完全消失，不会对胎儿造成影响。

3 狂犬病疫苗

狂犬病疫苗会引起过敏或神经系统的毒副作用。因为狂犬病是致命性疾病，准妈妈被动物咬伤后，应按常规处理原则，清洗伤口、清理创伤、接种狂犬病疫苗。咬伤严重者在注射疫苗前应同时注射狂犬病抗血清。一般来说，狂犬病毒是不进入血液的，对胎儿并无影响。

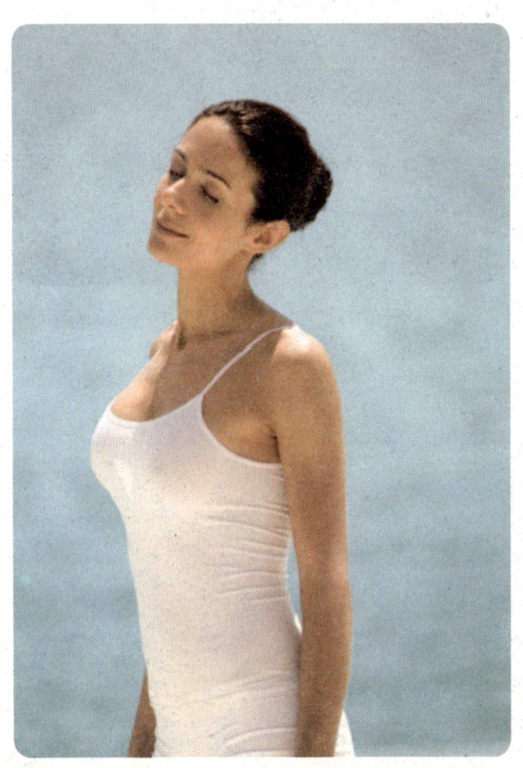

4 乙脑疫苗

可接种。在乙脑流行季节8～10月到流行区最好先注射乙脑疫苗。

5 破伤风类毒素和破伤风抗毒素

对于从未注射过破伤风类毒素的孕妇，在破伤风高发区或从事易受外伤的工作者，最好进行破伤风类毒素注射，3次注射即可。对无免疫力的孕妇，如受到外伤，可能感染破伤风时，则应注射破伤风抗毒素。

ABO血型有四个主要的血型，即A、B、O和AB型。据统计，A型占27.51%，B型占32.33%，O型占36.49%，AB型仅占9.67%。

5. 准爸爸孕前需做的检查

为了孕育一个健康宝宝，备孕准爸爸要做如下检查：

精液分析 检查精液量、颜色、黏稠度、PH值及精子密度、活动率、形态等，从而了解精液的受孕能力，预知精液是否有活力及是否少精、弱精。

内分泌激素 了解体内性激素水平。

体格检查 了解是否有生殖器官、阴茎、附睾、睾丸、前列腺、精索及精索静脉等疾病。

血常规18项 了解有无病毒感染、白血病、组织坏死、败血症、营养不良、贫血、血型等。

血糖 了解是否患有糖尿病等。

肝功能 了解肝功能是否受损，是否有闭塞性黄疸、急(慢)性肝炎、肝癌等肝脏疾病的初期症状。

肾功能 了解肾脏是否有受损、是否有急(慢)性肾炎、尿毒症等疾病。

血 脂 了解是否有高血脂。

尿常规 了解泌尿系统是否有感染及其他泌尿系统疾病。

便常规 检验粪便中有无红血球、白血球及虫卵等。

6. 孕前应避免服用的药物

大家一般不注意孕前准妈妈用药对胎儿的危险性，其实有些药物在孕前使用对胎儿也有一定影响，如胎龄第1周死亡或胚泡细胞数减少等可造成流产、畸胎、死胎、智能障碍等。准爸爸和准妈妈在准备怀孕时应避免服用以下药物：

1 引起染色体损害的药物，如奋乃静、氯丙嗪和致幻药等。

2 对细胞有毒的药物，如硫唑嘌呤、环磷酰胺。

3 诱发排卵的药。

4 抗生素类药，如喹喏酮类药。

5 激素之类的药物：不管是雄激素、雌激素都会使胎儿男性化或女性化。有些激素可能导致男胎女性化或者女胎长大后易患阴道癌。

6 抗癫痫的药。

7 肾上腺皮质激素之类的药物。

8 安眠药如安定、利眠宁、丙咪嗪等，都可作用于间脑，影响脑垂体促性腺激素的分泌。

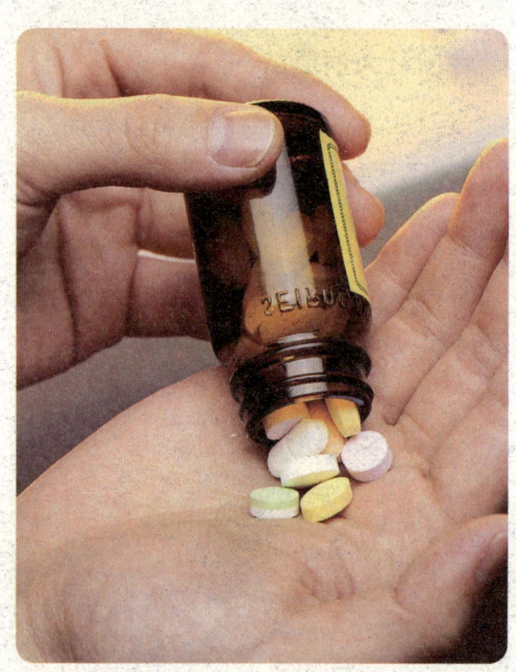

四 需要延缓受孕的情况

1. 长期服药不能急于怀孕

有些妇女因为疾病等原因，需要长期服用某种药物，而这些药物会不同程度地对生殖细胞产生一定影响。卵子从初期卵细胞到成熟卵子约需14天，此期间卵子最易受药物的影响。因此，长期服药后不要急于怀孕。

一般说来，女子在停服药物20天后受孕就不会影响下一代。各种药物的作用，在人体内贮存的时间以及对卵细胞的影响各不相同，不能一概而论，但20天是个最低极限，有些药物的影响时间可能更长些。长期服用药物的妇女在计划怀孕时，最好听从妇科医师的指导来确定怀孕时间。

研究证明，药物致畸的剂量介于胎儿受到暂时损害和导致死亡的剂量之间，而在多数情况下，致畸的剂量范围是狭窄的。孕期长期服用某种药物可能使相关的酶增加，继而使药物在体内的量降低；另一方面，重复应用某种药物，由于代谢活力减退或药物的蓄积，可导致致畸作用的加强。所以，长期服用药物的妇女不可急于怀孕。

2. 停服避孕药6个月后再怀孕

医学专家认为，平时服用避孕药的妇女如果想怀孕，最好在停服避孕药6个月后再怀孕。这是因为：在妊娠前6个月内曾服用避孕药的妇女，其自然流产、胎儿染色体畸变率有增高趋势；妊娠时误服避孕药以及停药后1个月内妊娠的胎儿，其先天畸形发生率有增加的趋势；大剂量避孕药对人体细胞DNA有损伤作用，但停药后可以修复。

口服避孕药经肠进入体内，在肝脏代谢储存。体内残留的避孕药在停药后需经6个月才能完全排出体外。停药后的1~6个月内，尽管体内药物浓度已不能产生避孕作用，但对胎儿仍有不良影响。一般三次正常的经期后，身体基本恢复正常周期，这时尝试怀孕，受孕成功率和质量会有保证。在这期间可以用避孕套、子宫帽或体外射精等避孕措施防止怀孕。若在恢复正常周期前怀孕，胎儿的质量将难以保证，预产期的计算也较为困难。万一在此期间怀孕，应主动到医院就诊，向妇产科医生说明详情，咨询意见，必要的情况下可以进行染色体、羊水的检测及超声波检查，正确处理此次妊娠。

3. 流产后至少隔半年再怀孕

流产后，人的体力需要恢复，子宫和卵巢需要“休整”，大多数流产还需要刮宫或吸宫以清除宫腔内残留组织，这就使子宫内膜受到了损伤，要恢复正常就得有一段时间。如果是药物流产后再次受孕，中间间隔时间短，原来药物中的雌激素还在起着杀伤精子的作用，那么第二次怀孕时的受精卵发育就会受到影响，很有可能会异常发育，从而导致再次流产或胎儿畸形。

一般来讲，流产后至少隔半年，最好一年后再怀孕较适宜。因为人体经过半年到一年的休息后，无论是体力、内分泌，还是生殖器官的功能都基本恢复到正常了，对再次妊娠有利。再说，如果第一次流产是因为受精卵异常所致的话，那么，两次妊娠期相隔的时间越远，则再次发生异常情况的机会也就越少，否则的话，还可能会重复发生。

4. 取出宫内节育器不宜立即怀孕

宫内节育器是许多妇女采用的长效避孕措施。宫内节育器种类繁多，但都不外乎是通过机械、化学或生物等途径改变子宫腔的内环境，干扰孕卵着床来达到避孕的目的。目前常用的节育器使用年限为5~10年，妇女希望妊娠时可随时将节育器取出。

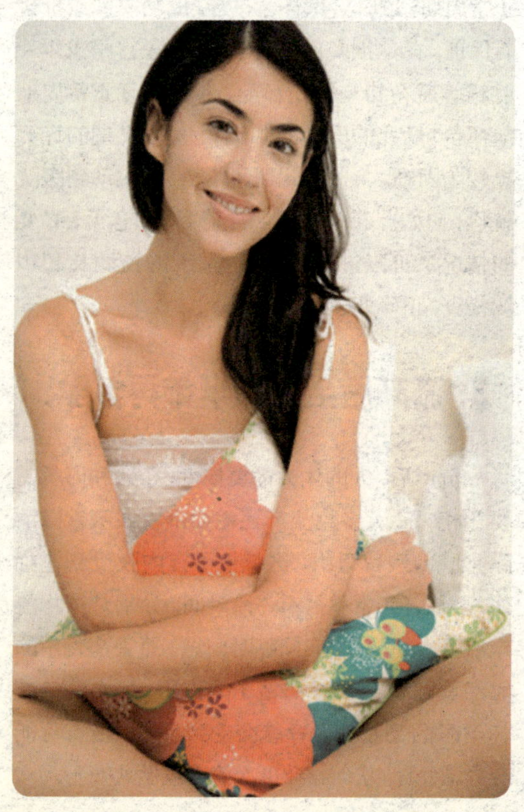

宫内节育器并不影响妇女的卵巢功能，每月仍有正常的排卵，因此宫内节育器能防止子宫内的妊娠，却不能防止异位妊娠。一旦取出节育器，子宫腔的微环境即可恢复正常，随时都可以怀孕；然而因不规则出血或感染而取出节育器者，子宫腔内环境的恢复往往需要较长的时间，最好经治疗后，待月经恢复正常再怀孕。

5. 接受X线照射4周后再怀孕

妇女在怀孕前一段时间内不要接受X线照射。如果在怀孕前4周内接受过X线照射，就会发生问题。医用X线的照射量虽然很少，但它能杀伤人体内的生殖细胞，即使是微量也可能使卵细胞的染色体发生畸形变化或基因突变。因此，为避免X线对后代的影响，接受X线透视的妇女，尤其是腹部透视者，要超过4周以后再怀孕，才较为安全。

五 慢性病患者谨慎怀孕

1. 心脏病

凡有呼吸困难、易疲劳、心慌心悸症状的女性应检查心脏，确诊为心脏病的应在妊娠前进行治疗。症状不严重的心脏病患者，应选择有心脏病专科医生的医院，在医生指导下怀孕。

如果已经怀孕，应立即到医院找产科医生和内科医生进行检查，以确定心脏功能情况，分析是否能够经受妊娠和分娩所增加的负担。若经医生检查，心脏功能不能胜任的，则应做人工流产术。

此外，先天性心脏病有一定的遗传倾向，为避免给宝宝带来遗憾，先天性心脏病妈妈一定要谨慎孕育。

2. 高血压

年轻的女性罹患高血压称作年轻性高血压。

这种患者怀孕时很容易并发妊娠期高血压疾病，造成血压上升，对孕产妇健康造成极大的威胁。

高血压患者并非不能怀孕，但从怀孕初期就得注意保持良好的饮食习惯。

孕妈妈饮食要坚守三大原则：高蛋白、低热量、低盐分。

保证充分的休息，避免从事让患者过度操劳、睡眠不足的工作，也要避免从事压力过大的工作。

3. 糖尿病

糖尿病患者怀孕后，容易出现酮症酸中毒、低血糖、妊娠高血压、泌尿生殖系统感染等疾病，分娩时大出血的几率也增加；同时，胎宝宝容易出现巨大儿，畸形率也增加。因此，一般情况下，严重糖尿病人不宜妊娠。如果属于轻型，可以进行全面孕前检查，确定血糖、肝、肾、眼底没有损害，可在医生的指导下控制和稳定血糖，才能使月经恢复正常，增加受孕几率。

糖尿病妈妈怀孕后，同样要稳定血糖在正常水平，才能确保母胎健康，顺利分娩。同时，在孕期要加强产前检查，取得医生的指导，以便发生异常时及时控制。

4. 贫血

女性如果孕前贫血，除了会影响自身健康、极易影响卵子的发育而产生异常的卵子外，对孕期也会造成很大的影响。

如巨幼细胞性贫血患者怀孕后，会造成胎宝宝的神经系统发育畸形，如脊柱裂、无脑儿，出现流产、早产、死胎等。缺铁性贫血患者怀孕后则会导致胎宝宝营养不良，引发多种疾病。

因此，女性在怀孕前应接受贫血检查，如在检查中被明确诊断为贫血，则应在医生指导下，有针对性地积极治疗贫血。

5. 肺结核

肺结核并不会因怀孕而使病情恶化，只要病情不甚严重，都可以怀孕，但要小心怀孕时引起并发症，多注意安静休养及饮食营养。

由于肺活量偏低，生产时使不出力，因此对肺结核患者应考虑剖腹生产。为避免分娩后病情恶化，产后的静养十分重要。

开放性肺结核和严重的肺结核患者，产后应将母子隔离，并避免母乳喂养。

6. 肝病

妊娠容易造成肝脏负担，而无法发挥肝脏的解毒功能。如果肝病患者在怀孕时，发现病情持续恶化、身体容易疲倦、出现喘气及呕吐时，就得检查是否并发妊娠高血压病。母体过于衰弱时，就必须采取人工流产，终止妊娠。

肝病患者在怀孕前应先去看医生，一旦发现异常时，就得依医生指示接受高蛋白食疗法，并且卧床安静休养。

只要一切遵照医生指示，肝病患者一般都可顺利怀孕并生产。

7. 哮喘

哮喘患者在孕前最好先咨询医生，并在医生指导下健康怀孕。多数哮喘女性都能比较顺利地度过怀孕期及分娩期。

不过，若是发生严重哮喘症状时，为避免导致流产或早产，应以皮质激素治疗，但由于会对胎儿造成影响，应谨慎使用。

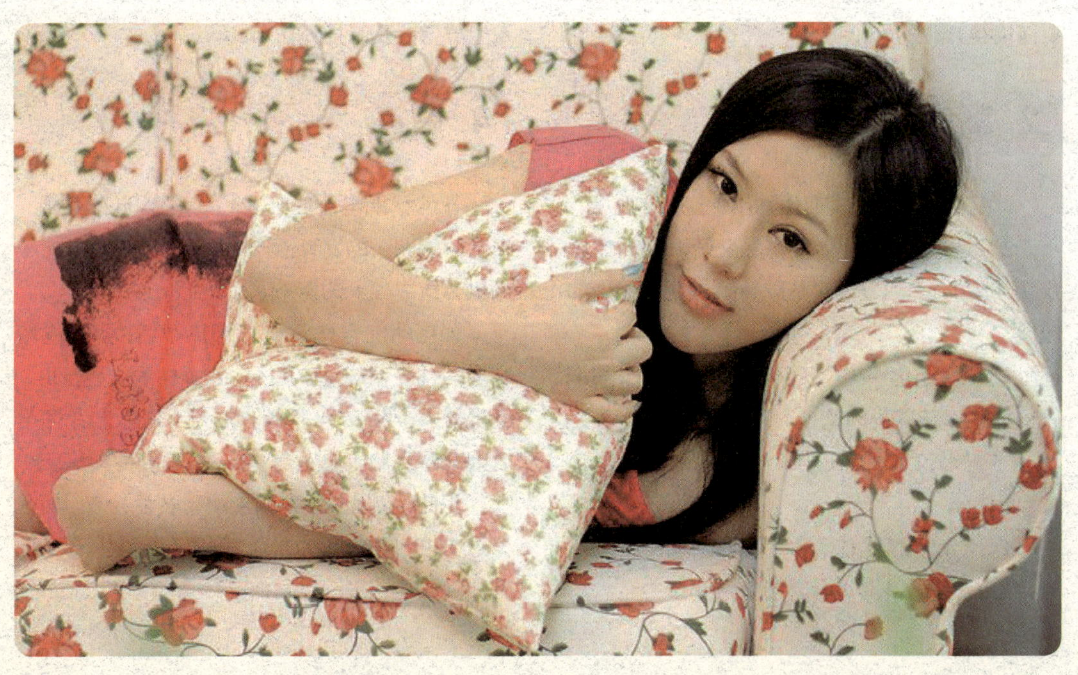

8. 痔疮

痔疮是怀孕时很容易出现的症状之一，因为直肠静脉充血，而形成痔疮。怀孕前原本就有痔疮的人，情况则会加重。

痔疮的原因有许多，要减轻痔疮的病况，除了调整肠胃功能外，还可利用洗澡时泡热水促进肛门的血液循环，还要保持局部清洁。

9. 慢性肾炎

慢性肾炎患者如果想怀孕，应在怀孕前与医生做好充分的沟通。因为肾功能不好，容易引起流产、早产或是胎盘功能不全等症状。此外，一旦并发妊娠高血压病，会使肾炎情况更加恶化。

但如果慢性肾炎患者本身并无高血压或是尿蛋白症状，肾机能维持正常水平以上时，就可以怀孕。怀孕时如果出现肾炎恶化情况，可能危及母体生命安全时，就必须实行人工流产，中止怀孕。

经过医生评估可以怀孕时，患者本身的饮食以及生活作息都要小心注意。

专家认为患有慢性肾炎的妇女只要符合下列条件，还是可以妊娠的：

1 患者一般情况良好，食欲正常，无乏力、贫血等现象。

2 慢性肾炎病情较轻，仅有蛋白尿，多次尿常规检查尿蛋白均为+以下。

3 血压低于140/90mmHg。

4 肾功能正常、血肌酐浓度在正常范围，同时无尿路感染。

10. 甲亢

甲亢患者能否怀孕必须经由医生诊断后才能决定。经过内分泌和产科医师的同意，认为可以怀孕的，在孕期一定要定期检查，并相应增加孕期检查的频率，定期测定甲状腺受体抗体的浓度，了解胎宝宝的发育状况，平时稍有异常情况应及时向医师反映，以便及时采取措施。

分娩以后，要及时带新生儿看内分泌科，若发现甲状腺功能低下迹象时，应尽早治疗，以免影响孩子的大脑发育，发展成痴呆儿。

11. 胆囊炎和胆结石

胆囊炎和胆结石患者只要不出现急性发烧或疼痛，对孕妇几乎不会产生任何影响，即使有也是很轻微的症状。

不过，一旦在怀孕期间发作时，就得以药物治疗，而胆结石引起的剧烈疼痛，可能必须通过手术才能解除。

六 怎样判断你怀孕了

1. 怀孕最普遍的特征

1 停经

每个月月经都正常的女性，如果月经迟到一至二周，那就几乎可以断定已经怀孕了。

不过，女性的生殖机能非常敏感，如果精神受到较大压力，或是周围环境有所变化时，都会引起月经的迟来。

平常月经就不顺的女性，如果月经一次迟到，并不需要特别紧张，只是较难以月经来潮作为怀孕的判断准则。

过正常夫妻生活的女性，一旦月经迟到，首先就要考虑自己是否怀孕，不过除了月经没来之外，观察自身生理的变化也很重要。

2 反胃恶心

早孕反应症状因人而异，快则怀孕5周会出现，完全没有早孕反应的也大有人在。

早孕反应的症状通常是恶心、反胃或是食欲不振，对食物的好恶习惯也会改变，唾液的分泌量也会增加。早孕反应的时间因人而异，多数人会持续3个月，通常3个月后，早孕反应即自动消失。

3 疲倦

怀孕的女性会变得懒洋洋，整天都无精打采，只想睡觉，好像永远睡不饱。这是激素引起的变化，对怀孕女性来说是非常自然的现象，不必太过担心。

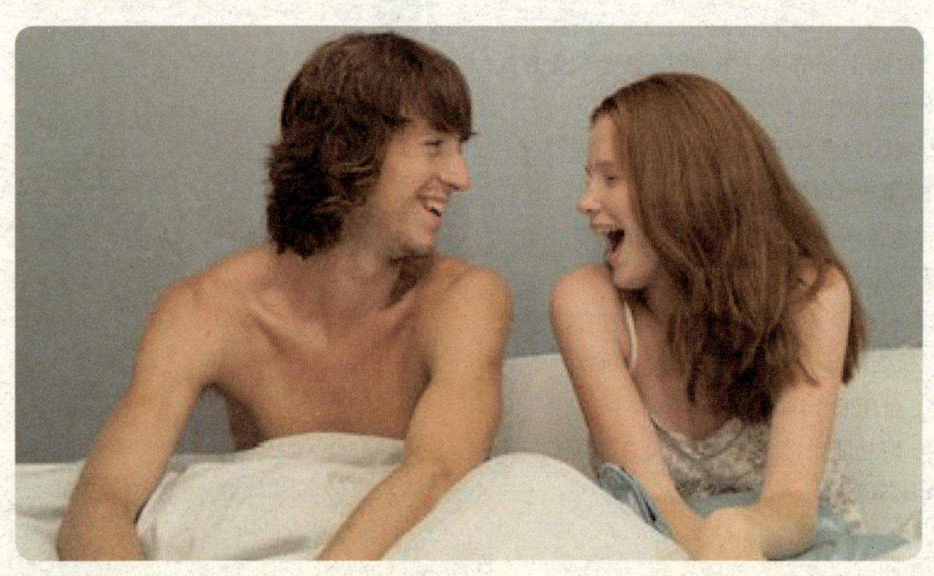

4 尿频

怀孕的女性大部分都有尿频的症状，常常才上完厕所，没过多久又有尿意，有人怀疑是否因为罹患膀胱炎所引起的，如果排尿时并未伴随疼痛与残尿感，就不是膀胱炎，而纯粹只是因为怀孕引起的尿频。

5 乳房变化

怀孕时的乳房感觉会比平时饱胀，乳头也变得敏感，乳晕(乳头周围的深色部分)会变大，由于黑色素增加的关系，乳晕颜色也会变黑，这些都是妊娠所造成的现象。

6 基础体温变化

基础体温是由体内的孕激素分泌所产生的高低温变化。通过测量基础体温可得知自己是否怀孕。女性的体温在月经来潮时处于低温期，直到排卵日，体内的黄体分泌孕激素时，体温才会升高。

如果没有怀孕，黄体2周后就会衰败，不再分泌孕激素，体温则再度回到低温期，月经同时来潮。

如果怀孕了，孕激素将会持续分泌，以增加体内的保温效果，因此体温一直处于高温状态，不会下降。

这样，利用体温的高低变化，可帮助女性验孕，因此最好在怀孕前便开始测量自己的基础体温，将每天的体温变化都详细记录下来。

月经没来时，如果基础体温持续低温，就表示并非怀孕，只是排卵较慢而已。

持续大约半年的基础体温记录，就可得知自己的生理周期变化。

2.自己在家验孕

家用验孕产品在大部分的药店都有售，而且还不需要医生处方。这种测试方法的好处之一就是让你有更多的隐私而且和灵活性。你只要花几分钟就可以得到结果。

◇1.原理

怀孕自测的工作原理是，检测体内hCG(即人体绒毛膜促性腺激素)。一般在月经过期1～2周没来时通过尿液检测。

◇2.验孕方法

将尿液滴在含化学物质的验孕棒上，或者将验孕棒放到尿液中3～5秒后取出，平放30秒到5分钟，观察结果。10分钟后无法准确判定。

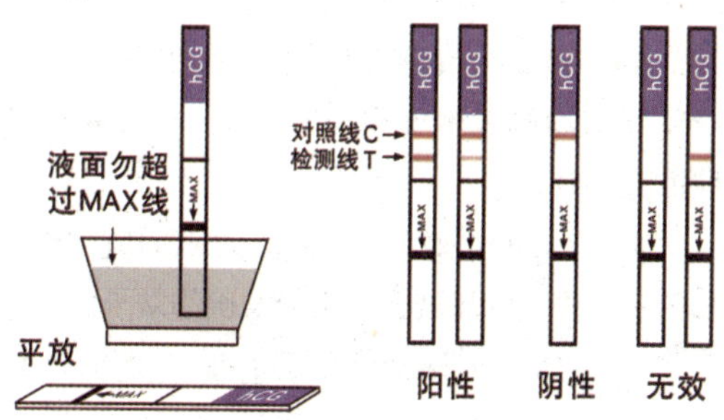

◇3.结果判定

阴性 只出现对照线，表示没有怀孕；

弱阳性 对照线、检测线都显色，但检测线显色弱，表示可能怀孕，数日后用晨尿重测；

阳性 对照线、检测线都显色，检测线显色明显清晰，表示已经怀孕；

强阳性 对照线、检测线都显色，但检测线显色强于对照线，表示怀孕一段时间；

无效 无任何色线出现，表明试验失败或验孕纸(棒)变质损坏。

◇ 4.准确性

虽然一些验孕产品号称具有99%的准确率，也不要过分轻信自测结果。据统计，验孕试纸的正确测试率差异很大，从50%~98%不等。

已怀孕，由于测试时间和方法的不当，会导致测试结果呈阴性——未怀孕。

未怀孕，由于不少非怀孕因素的影响，会导致测试结果呈阳性——已怀孕。

非怀孕因素很多，如尿中带血，近期有过的怀孕(在小产、人工流产或生育后都可以发现hCG激素)、卵巢肿瘤等病症，或服用一些生育药品等，都会将未孕显示为已孕。

◇ 5.提高准确性的方法

提高自我检测的准确度，按照下列方法做：

1 注意包装盒上的生产日期，不要使用过期的测试卡，因为化学药剂时间长了就会失效。

2 为了减小测试不确的机率，具体操作之前要仔细读测试卡使用说明，并小心谨慎地按照说明去做。

3 早起的尿液一般有最高的HCG值，用早起第一次排出的尿液会测出最准确的结果。

4 如果你对测试结果拿不准，打电话咨询医生，在医生的指导下完成测试。例如，你喝水过多尿液稀释，医生会告诉你用不用重新再做一次测试。如果测试结果呈阳性但很不明显，你就该假设自己怀孕了，去医院做检查。

5 如果自测结果呈阴性，1周之后月经仍未来潮，你应该再做一次自测。如果是阳性，就要去看医生。

6 最重要的还是，相信自己身体发出的信号。如果身体的症状告诉你怀孕了或者没怀孕，不管自测结果如何，都应该去医院检查一下。

3. 上医院做检查

要最终确定自己有没有怀孕，最可靠的方法还是在停经6周后去医院作检查。医院检查的方法大概有以下三种：

方法	怀孕特征	检查时间	准确率
妇科检查	子宫开始变大，宫颈及子宫下段变软和发紫，阴道黏膜颜色变深等	受孕后2周	近100%
尿妊娠试验	收集清晨第一次小便，测定尿中有无“绒毛促性腺激素”，从而达到确诊怀孕的目的	停经5~20天后	可达95%
B超检查	用一个超声探头，在腹部检查，从屏幕上可见到子宫里有幼小的胚胎囊	怀孕5周后	达100%

医院验孕，医生会问你一些问题，孕妈妈应有所了解。以下几个问题是医生常问的问题：

◎月经一向正常否，最后一次月经的时间；

◎月经一般持续几天；

◎有没有“害喜”的情况出现，如果有的话，大概是什么时候；

◎以前有没有生产过，如果有的话，以前怀孕的时候有没有出现过什么问题；

◎有没有做过刮宫术，有没有流产过；

◎对药物有没有过敏史；

◎现在是否正患有某种疾病，是否正在治疗当中；

◎先生的年龄情况和身体情况；

◎夫妻双方有没有什么家族病史。

孕早期篇

小心翼翼呵护宝宝

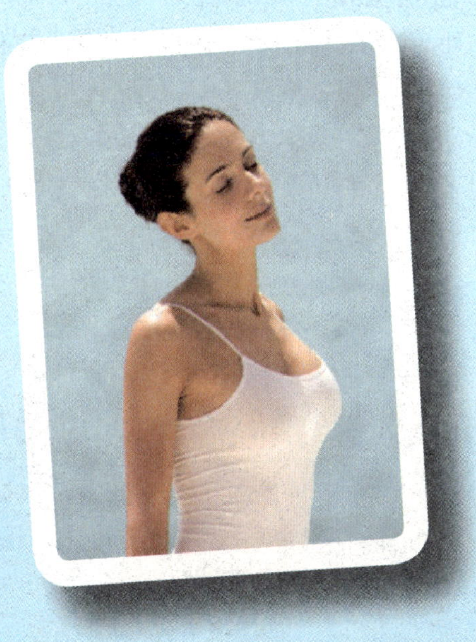

一 孕早期母体与胎儿状况

1. 怀孕1个月母体和胎儿状况

◇ 胎儿的发育

胚胎的长度约1厘米，重量不足1克。没有明显的形状。头和身体相连，头部占全身的1/2，看不到手、脚和颈部，有类似鳃和尾巴的构造。胚胎外侧覆有绒毛。

◇ 母体的变化

子宫如鸡蛋般大，月经不来，基础体温持续高温，乳头颜色变深、变黑，有些孕妇乳头变得比较敏感，容易觉得疲倦，饮食习惯可能改变。

2. 怀孕2个月母体和胎儿状况

◇ 胎儿的发育

胚胎长度约3厘米，重量约4克。已看得出人体的形状，能分辨出头部和身体，可看出眼、耳、口和手、脚。头部占全身1/2。性别已经形成，但外表上不明显。

◇ 母体的变化

子宫鹅蛋般大，基础体温持续偏高，乳房变大，乳头、乳晕颜色变深且敏感。子宫压迫膀胱，小便次数增加。出现早孕反应，可能有下列现象：

①身体容易疲倦。

②胃有灼热感、闷胀，容易恶心，食不下咽。

③唾液分泌增加，对食物的味道特别敏感，对食物的喜好有明显的改变。

④头晕目眩。

3. 怀孕3个月母体和胎儿状况

◇ 胎儿的发育

身长约9厘米，体重约20克。外阴部逐渐发育，外观上已能分辨出男女。手脚尚未成形。羊膜腔形成，腔内充满羊水，胎儿浮在羊水中。内脏开始形成。胎盘尚未成形，胚胎仍处于不稳定状态。

◇ 母体的变化

子宫像拳头般大小。体温持续偏高。早孕反应持续。乳房胀大。腹部有胀大的感觉，但外观仍不见凸出。除了膀胱受压迫、小便次数频繁外，直肠也受到压迫，可能发生便秘或出现大便松软的现象。

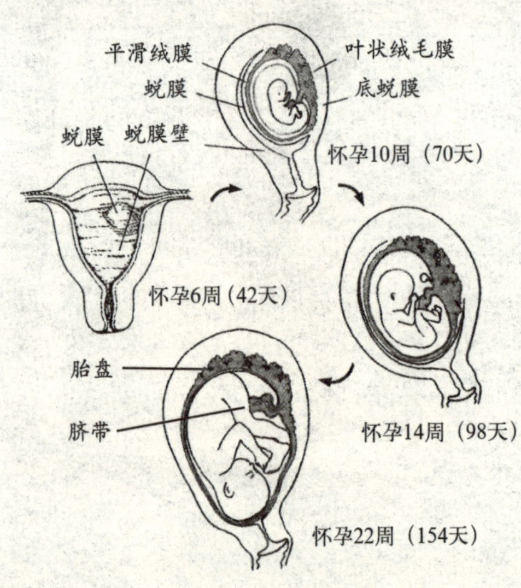

胎盘、脐带和胎儿图

二 计算预产期

1. 最后一次月经计算法

一般预产期是采用最后一次月经计算法。如果最后一次月经来的日子不确定，预产期的日子也就比较不准确，因此最好养成习惯记清楚每次月经来的日期。

人类的怀孕期如果以最后一次月经来的第一天开始计算，共需280天，折合月份共需10个月，也就是40周。

换句话说，最后一次月经来的第一天后的285天就是生产日，不过这种算法只适合月经周期为28天的女性，月经周期不是28天的，就有待修正。

通常如果医生告知怀孕已有6周时，其实真正受精开始怀孕的时间只有4周而已。这是因为从最后一次月经来潮以后大约2星期才会排卵，将排卵前的2周和排卵后的4周加在一起就是6周了。

通常女性都不清楚自己的排卵日，因此才将大部分女性排卵的时间，也就是月经来潮后的第14日，作为计算怀孕周数的基准。

2. 周数计算法

传统的怀孕算法是以月份计算的，但根据世界卫生组织(WHO)公布，女性的怀孕期仍应以世界通用的周数算法计算。

周数算法是把最后月经的第一天为0日，最后月经的第一周为0周来计算怀孕日期的。

如果以周数来计算怀孕日期，就会比以月份计算来得准确，那是因为怀孕一周的误差要比怀孕一个月的误差的天数要小许多。因此，我们最好用周数计算法来计算月经周期。

3. 其他计算法

如果知道受孕日时

有测量基础体温的人，在最低体温一天，也就是由低体温期往上升至高体温期的日子即为排卵受孕日，用此日加上266天(38周)即为预产期。

养成测量基础体温的习惯，不但可尽早得知是否怀孕，也可正确测算出预产日。

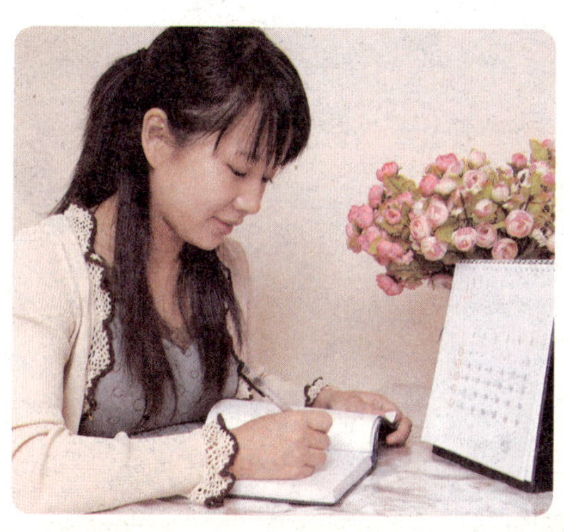

以子宫大小推定

怀孕4～7周时，子宫约鹅蛋大小，8～11周时约拳头大小，怀孕15周内，医生可由内诊测知怀孕周数，15周以后则可依子宫底的高度推算怀孕周数，计算预产期。

超声波扫描法

由超声波检查中的胎囊和胎儿的心跳、身高、头围大小等情形，来推测出怀孕周数与预产日期。超声波扫描法是最适合最后月经日期不明者计算预产期的方法。

由早孕反应和胎动推断

通常早孕反应的症状出现在怀孕的第5～6周，因此将出现早孕反应的日期加上35～36周即为预产期。

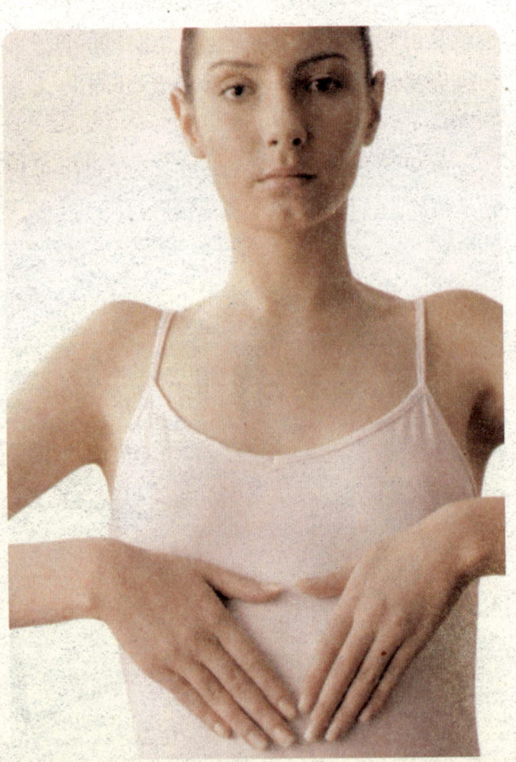

此外，如果胎儿发育正常，怀孕第18～19周时即可感觉到胎动，由此也可推算出预产期。

但是由于早孕反应与胎动的出现总是因人而异，所以这两种推算法并不适用于每个人。

4. 预产期不等于分娩期

我们说女性的怀孕期是280天，这是根据统计算出来的日子。

因为怀孕280天后生产的女性比率最高，因此，才有最后一次月经来潮日加280天为预产期的算法。

不过，真正生产日会因为许多不同的因素而改变。

根据实际观察，大多数的生产时间都出现在预产期的前后2周。因此，预产期和生产时间相差在2周以内都算是正常的情形。

产科将预产期的前3周和后2周称为正期产（正常生产），而90%的婴儿也都是在正期产内出生的。

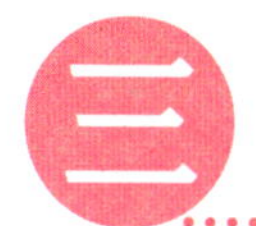

三 产前检查

1. 产前检查的意义

一个妇女从怀孕开始到分娩结束，要经过10个月(40周)漫长的过程。在妊娠过程中，无论是孕产妇和胎儿都要发生一系列生理变化；同时也可能遇到一些有害因素，产生各种病理变化，而造成孕产妇疾病或胎婴儿异常。

因此，在整个孕期按时按期到指定医疗单位进行产前检查，建立孕妇登记卡，早期发现各种孕期异常情况，及时处理，使孕妇安全度过孕期、分娩期与产褥期，并获得一个健康、聪明的小宝宝。

通过孕期检查，还能使每个孕妇及时得到优生优育及自我保健指导，尽可能及早诊断和防治任何影响分娩和胎儿发育的异常情况，从而消除对孕妇及胎儿有伤害的各种因素，降低孕产妇、胎儿、新生儿患病率和死亡率，以达到提高中华民族素质的目的。

2. 产前检查的时间

在确定怀孕后，孕妈妈应尽快去医院进行检查，最迟不要超过怀孕第3个月，以便准确估计怀孕的时间。

一般情况下，孕早期的3个月内检查一次，以及时识别早孕症状，及早开始保健；孕中期(孕13～28周)每月检查一次，以及时筛选高危妊娠，发现有高危因素应酌情增加检查次数，并给予必要的纠正治疗；孕晚期(孕28～36周)每半月检查一次，以及时发现影响正常分娩的各种因素及妊娠期并发症、合并症；孕36周以后至足月妊娠时，每周检查一次，以密切观察孕妇和胎宝宝的情况，以便更好地为接生做准备。

3. 产前检查的内容

产前检查不仅包括对孕妇的检查，还包括对胎儿的监测以及对孕妇的既往和家族史的了解和有关的检查，其基本内容有：

1 了解情况

除了姓名、年龄、职业、结婚年龄、胎产次、末次月经及怀孕经过外，还应询问孕早期有无病毒感染、其它感染、用药、接触放射线史、胎动时间以及既往患病史、手术史和家族的遗传病史等等。

2 全身检查

全身系统检查，尤其应注意孕期血压，可略升高，但不超过140/90mmHg或超过基础血压30/15mmHg；注意体重增长是否过多以及浮肿情况。

3 腹部情况

观察腹部形态、大小、有无浮肿，并测量腹围和宫高；触摸胎位，孕30周以上异常胎位应积极矫正；多普勒听胎心，胎心率120～160次/分为正常；孕7个月时做骨盆测量，以估计胎儿分娩方式。

4 常规化验

包括血常规及血型、尿常规、肝肾功能，空腹血糖、艾滋、梅毒等传染病的筛查、各种肝炎病毒的筛查，酌情做某些特殊检查。

5 B超检查

一般在孕22~26周做常规畸型筛查，至足月普通B超检查胎儿是否成熟及胎盘成熟度，孕期如有异常可酌情复查。

6 胎儿监护

主要针对高危妊娠者做胎儿监护，如妊娠高血压疾病、过期妊娠、糖尿病合并妊娠等，如无合并症，孕36周后常规监测。

4. 产检项目的作用

产前检查，不同地方、不同医院，产前检查的时间、次数和项目往往不同，一般情况下会有如下检查项目，孕妈妈要了解各项产检项目及其作用。

◇ 量身高

最初做检查时测一次即可。医生将通过身高和体重的比例来估算你的体重是否过重或过轻，以及盆骨大小。

◇ 测体重

每次检查的必测项目。通过孕妈妈的体重可以间接检测胎儿的成长。整个孕期体重增加约为12.5公斤，每周增加350g~500g之间。

体重增得太多易出现并发症，心脏负担过重；体重增得太少又会导致胎儿营养吸收得不够，影响胎儿的正常生长。

◇ 量血压

每次检查的必测项目。一般标准值不应超过130/190mmHg，或与基础血压(孕前血压)相比增加不超过30/15mmHg。血压高是妊娠高血压疾病的症状之一，一般发生在20周以后，它将影响胎儿的发育成长。

◇ 测宫高与腹围

早、中期，每月的增长是有一定的标准的，而到后期通过测量宫高和腹围，可以估计胎儿的体重。同时根据宫高妊娠图曲线以了解胎儿宫内发育情况，是否发育迟缓或巨大儿。

如果连续2周宫高没有变化，应立即去医院检查。

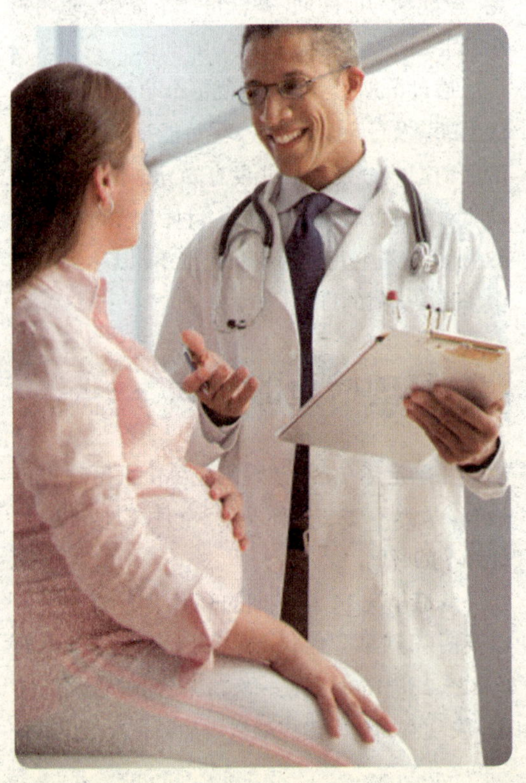

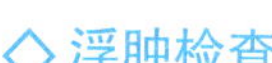

◇ 浮肿检查

怀孕后，尤其是5~6个月以后，胎儿的增大和羊水的增多，子宫体对下肢血管的压迫使下肢血液回流不畅造成脉压增高，下肢容易出现浮肿。这虽然算不上是一种病症，但浮肿也是妊娠期高血压疾病的表现之一，所以要区分清楚属于哪种情况——是妊娠期的水肿还是妊娠高血压疾病所引起的浮肿。

如果浮肿严重，必要时就要进行利尿治疗。

◇ 血液检查

通常在第一次产检最为细致，包括很多项目，如肝功能、肾功能、血型(ABO)、巨细胞、风疹、弓形体病毒感染、梅毒筛选等，如果要保留脐血还要做HIV检查，即艾滋病毒检查。

◇ B超

一般做3次。第一次在17~20周之间，重点在于排畸；第二次检查在23周左右，将做一个9项结构畸形筛查，看看胎儿的小脑、肾脏、胃泡、心脏四腔、腹壁、膀胱、肱股骨骼的情况；第三次在36周后，看有没有脐带绕颈、脐脑动脉的血流好不好，并确定胎位。

◇ 心电图

一般在初诊和32~34周时分别做一次心电图。初诊时，主要是了解一下孕妈妈的心脏功能，排除心脏疾病，以确认孕妈妈是否能承受分娩，有问题的话要进内科及时治疗。另外，孕期心脏的负担会经历两个高峰时期，第一个高峰是妊娠32~34周，第二个高峰是分娩时，所以第一个高峰时要做一下心电图，看看心脏负担情况。

◇ 内诊

也叫阴道检查，快到预产期的时候做。主要是对宫颈、阴道、外阴进行检查，从外而内，先是看外阴，然后检查阴道和宫颈。阴道内的检查，主要看是否湿疣、血管扩张、阴道畸形、阴道横格、阴道纵格、双阴道等与分娩相关的情况。

5. 选择合适的产检医院

选择产检医院是很重要的，直接关系着孕妇的健康和宝宝的出生。那么，如何选择产检医院呢？一般应考虑以下因素：

1 离家远近

妊娠3个月后需要多次产前检查，医院离家较近会比较方便。发生紧急情况时也便于及时就诊。

2 费用问题

各家医院的设施服务，医生的临床经验都有不同，因此，检查费用也会有一定的差异。

3 妊娠和分娩培训

现在许多医院都开设了孕妇学校和模拟分娩的练习。如果有条件，孕妇可以报名参加，以便在分娩时更好地配合医生，减轻自身焦虑、恐惧和疼痛，提高顺产几率。

4 自身的健康状况

如果身体状况不佳，患有各种内科疾病或有不良产史等，最好选择在综合医院分娩。

5 尽量在同一家医院检查和分娩

这能够让医生对孕妇的身体状况有全面的了解。如果必须更换医院，请务必把以前接受检查的医院的诊断记录带到新医院。

6. 产前检查计划项目表

孕早期产检项目

月　份	1～3个月
周　数	12周内
检查次数	早孕建卡
常规检查	妇科检查
化验检查	血常规、尿常规、白带、梅毒筛查

孕中期产检项目

月　份	4个月	5个月	6个月	7个月
周　数	13～16周	17～20周	21～24周	25～28周
检查次数	初查	每4周1次		
常规检查	身高、体重、血压、宫高、腹围、浮肿检查、胎心多普勒听诊	体重、血压、宫高、腹围、浮肿检查、胎心多普勒听诊		
化验检查	尿常规、血常规(筛查唐氏儿)、内诊(子宫颈防癌图片检查)	尿常规、血常规(根据医生的建议)		
辅助检查	心电图	B超检查2次(17～20周、23周左右)		

孕晚期产检项目

月　份	8个月	9个月	10个月
周　数	29～32周	33～36周	37～40周
检查次数	每2周1次		每周1次
常规检查	身高、体重、血压、宫高、腹围、浮肿检查、胎心多普勒听诊		身高、体重、血压、宫高、腹围、浮肿检查、胎心多普勒听诊
化验检查	尿常规、血常规(根据医生的建议)		尿常规、血常规(根据医生的建议)
辅助检查	骨盆内诊、心电图、B超检查(36周左右)		胎儿监护

四 产前诊断

1. 什么是产前诊断

产前诊断又称宫内诊断或出生前诊断，是指在胎儿出生之前用各种先进的检测手段，如影像学、生物化学、细胞遗传学及分子生物学等技术，了解胎儿在宫内的发育状况，例如观察胎儿有无畸形，分析胎儿染色体核型，监测胎儿的生化项目和基因等，对先天性和遗传性疾病作出诊断，为胎儿宫内治疗(手术、药物、基因治疗等)及选择性流产创造条件。

2. 需要做产前诊断的孕妇

1. 35岁以上的高龄孕妇；
2. 生育过染色体异常儿的孕妇；
3. 夫妇一方有染色体平衡易位；
4. 生育过无脑儿、脑积水、脊柱裂、唇腭裂、先天性心脏病儿者，其子代再发生儿率增加；
5. 性连锁隐性遗传病基因携带者，男胎1/2发病，女胎1/2携带者，应作胎儿性别预测；
6. 夫妇一方有先天性代谢疾病，或已生育过病儿的孕妇；
7. 在妊娠早期接触过化学毒物、放射性物质，或严重病毒感染的孕妇；
8. 有遗传性家族史或近亲婚配史的孕妇；
9. 原因不明的流产、死产、畸胎或有新生儿死亡史的孕妇；
10. 本次妊娠有羊水过多、羊水过少、发育受限等，疑有畸胎的孕妇。

3. 产前诊断针对的疾病

染色体病 包括染色体**数目异常**和**结构异常**两类。染色体数目异常包括整倍体(如一倍体、二倍体或三倍体等)和非整倍体(如21－三体、18－三体、13－三体、47、XXX综合征、45、XO综合征等)；结构异常包括染色体部分缺失、易位、倒位、环形染色体等。绝大多数染色体病在妊娠早期即因死胎、流产而被淘汰，总自然淘汰率为94%，仅6%染色体异常胎儿可维持宫内生存到胎儿成熟。

性连锁遗传病 以X连锁隐性遗传病居多，如红绿色盲、血友病等。致病基因在X染色体上，男性必定发病，女性为携带者，其男性子后患病概率1/2，女性子正常，但可能一半为携带者，故判断为男胎后，应行人工终止妊娠。患性连锁遗传病男性与正常女性婚配，生育的男孩均不患病，生育的女孩均为杂合体，故判断为女孩后，应行人工流产终止妊娠。

遗传性代谢缺陷病 多为常染色体隐性遗传病。因基因突变导致某种酶缺失，引起代谢抑制、代谢中间产物累积而出现临床表现。除极少数疾病在早期用饮食控制法(如苯丙酮尿症)、药物治疗(如肝豆状核变性)外，至今尚无有效治疗方法，故开展遗传性代谢缺陷病的产前诊断极为重要。

先天畸形 结构明显改变，如无脑儿、脊柱裂、唇腭裂、先天性心脏病、髋关节脱臼等。

五 孕早期饮食与营养

1. 孕早期营养要素

叶 酸

补充叶酸可以防止贫血、早产、防止胎儿神经器官缺陷，这对妊娠早期尤为重要，因为孕早期正是胎儿神经器官发育的关键时期。孕妈妈要常吃富含叶酸的食物，除此以外，还可以口服叶酸片来保证每日所需的叶酸。

维生素A

胎儿发育的整个过程都需要维生素A，它尤其能保证胎儿皮肤、胃肠道和肺部的健康。怀孕的头三个月，胎儿自己还不能储存维生素A，因此孕妈妈一定要供应充足。甘薯、南瓜、菠菜、芒果等水果蔬菜中都含有大量的维生素A。

维生素B_6

对于那些受孕吐困扰的孕妈妈来说，维生素B_6便是妊娠呕吐的克星。维生素B_6在麦芽糖中含量最高，每天吃1~2勺麦芽糖不仅可以抑制妊娠呕吐，而且能使孕妇精力充沛。富含维生素B_6的食物有香蕉、马铃薯、黄豆、胡萝卜、核桃、花生、菠菜等植物性食物。动物性食物中以瘦猪肉、鸡肉、鸡蛋、鱼类等含量较多。

维生素C

有些孕妈妈会发现自己在刷牙时牙龈会出血，适量补充维生素C能缓解牙龈出血的现象。同时，可以帮助提高机体抵抗力，预防牙齿疾病。生活中的维生素C来源于新鲜的水果蔬菜，比如，青椒、菜花、白菜、蕃茄、黄瓜、菠菜、柠檬、草莓、苹果等。

镁

镁不仅对胎儿肌肉的健康至关重要，而且还有助于骨骼的正常发育。近期研究表明，孕早期摄取镁的数量关系到新生儿身高、体重和头围大小。在色拉油、绿叶蔬菜、坚果、大豆、南瓜、甜瓜、葵花籽和全麦食品中都含有镁。另外，镁对孕妈妈的子宫肌肉恢复也很有好处。

优质蛋白质

除母体生理变化需要蛋白质外，胚胎发育过程中也以一定速度贮存蛋白质。由于早期胚胎

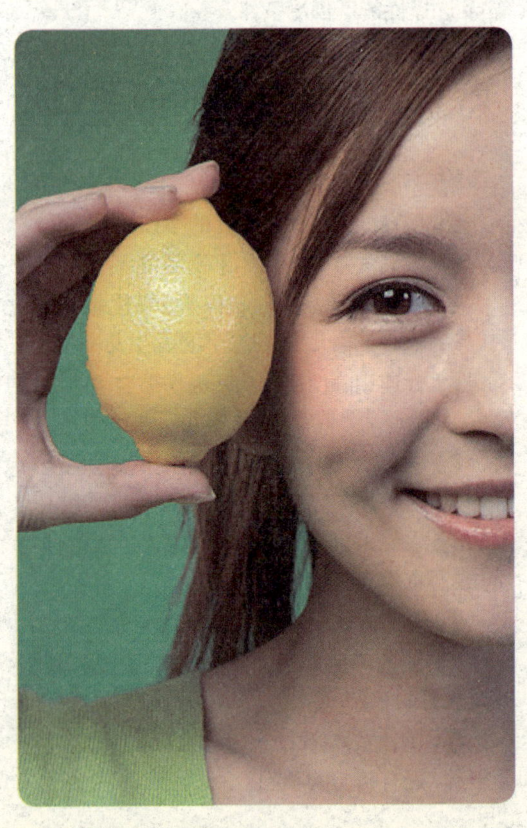

缺乏合成蛋白质的酶，所需的蛋白质不能自身合成，全部需由母体供给。因此孕早期蛋白质的摄入量应不低于非孕时的摄入量。同时选用容易消化吸收的优质蛋白质，如畜禽肉类、乳类、蛋类、鱼类及豆制品等。蛋白质应至少摄入40克/日(相当于粮食200克加鸡蛋2个和瘦肉50克)，才能维持母体的蛋白质平衡。

碳水化合物

孕早期基础代谢增加不明显，胚胎生长缓慢，母体体重、乳房和子宫等组织变化不太大，所以能量的需求和孕前相差无几。孕早期孕妈妈每天须摄入150克以上的碳水化合物(约合粮食200克)。含碳水化合物的食物包括面粉、大米、玉米、小米、薯类等。

无机盐、微量元素

孕早期锌缺乏可导致胎儿生长迟缓，骨骼和内脏畸形，还可使中枢神经细胞的有丝分裂和分化受干扰，导致中枢神经系统畸形。孕早期铜摄入不足，也可导致胎儿骨骼、内脏畸形。因此，孕早期应注意无机盐和微量元素的摄入。

富含锌、铜、铁、钙等矿物质的食物有畜禽肉类及内脏、核桃、芝麻等。乳类、豆类、海产品等含钙量丰富，也应适量摄取。

2. 孕早期饮食原则

妊娠早期，早孕反应会使孕妈妈吃不下太多东西。这时应在不影响营养的情况下，尽量照顾孕妈妈的喜好。

早餐可选择牛奶、鸡蛋和淀粉类食品，如面包、馒头、饼干等。午餐作为一天的主餐，营养丰富，除主食外，配以肉类、蛋类、蔬菜等。晚餐应清淡、易消化和营养全面。

两餐之间可食用为孕妈妈准备的专业配方奶粉、牛奶、果汁及水果。

第一个月

孕妈妈往往不知道自己已经怀孕，不太注意饮食问题。其实，此时就应该多吃含必需氨基酸较多的食物，多食新鲜水果。

第二个月

孕妈妈出现早孕反应，心情比较烦躁，食欲较差，此时应多吃一些能开胃健脾，使孕妈妈心情愉悦的食品，如枇杷、石榴、米汤、白豆、赤豆、鸭蛋、鲈鱼、白萝卜、白菜、冬瓜、淮山药、红枣等。

第三个月

孕妈妈仍有早孕反应，情绪仍会波动，还容易发生便秘。膳食大致与第1个月相似，必须增加含纤维素较多的新鲜蔬菜。

3. 孕吐期如何补充营养

1 轻度妊娠呕吐饮食纠正

◎ 以少食多餐代替三餐，想吃就吃，多吃含蛋白质和维生素丰富的食物。

◎ 饭前少饮水，饭后足量饮水。可吃流质、半流质食物。

◎ 有妊娠呕吐的孕妇往往喜欢吃凉食，但不宜吃冰冻的食物，且不宜过量。

2 重度妊娠呕吐饮食纠正

◎ 多吃清淡食品，少吃油腻、过甜和辛辣的食品。可吃营养价值比较高的藕粉、豆浆、蛋、奶等。

◎ 吃自己喜欢吃的食物，即使你喜欢吃的

食物营养价值并不是很高，也总比不吃或吃了呕吐要好得多。

◎ 如果早晨一起床就开始恶心，甚至呕吐，就不要急于穿衣服、洗漱，而是坐起来先吃些东西，如饼干、面包等，可挑选你想吃的东西，感觉不那么恶心了再起床。无论是否呕吐，只要能吃进去就大胆地吃，不要怕吐。

3 可缓解孕吐又有营养的食物

饮料 柠檬汁、苏打水、热奶、冰镇酸奶、纯果汁等。

谷类食物 面包、麦片、绿豆、大米粥、八宝粥、玉米粥、煮玉米、玉米饼子、玉米菜团等等。

奶类 奶类的营养价值很高，孕妈妈在孕期可坚持喝奶，如果不爱喝鲜奶，可喝酸奶，也可吃奶酪、奶片、黄油等。

肉类 肉类以清炖、清蒸、水煮、水煎、爆炒为主要烹饪方法，尽量不采用红烧、油炸、油煎、酱制等味道厚重的方法。如水煮肉片、清蒸鱼、水煮鱼、糖醋里脊等。

蔬菜水果类 各种新鲜的蔬菜，可凉拌、素炒、炝凉菜、醋熘，清炖萝卜、白菜肉卷等是很好的孕妇菜肴；多吃新鲜水果或水果沙拉，是缓解孕吐的有效方法。

4. 孕早期继续补充叶酸

胎儿期内，脑的发育最早也最为迅速；孕早期(3～6周)正是胎儿中枢神经系统生长发育的关键时期。

妊娠第4周末胚胎就形成了原始脑泡，虽然在第8周时胎儿的身长只有3公分左右，体重也有2克多，但是这时候他的脑细胞增殖迅速，最易受到致畸因素的影响。

如果在此关键时候补充叶酸，可使胎儿患神经管疾病的几率减少50%～70%。

人体内叶酸总量约5～6毫克，但人体不能自己合成叶酸，只能从食物中摄取，加以消化吸收。

胎宝宝在妈妈体内不断生长发育，妈妈的叶酸通过胎盘转运给他，胎盘组织与子宫的不断增长，叶酸的需求量越来越大，如不能有意识地补充，会使叶酸水平降低。

专家认为，孕妈妈每天需补充600～800微克叶酸才能满足宝宝生长需求和自身需要。

所以，孕妈妈应多吃富含叶酸的食物，如菠菜、生菜、龙须菜、油菜、小白菜、甜菜、香蕉、草莓、橙子等食物，并继续口服叶酸补充剂。

5. 易导致流产的食物

妊娠期间，孕妇应注意营养的摄入，但同时也应该注意到有些饮食会对自己或者胎儿产生不良影响。在此，我们介绍四种易导致孕妇流产的食物，孕妈妈应注意：

螃蟹 它味道鲜美，但其性寒凉，有活血祛瘀之功，故对孕妇不利，尤其是蟹爪，有明显的堕胎作用。

甲鱼 虽然它具有滋阴益肾的功效，但是甲鱼性味咸寒，有着较强的通血络、散瘀块作用，因而有一定堕胎之弊，尤其是鳖甲的堕胎之力比鳖肉更强。

薏米 药食同源之物，中医认为其质滑利。药理实验证明，薏仁对子宫平滑肌有兴奋作用，可促使子宫收缩，因而有诱发流产的可能。

马齿苋 它既是草药又可作菜食用，其药性寒凉而滑利。实验证明，马齿苋汁对子宫有明显的兴奋作用，能使子宫收缩次数增多、强度增大，易造成流产。

6. 豆类食品可以健脑

豆类是重要的健脑食品，孕妈妈应适量吃些豆类食品，这对胎儿脑的发育十分有益。

1 大豆

大豆中含有相当多的氨基酸，正好弥补米、面中营养的不足。这些营养物质都是脑部所需的重要营养物质，可见大豆是很好的健脑食品。

大豆中蛋白质含量占40%，不仅含量高，而且是适合人体智力活动需要的植物蛋白。因此，从蛋白质角度看，大豆也是高级健脑品。

大豆脂肪含量也高，约占20%。在这些脂肪中，亚油酸、亚麻酸等多种不饱和脂肪酸又占80%以上，这也说明大豆是高级健脑食品。

2 豆豉

豆制品中，首先值得提倡的是发酵大豆，也叫豆豉，含有丰富维生素B_2，其含量比一般大豆高约1倍。维生素B_2在谷氨酸代谢中起着非常重要的作用，而谷氨酸是脑部的重要营养物质，多吃可提高人的记忆力。

3 豆腐

豆腐是豆制品的一种，其蛋白质含量占35.3%，脂肪含量占19%，是非常好的健脑食品。如油炸豆腐、冻豆腐、豆腐干、豆腐片、卤豆腐干等都是健脑食品，可搭配食用。

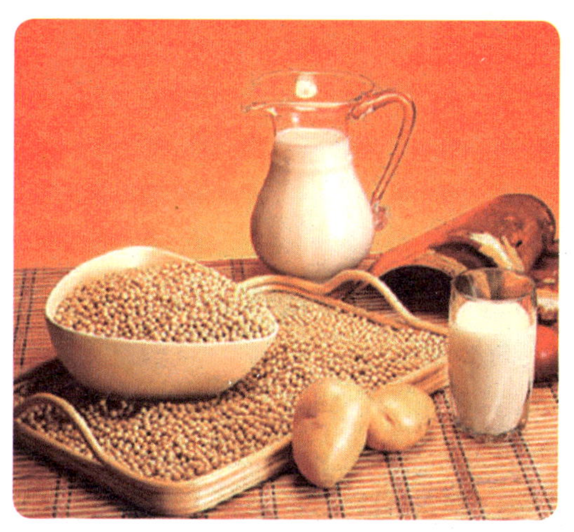

4 豆浆

豆浆中亚油酸、亚麻酸等多种不饱和脂肪酸含量都相当多，是比牛奶更好的健脑食品。孕妇应经常喝豆浆，或与牛奶交替食用。

7. 孕妈妈服用人参要慎重

体弱的孕妇在孕早期可适当进补人参，提高自身免疫力。抵御外来病菌的侵入，并能增进食欲。

研究表明，人参可明显增加机体红细胞膜流动性，具有明显的抗缺氧作用，对血液循环有改善作用，还能增强心肌收缩力，对胎儿的正常发育可起到促进作用。

可在医生指导下适量服用人参

在孕早期，中医学主张服用红参，体质偏热者可服用生晒参。孕中晚期，如水肿较明显，动则气短，也以服红参为宜，体质偏热者可服西洋参。总之，应在医生指导下选择服用，千万不要服用过量。

红参、西洋参常用量为3～10克，生晒参为10～15克，蒸煮45分钟左右为佳，服时以少量多次为宜。服用人参时忌与萝卜同服，少饮茶。

临近产期和分娩期不宜服用人参

在临近产期及分娩时，不提倡服用人参，以免引起产后出血。其他人参制剂也应慎服。当出现头胀、头痛、发烧、舌苔厚腻、失眠、胸闷、憋气、腹胀、玫瑰疹、瘙痒、鼻衄等症状时，应立即停服。

8. 孕妇吃酸有讲究

孕妇嗜酸有益，因为酸味食品可刺激胃液分泌，提高消化酶的作用力，促进胃肠蠕动，改善孕期内分泌变化带来的食欲下降以及消化功能不佳的状况。此外，酸味食物可提高钙、铁以及维生素C等养分的吸收率，故有助于胎儿的骨骼、脑及全身器官的发育。

孕妈妈吃酸要讲究科学性，也就是说，孕妇宜选食番茄、橘子、杨梅、石榴、葡萄、绿苹果等酸味的新鲜果蔬，不要吃人工腌制的酸菜、醋制品，一些人工制品虽然味道也是酸的，但养分已遭到不同程度的破坏。腌菜中含有亚硝酸盐等致癌物，对母胎双方皆不利，另外，山楂或山楂片因有加速子宫收缩的成分，应禁食，否则可能诱发流产。

9. 孕妈妈不宜节食

女性怀孕后需要增加饮食，以供给母子营养所需，但也有少数孕妈妈怕身体肥胖影响自己的形体美，或者怕胎儿太大，生育困难，就采取节食的方法，尽量减少进食。这种做法对孕妈妈和胎宝宝都是十分不利的。

女性怀孕以后，子宫、乳房、胎盘都要发生变化，比孕前需要更多的营养，而且胎儿出生时体重达3000～4000克。因而，女性在孕期的体重要比孕前增加9.0～13.5千克，这些增重是必要的，否则胎宝宝不能正常发育。如果盲目节食，就会使胎宝宝先天营养不良。宝宝出生后，也会因为身体虚弱而发生多种疾病，这样不但达不到优生的要求，还会给孩子带来疾患。

另外，孕妈妈盲目节食还会影响胎宝宝的大脑发育。宝宝大脑发育的重要时期是怀孕4个月至出生后2周岁，而这当中最关键的一段时期又在孕期的最后3个月至出生后6个月内。人的脑组织发育有个特点，就是细胞增殖“一次性完成”。新生儿的脑神经细胞可达100亿至140亿个，此后其数量不再增加。如果错过了这段时期，是无法再弥补的。

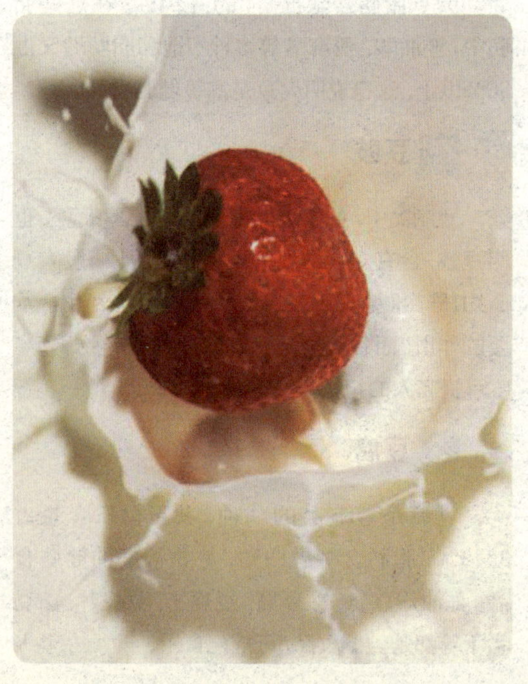

因此，在整个孕期内，孕妈妈要保证营养充足，如果人为节食，势必导致营养素的摄入不足而使胎宝宝脑细胞达不到最大的增殖数目。

10. 孕妈妈不宜偏食

有些孕妈妈有偏食的习惯，她们往往只吃自己喜欢吃的食物，其实偏食和不合理的饮食都会影响胎儿的正常生长发育。

一些孕妇在孕前就为了保持体形而很少摄入主食，她们认为主食是体形发胖的主要原因，其实主食为孕妈妈带来孕期需要的大部分能量和B族维生素、膳食纤维等，放弃主食将使母体严重缺乏能量使胎儿停止发育。

也有些孕妇为了保障孩子的营养而拼命摄入大量的动物性食物，每天每餐都有超量的鸡鸭鱼肉，同时炒菜用很多油脂，这将大大超过身体的需要而存积为脂肪，结果孕妇体重猛长，孩子却营养不良。也有孕妇日日与蔬菜水果为伴，不吃其他食物，结果热能和蛋白质摄入量均缺乏，导致胎儿生长缓慢。

很多孕妇每天吃大量的硬果类食物，希望补充必需脂肪酸和优质蛋白质有助于胎儿大脑的发育，其实过多的硬果类食物同时含有极高的热能和脂肪量，将影响其他营养素的吸收。

孕妇应当通过学习营养知识，端正自己的看法，平衡膳食，才能确保母胎健康。

11. 孕妈妈应少吃罐头食品

罐头食品方便、美味，被许多家庭喜爱，但孕妇食入过多则对自身和胎宝宝的健康不利。大部分罐头食品在生产时，为了保持色佳美味，经常要添加一些辅料，如人工色素、香精、甜味剂，制作肉类罐头食品时还要添加一定量的硝酸盐和亚硝酸盐，以促使肌红蛋白转变成亮红色的亚硝基肌红蛋白。亚硝酸盐能与蛋白质分解后所产生的胺类结合成具有强烈致癌作用的亚硝胺。此外，为延长保存期，罐头食品在制作过程中要加入防腐剂(常用的如苯甲酸)。

一般而言，罐头食品所加防腐剂经过检验对人体无毒害作用，少量短期食用是相对安全的，但是，经常食用对肝、肾均有损害，更有造成胚胎畸形的危险。另外，罐头食品营养价值并不高，经高温处理后，食品中的维生素和其他营养成分都已受到一定程度的破坏。罐头加工后维生素C损失10%～60%，维生素B_1损失20%～80%，泛酸损失20%～30%，维生素A损失15%～20%。因此，目前市场上的罐头类食品在营养和卫生方面都存在一定的缺陷，不能代替新鲜的蔬菜和水果。所以孕妇应该多吃新鲜食物，少吃罐头食品。

12. 帮助身体排毒的食物

人体每天都会通过呼吸、饮食及皮肤接触等方式从外界接受有毒物质，天长日久，毒素在机体内蓄积，就会对健康造成危害。对于孕妇来说，这种危害更为严重。下面介绍几种能帮助人体排出毒素的食物。

豆芽

豆芽含多种维生素，能清除体内致畸物质，促进性激素生成。

韭菜

韭菜富含挥发油、纤维素等成分，粗纤维可助吸烟饮酒者排出毒物。

鲜蔬果汁

它们所含的生物活性物质能阻断亚硝胺对机体的危害，还能改变血液的酸碱度，有利于防病排毒。

海藻类

海带、紫菜等所含的胶质能促使体内的放射性物质随大便排出体外，故可减少放射性疾病的发生。

动物血

猪、鸭、鸡、鹅等动物血液中的血红蛋白被胃液分解后，可与侵入人体的烟尘和重金属发生反应，提高淋巴细胞的吞噬功能，还有补血作用。

13. 早餐一定要吃

从入睡到起床，是一天中禁食最长的一段时间，如无早餐供应以补足血糖，则肌肉与脑所需血糖必须来自肌肉中的蛋白质，由蛋白质转化为糖以供消耗。但是，肌肉通常无法供应足够的血糖，因此，脑内血糖仍会很低，这时人会感到疲劳，反应迟钝，注意力不集中，精神委靡，学习落后，工作能力降低。

孕妇一定要吃早餐，因为孕妇比正常人体质弱一些，如果不吃早餐很容易引起血糖低，导致头晕。所以，为了自己和宝宝的健康成长，原来不愿吃早餐的孕妇也要坚持吃一些。晨起的身体对于营养的吸收是有限的，建议早餐以食用流体食物为主，少量固体食物为辅。早起喝杯牛奶，搭配含有谷物纤维的固体食物，简单又营养。孕妇还可以直接饮用加了谷物的早餐奶，以满足人体所需的膳食纤维和微量元素。

如果孕妇有晨吐现象，可在早上吃几块苏打饼干，过一会再吃早餐。孕妇的早餐应包括面包、鸡蛋或肉类、果汁和牛奶，并且要注意适当吃些新鲜的水果，以保证维生素和其他营养的需要。

为了克服早晨不想吃饭的习惯，孕妇可以稍早点起床，早饭前活动一段时间，比如散步、做操和参加家务劳动等，激活器官活动功能，促进食欲，加速前一天晚上剩余热量的消耗，以产生饥饿感，促使多吃早饭。

早晨起床后，可以饮一杯温开水，通过温开水的刺激和冲洗作用，激活器官功能，使肠胃活跃起来。体内血液被水稀释后，可增加血液的流动性，进而活跃各器官功能。

14. 孕妈妈小心过敏食物

孕妇食用过敏食物不仅会导致流产或胎儿畸形，还可导致胎儿患病。过敏体质的孕妇可能对某些食物过敏，这些过敏食物可妨碍胎儿的生长发育，或直接损害某些器官，如肺、支气管等，从而导致胎儿畸形或患病。

准妈妈预防过敏的措施：

1. 如果以往吃某些食物发生过过敏现象，在怀孕期间应禁止食用这类食物。
2. 不要吃过去从未吃过的食物或霉变食物。
3. 在食用某些食物后，如曾出现过全身发痒、出荨麻疹、心慌、气喘、腹痛、腹泻等现象，应注意不再食用这些食物。
4. 不吃易过敏的食物，如虾、蟹、贝壳类食物及辛辣刺激性食物。
5. 少吃异性蛋白类食物，如动物肝、肾、蛋类、奶类、鱼类等。

六 孕早期营养食谱

1. 孕1月营养食谱

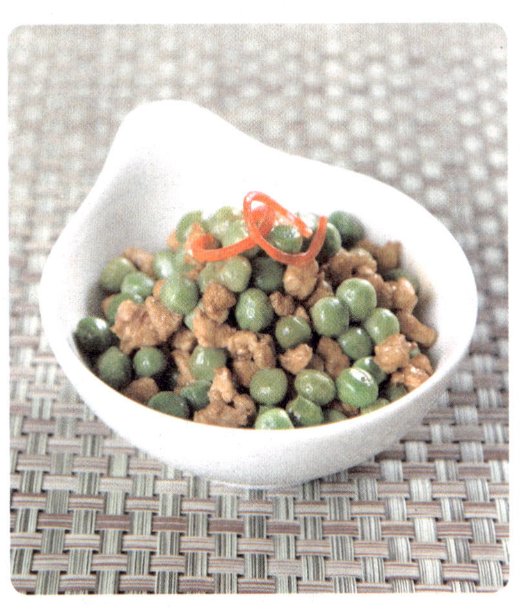

1 奶油白菜

原 料 大白菜250克、鲜牛奶50克、火腿末、精盐、湿淀粉、鲜汤、植物油各适量。

制作过程

①大白菜洗净，切成4厘米长小段；锅置火上，下油烧至五成热，倒入大白菜焐油后捞出。

②锅复上火，倒入鲜汤、鲜牛奶，加精盐烧沸，再倒入大白菜烧3分钟，湿淀粉勾芡，撒入火腿末，淋油装盘即成。

功 效 本品味鲜汤醇；含有蛋白质、维生素、膳食纤维等营养素，能补虚损、益肺胃、生津润肠，尤其有和胃降逆的作用，特别适宜于孕早期妇女食用。

2 肉末炒豌豆

原 料 鲜嫩豌豆100克、猪肉50克、葱姜各适量。

制作过程

①豌豆洗净，猪肉剁成肉糜，待用。

②油温热后，放入葱、姜煸炒出香味后，放入肉末，喷入少许料酒，加酱油煸炒，然后放入豌豆，调味后，用旺火快炒，炒熟即可。

功 效 每100克豌豆中含叶酸82.6毫克，是蔬菜中叶酸含量较高的品种。旺火快炒有助于减少豌豆中叶酸及其他维生素的损失。

3 凉拌五彩鸡丝

原 料 熟鸡脯肉150克、胡萝卜、金针菇、黄瓜各100克、红椒丝50克、精盐、胡椒粉、白糖、麻油各适量。

制作过程

①熟鸡脯肉撕成丝；胡萝卜、黄瓜分别洗净切成丝，加精盐略腌，金针菇洗净，与红椒丝一起焯熟。

②所有原料放入碗中，加精盐、胡椒粉、白糖拌入味，淋上麻油，即可装盘。

功 效 本品鲜脆爽口，含有丰富的蛋白质、脂肪、糖类、钙、磷、铁、维生素B_2、烟酸、维生素C、维生素E，营养价值高，适宜孕早期的孕妇经常食用。

4 鸡汤豆腐小白菜

原料 豆腐50克、小白菜50克、鸡肉100克、清鸡汤100毫升、姜丝适量。

制作过程

①豆腐洗净后用开水烫一下，切成骨牌大小的方块待用。

②小白菜洗净后切成寸段，鸡肉切块，焯水待用。

③鸡汤和鸡肉放入锅中，加适量清水同煮；煮熟后，放入切好的豆腐和小白菜，再次沸腾后加入姜丝，调味即可。

功效 小白菜的叶酸含量为每100克小白菜含叶酸115.7毫克，其胡萝卜素和维生素C的含量也均比大白菜高，需要提醒的是，腐烂的小白菜会产生大量的亚硝酸盐，绝对不能食用。

5 鲜奶四蔬

原料 花椰菜、西兰花、生菜、甜椒各50克、椰汁20毫升、鲜奶50毫升、糖、盐各适量。

制作过程

①把所有原料切成小块，用滚水焯熟，沥干待用。

②素上汤煮开，加入面粉慢火搅匀，再加入糖、盐、椰汁、鲜奶，煮滚即离火。把制作好的奶汁淋在鲜蔬菜上即可。

功效 西兰花、生菜、甜椒中都含有较高的叶酸，奶汁的制作难度较高，如果图方便，也可直接用酸奶拌食，或用色拉酱拌匀后食用。

2. 孕2月营养食谱

1 五花东坡肉

原料 五花肉300克、花生80克、葱2条、姜10克、老抽5克、片糖20克、柱侯酱10克、南乳10克、盐2克、胡椒粉少许。

制作过程

①将五花肉放入滚水中煮5分钟，捞起后涂上老抽。

②烧镬，下油50克，放入五花肉，用中火煎香，取起放入冷水中洗净，滤干水分后切成厚1厘米的块状，待用。

③将五花肉、花生、姜、葱、300克水及调料一同放入煲内，用中火煲至水快干时上碟便成。

功效 花生能健脾和胃。猪肉含优质蛋白质。孕妇常食此菜有很好的滋润作用，对胎儿的生长发育较有益处。

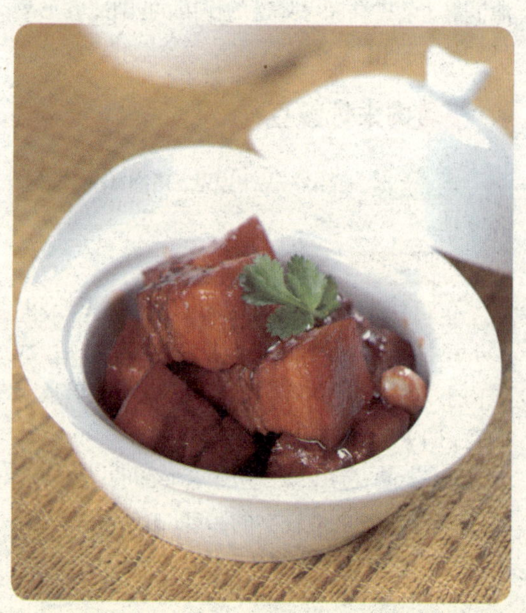

2 糖醋鸡蛋

原 料 鸡蛋1只、胡萝卜30克。

制作过程

①胡萝卜洗净，去皮，切成细末。

②鸡蛋打散，放入胡萝卜末，拌匀。

③将白醋倒入锅中，放入白糖，倒入准备好的鸡蛋液，翻炒至鸡蛋熟即可。

功 效 鸡蛋中含有高质量的蛋白质、多种维生素和矿物质，并含有丰富的能帮助胎儿大脑发育的卵磷脂，这款糖醋鸡蛋适合怀孕早期喜食酸味的孕妇食用。

3 香菇肉粥

原 料 猪绞肉100克、香菇2～3朵、芹菜、虾干各30克、红葱头2～3粒、白米50克、酱油1小匙、胡椒粉1/8小匙。

制作过程

①虾干、红葱头、芹菜洗净，分别切细末。

②香菇泡软，去蒂、切丝；绞肉放入碗中加一半A料拌匀备用。

③白米洗净，放入锅中加2杯半水大火煮滚，改小火煮成半熟稀饭。

④锅中倒入1/2大匙油，放入红葱头以中火爆香，加入香菇和剩余的A料快炒，最后加入绞肉、虾干炒熟，盛起，加入半熟稀饭以中火煮开小火慢煮约15分钟，再加入B料及芹菜末，即可食用。

功 效 香菇富含维生素B族及多量的钾、铁，可降低血中胆固醇及预防高血压、肾脏病，更能增加抵抗力。

4 茄汁煎鸡扒

原 料 鸡腿300克、洋葱、番茄各1个、生菜叶1块、甜茄汁50克、鸡蛋1只、盐3克、糖2克、沙姜粉、胡椒粉各1克、面粉5克。

制作过程

①将鸡腿去骨后放入碗中，腌料拌匀后倒入鸡腿内，腌10分钟。

②把洋葱，番茄洗净，切片，放在碟边，生菜放在碟底。

③烧镬，下油50克，放入鸡腿用中慢火煎熟，取起滤油，切块排入碟中，上面淋上甜茄汁即成。

功 效 鸡肉有补中益气，添精髓的作用。此菜能增进孕妇食欲，防病强身，有利于胎儿大脑及各器官的发育。

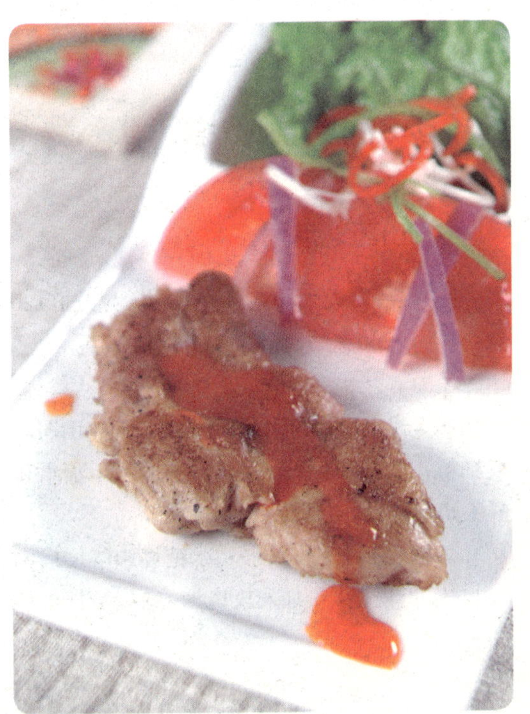

5 酱肉四季豆

原 料 四季豆200克、牛肉丝、胡萝卜各100克、姜2片、黑胡椒牛排酱1包、米酒1/2小匙、淀粉1/4小匙、香麻油1/8小匙。

制作过程

①牛肉丝放入碗中加A料拌匀。四季豆洗净、切斜段；胡萝卜和姜去皮、切丝。

②锅中倒入1大匙油烧热，爆香姜丝，放入牛肉丝大火翻炒数下，盛起。

③锅中余油烧热，放入四季豆、胡萝卜丝以中火炒匀，加1大匙水焖煮至熟，再加入炒好的牛肉丝拌匀，淋上B料即可盛起。

功 效 ①四季豆含有蛋白质、钙、铁、磷、维生素B群，有利尿、防脚浮肿及补血功能。

②牛肉富含蛋白质、铁质，有益气血、补脾胃、强筋骨等作用，在妊娠早期多吃可补充元气。

3. 孕3月营养食谱

1 山药芝麻粥

原 料 大米60克、山药15克、黑芝麻120克、鲜牛奶200克、玫瑰糖6克、冰搪120克。

制作过程

①大米淘净，浸泡1小时，捞出沥干；山药切成细粒；黑芝麻炒香，一起倒入搅拌器，加水和鲜牛奶搅碎，去渣留汁。

②锅置火上，放入水和冰糖烧沸溶化后倒入浆汁，慢慢搅拌，加入玫瑰糖，继续搅拌至熟即成。

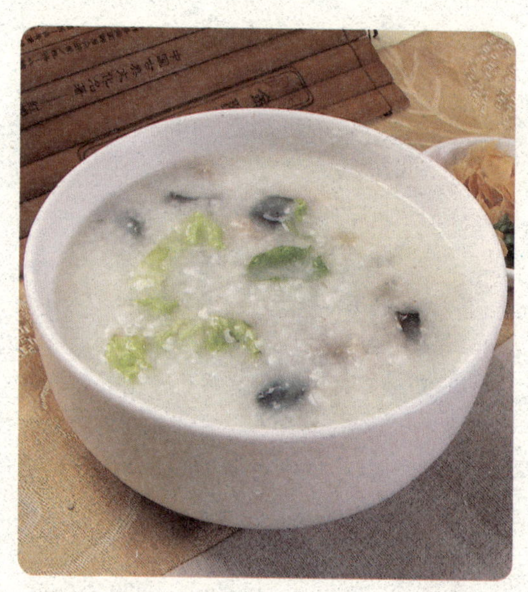

功 效 本品香甜可口，滋阴补肾、益脾润肠，孕妇在孕早期食用，有利安胎。

2 炒马鞍鳝

原 料 净黄鳝鱼125克、笋片150克、葱段15克、辣椒25克、蒜蓉1.5克、油500克、绍酒10克、糖醋100克、湿淀粉15克，麻油少许。

制作过程

①将黄鳝鱼洗净滴干水，刻井字纹后剁为块。

②烧锅下油500克，待油烧至四成热，放下鳝肉块拉油至刚熟，倒在漏勺里，滤去油。

③将锅中油滤去渣，只留100克油，放入葱段、辣椒段、蒜蓉、笋片炒透，加入拉过油的鳝鱼肉块，溅入绍酒，用糖醋湿淀粉调匀勾芡，加入油5克，麻油少许，炒匀装盘即可。

功效 含蛋白质、脂肪、磷、钙、铁和多种维生素。此菜色泽红润，鱼酥汤浓，味鲜醇。

3 桂花肉

原料 瘦肉半斤、鸡蛋两个、糯米粉二两、生抽、糖、醋、酒、盐、麻油适量。

制作过程

①瘦肉切约三分厚大片，用刀背敲捶，使肉质纤维松开，切成小块用糖、盐、酒略腌一下。

②鸡蛋打散与糯米粉调和成蛋糊，然后把腌好的肉拌入。

③炸油烧至8成热，将肉块逐个放入，略炸捞起，待油温回升后复炸至金黄，捞起滴干油。加入糖、醋、盐、麻油生粉，盛起即可。

功效 此菜色泽金黄，甜酸适口，含有丰富的优质蛋白质、脂肪、碳水化合物和钙、磷、铁、锌、维生素A、B_1、B_2、D等营养素。

4 酸菜炒牛肉

原料 牛肉250克、酸菜250克、白糖、酱油、淀粉、花生油各适量、盐少许。

制作过程

①牛肉洗净剁碎，用酱油和淀粉拌好备用。

②酸菜洗净，挤掉水分，也剁碎备用。

③用花生油加入牛肉碎中调拌；用花生油烧热锅，炒熟牛肉碎，装起备用。

④锅置火上，放花生油烧热，放入酸菜煸炒，加入白糖和少许盐，放入牛肉碎一起拌炒片刻即成。

⑤注意有些调味料在调配中一定要适中，避免过多使用。

功效 此菜营养丰富，孕早期妇女食用能获得全面的营养素，有利于胎儿神经系统、骨骼等各器官的发育，增强孕妇体质。

5 陈皮卤牛肉

原料 瘦牛肉、酱油、陈皮、葱、姜、糖、酱油、水(2大匙)。

制作过程

①把陈皮用水稍微泡软，葱洗净切断；牛肉洗净切成薄片，加酱油拌匀，腌10分钟；

②将腌好的牛肉一片一片放到热油里，油炸到稍干一些；

③把陈皮、葱、姜先爆香，然后加入酱油、糖、水和牛肉稍炒一下；

④把牛肉取出，放入拌好的卤料，即陈皮、葱、姜、酱油、糖，炖至卤汁变干，即可食用。

功效 瘦肉类含有丰富的B族维生素，可助减轻怀孕早期的呕吐症状，还可减轻精神疲劳等不适。姜和陈皮也有助于减轻孕妈妈的恶心感。

七 孕早期保健

1. 谨防病毒感染

孕妇受到细菌、病毒的侵袭时虽有胎盘屏障保护着胎儿，使之免受危害，但有些细小的病毒仍能透过胎盘屏障危及胎儿的正常发育，甚至导致胎儿畸形。尤其是孕早期，胎儿处于易感期，孕妈妈更应加倍注意。

孕期应预防哪些病毒

病毒	危害
风疹	孕早期患急性风疹病可引起胎儿畸形，如：先天性白内障、视网膜炎、耳聋、先天性心脏病、小头畸形及智力障碍。
巨细胞病毒症	可致小头畸形、视网膜炎、智力发育迟缓、脑积水、色盲、肝脾肿大、耳聋等。
水痘	可引起胎儿肌肉萎缩、四肢发育不全、白内障、小眼、视网膜炎、脉络膜炎、视神经萎缩、小头畸形等。
流感	可引起胎儿唇裂、无脑、脊椎裂等神经系统异常。
单纯疱疹	可发生小头畸形、视网膜炎、晶状体混浊、心脏异常、脑内钙化、神经系统异常、短指(手指和脚趾)。

预防病毒感染需注意：

1. 实行孕前计划免疫，增强体质，加强锻炼，提高自身免疫力，这是预防感染的重要措施。
2. 怀孕后抵抗力下降易遭受感染，所以尽量不到公共场所，避免同病毒携带者接触。
3. 注意饮食卫生、不到公共就餐场所用餐。一部分病毒可通过消化道感染，如食入不洁食品，使用公用餐具，都可能引起感染。
4. 选择受孕期，避开易感季节。病毒感染多发生在冬春季节，此期人群易患病毒感染性疾病。

另外，孕期感染易发生在孕早期，而且早期感染对胚胎发育影响严重。所以，孕早期要特别谨慎小心。

2. 做B超要慎重

B超检查的作用

在妇产科学上，B超检查是必不可少的。B超的作用如下：

观察胎儿生长发育及其周围环境 早孕闭经5～6周就可以在宫腔中看出胎囊，随孕期的增加，可观察胎儿的发育情况，还可诊断有无流产的危险，可以确诊胎儿是否是宫外孕。妊娠晚期，超声波可观察胎位、脐带和胎盘位置，测量子宫内羊水的多少，以尽早发现胎儿宫内窘迫。

发现异常情况 妊娠15～25周内，超声波能够显示胎儿畸形、胎儿发育迟缓、胎位不正、羊水多、脐带绕颈、前置胎盘、胎盘早剥或胎盘老化、葡萄胎、妊娠合并症、子宫肌瘤和卵巢肿瘤等。

B超检查不可过多

澳大利亚的杰里米·劳伦斯经过大量研究，结果表明：将妊娠期间有过5次以上B超检查的孕妇与只有过1次B超检查的孕妇相比较，前者对胎儿生长发育的不利影响是后者的两倍。另有研究也证明，B超对胎儿存在不利影响。

孕妇无特殊情况，应尽量不做B超检查，尤其在孕早期更应避免。确实需要时，也应尽可能减少超声波的强度，缩短检查时间，以1分钟左右为宜。通常在膀胱充盈的条件下，B超检查子宫和妊娠情况1分钟就可以完成。所以，B超检查前，孕妈妈可先憋尿，尽量使膀胱充盈，以缩短B超检查时间。

3. 远离X线

X线属于一种电磁波，因其波长短、能量高，若不在严格控制下使用，将会对人体产生损伤，其损伤程度与放射设备、放射时间、放射剂量、射线与人体的作用方式、外界环境与个体差异等因素有关。

虽然拍X线照片的照射剂量较大，但偶尔拍一次片或X线透视一次(放射治疗除外)对身体健康并无大碍。但育龄期妇女，特别是准备怀孕的妇女或孕妇，其卵子、胚胎或胎儿对放射线高度敏感，即使是明显低于正常人可以耐受的放射剂量，也可能会造成对母体和胎儿的损害。所以，孕初期应该避免进行放射检查。

4. 不能做CT检查

CT是利用电子计算机技术和断层投照方式，将X线穿透人体每个轴层的组织，它具有很高的密度分辨力，要比普通X线强100倍。所以，做一次CT检查受到的X线照射量比X线检查大得多，对人体的危害也大得多。

孕妇怀孕前3个月内接触放射线可能引起胎儿脑积水、小头畸形或造血系统缺陷、颅骨缺损等严重恶果。因此，孕妇做CT检查会产生严重的不良后果。所以，如果不是病情需要，孕妇最好不要做CT检查。如果必须要做，应该在孕妇腹部放置防X线的装置。

5. 打造安全家居环境

保持室内通风 注意空气的流通，尽量少用空调，保持适当的温度和湿度。经常开窗换气，让新鲜空气不断流入，同时让室内的二氧化碳及时排出，减少空气中病原微生物的滋生。同时还要注意保证居室的温度、湿度适宜。如果空气过于干燥，可采用加湿器加湿，或是在室内放置两盆水。

营造温馨卧室 卧室内的家具摆放与孕妈妈的睡眠质量有直接的关系。卧室要选择采光、通风较好的地方，床铺要放在远离窗户、相对背光的地方，因为在窗户下睡觉容易受风着凉，从窗户照进的太亮的光线也影响睡眠。

房子装修要谨慎 装修材料中的有害物质，如甲醛、苯、甲苯、乙苯、氨等，无法在短时间内完全散发掉，不但有害于母体健康，还会增加胎宝宝先天性畸形、白血病的发病率。所以，怀孕后如果打算装修房子的话，一定要选择环保、无污染的装修材料。装修之后至少要闲置3个月再入住。为了确保安全，在装修好后请卫生防疫部门进行甲醛检测。

购买家具认环保 如果孕期要购买新家具，尽量购买真正的木制家具。另外也可在家具外面喷一层密封胶，以防止甲醛雾气的散发。

屋子去蟑灭螨 蟑螂能携带的细菌病原体有40多种，螨虫的分泌物足以引起过敏性哮喘、过敏性鼻炎和过敏性皮炎等疾病，严重危害妈妈和宝宝的健康。此外，地毯是螨虫栖息的良好场所，所以一定要注意清洁地毯，或者干脆把地毯卷起来，暂不使用。

6. 室内种养花草不可随意

室内养花草可以美化居室，但有些花草会使人产生一些不适症状，对于孕妈妈来说，症状会更加明显和严重。因此，须要多加注意。

不宜长期放在室内的花卉

洋绣球花 (包括五色梅、天竺葵等)所散发的微粒，如与人接触，会使人的皮肤过敏而引发瘙痒症。

夜来香 (包括丁香类)会散发出大量刺激嗅觉的微粒，闻之过久，会使高血压和心脏病患者感到头晕目眩、郁闷不适，甚至病情加重。

月季花 长期放在室内，散发出的气味，会引起一些人气喘烦闷；兰花、百合花的香气会令人过度兴奋而引起失眠。

紫荆花 所散发出来的花粉如与人接触过久，会诱发哮喘症或使咳嗽症状加重。

有毒的花卉

黄杜鹃 的植株和花内均含有毒素，一旦误食，轻者会引起中毒，重者会引起休克，严重危害身体健康。

郁金香 的花朵含有一种毒碱，接触过久，会加快毛发脱落。

一品红 全株有毒，白色汁液能刺激皮肤红肿，误食茎叶后有中毒死亡的危险。

水仙 的鳞茎误食会引起肠炎、呕吐，叶和花的汁液能使皮肤红肿。

仙人掌 类植物刺内含有毒汁，人体被刺后易引起皮肤红肿、疼痛、瘙痒等过敏症状。

因此，孕妈妈家中或办公室的植物须谨慎选择，以免对自身和胎宝宝造成不良的影响。

7. 做家务量力而行

孕妇在妊娠期间坚持适宜的家务劳动，对母子健康都有益，适度的家务劳动能增强孕妇体质，提高免疫功能，有效地防止多种疾病的发生。但在做家务的同时也得考虑到宝宝的存在了，要量力而为。

孕妇做家务应掌握一定的尺度，要在不疲劳的前提下做一些家务，如做饭、收拾屋子、扫地等等。体力劳动时不能太累，时时都要有自我保护意识。具体说来，孕妇应注意以下几方面的情况。

1 不宜登高打扫卫生，不要搬动沉重的东西，因为这些动作既危险，又压迫腹部。弯腰用抹布擦东西的活也要少干或不干，在妊娠晚期最好是不干。同时也别在庭院干除草一类的活，因为长时间蹲着，骨盆充血，易引起流产。

2 冬天在寒冷的地方打扫卫生时，不能和冷水长时间打交道，因身体着凉会导致流产。

3 做饭时为避免脚部疲劳、浮肿，能坐在椅子上操作的就坐着做。妊娠晚期注意不要让灶台压迫已经突出的肚子。

4 出去买东西要选择人少的时候，在人群中，有时腹部会被别人的胳膊肘撞击而发生不测。当感冒流行时，也易被传染上。去大商店尽量别爬楼梯，要利用电梯。一次别买太多的东西，抱着很沉的东西走路不方便，必要时可分几次去买。不要骑自行车出去买东西，特别是在妊娠晚期，因骑自行车时腿部用力的动作太大，易引起流产。

5 洗完衣服晾衣服时，因为是向上伸腰的动作，要肚子用力，因此要特别小心才不会发生诸如流产等问题，也可以把晾衣服的竹杆降低。洗的衣服太多时要干一会儿歇一会儿，才不会因长时间站立造成下半身出现浮肿等。熨衣服要在高矮适中的台上进行，最好是坐在椅子上。抱被子和晾被子之类的事，应由丈夫去做，因为孕妇做这些活会压迫腹部，影响胎儿发育。

6 踏缝纫机时，腹部要用力，也应尽量避免使用；如能使用电动缝纫机，振动不到腹部还可以，但在使用过程中，若感到腹部不舒服，就该马上停下来。

8. 洗澡需谨慎

孕妇在怀孕期间由于汗腺和皮脂腺分泌旺盛，因此孕期应经常洗头、洗澡，勤洗外阴，勤换内衣，以保持体表的清洁，促进周身血液循环和皮肤排泄作用。但孕妈妈在洗澡过程中应注意以下问题：

◇最佳洗澡方式：淋浴

妊娠期间，由于身体内激素的分泌发生了变化，使阴道分泌物的酸碱性改变，阴道对外来病菌的抵抗力降低。坐浴时，浴后的脏水可进入阴道，进而引起宫颈炎、附件炎，有时还会导致宫内感染，引起早产，尤其是妊娠晚期更易发生这种情况。因此，孕妇不宜盆浴，更不要到公共浴池去洗澡。还有，淋浴时尽量不要弯腰。

◇洗澡时间不宜过长

浴室内由于通风不良，空气污浊，温度高，这些都会降低空气中的氧气含量，再加上热水的刺激，使孕妇体内的血管扩张。这样血液流入躯干、四肢较多，进入大脑和胎盘的血液减少，氧气的含量也会减少；而脑细胞对缺氧的耐受

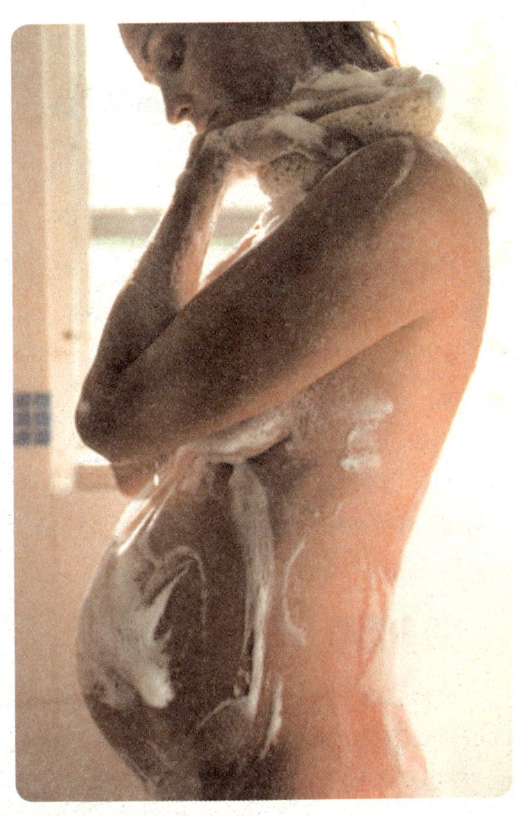

力很低，若孕妇洗澡时间过长，就会造成胎儿缺氧，胎儿脑缺氧时间如果过长，则会影响神经系统的生长发育。因此，孕妇一般要控制自己洗澡时间不宜超过15分钟，或以孕妇本身不出现头昏、胸闷为度。

◇ 水温不宜过高

水浴温度过高，会对胎儿的中枢神经系统造成危害。孕妇体温比正常体温高1.5℃时，胎儿细胞发育可能停滞；上升3℃时，则有杀死胎儿脑细胞的危险。而且这种脑细胞的损害往往是不可恢复的。胎儿脑细胞损害的表现。轻者有智力障碍，重者可出现小眼球、唇裂、外耳畸形等，还可反复发作癫痫。一般高温水浴持续时间越长，水温越高，后果越严重。因此，孕妇不要用39℃以上的水洗浴。

9. 及早发现宫外孕和葡萄胎

宫外孕

受精卵在子宫腔以外的部位着床发育，称作宫外孕。女性骨盆腔内的输卵管、卵巢、腹腔、退化的子宫角、子宫颈都是可能发生宫外孕的部位。

一般在怀孕6～8周时出现不规则阴道流血，血量可多可少，同时伴有下腹一侧出现隐痛或胀痛，有排便感，疼痛为阵发性或持续性时，应立即送医院救治。

葡萄胎

葡萄胎是一种妊娠期的良性肿瘤，是胚胎的滋养细胞绒毛水肿增大，形成大小不等的水泡，相连成串，像葡萄一样，故称葡萄胎。

高龄孕妇和生产次数多的女性，比较容易怀葡萄胎。营养不良可能是主要原因。

发生葡萄胎的孕妈妈，一般表现为闭经后的6～8周不规则阴道流血，最初出血量少，为暗红色，后逐渐增多或继续出血。可伴有阵发性下腹痛，腹部呈胀痛或钝痛。一般能忍受，常发生于阴道流血前，也可伴有妊娠呕吐。

发生葡萄胎的孕妈妈，在孕早期就有妊娠高血压综合征征象，如高血压、下肢水肿和尿中有白色絮状沉淀。在妊娠4个月左右，临近自行排出时可发生大出血，并可见到葡萄样组织。

一旦发生以上症状，应及时将孕妈妈送医就诊。葡萄胎一旦确诊后应及时早手术，以求保留子宫，避免其发生远处转移。

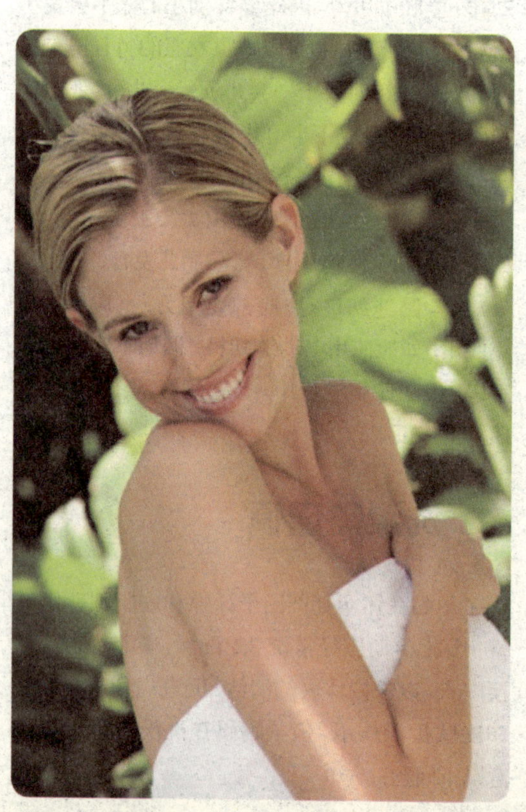

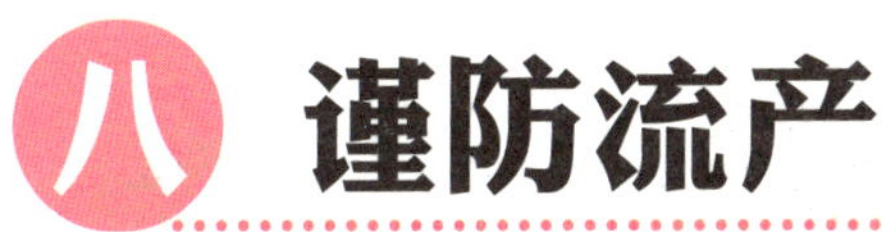

八 谨防流产

1. 什么是流产

所谓流产，是指妊娠不满20周而产生的妊娠中断现象。发生于妊娠2～3个月的流产，称早期流产；妊娠4个月后出现的流产称为晚期流产；连续流产3次以上，称为习惯性流产，也叫复发性流产。

流产是孕早期出血的常见原因之一，不但影响妇女的健康，而且，当出现急性出血或严重感染时，常可危及生命。

2. 流产的征兆

流产最主要的信号就是阴道出血和腹痛(主要是因为子宫收缩而引起腹痛)。如果孕妈妈发现自己阴道有少量流血，下腹有轻微疼痛或者感觉腰酸下坠，这可能就是流产的前兆。这时孕妈妈也不必太过紧张，最好的方法就是卧床休息，如果情况变严重，则需要及时就医。

3. 导致流产的原因

导致自然流产的原因很多，遗传基因缺陷、免疫因素、母体疾病因素甚至是环境因素，都可能引起自然流产。

❶ 胚胎发育不正常，是早期流产最常见的原因。

❷ 孕妈妈如果患有慢性疾病，比如贫血、高血压、慢性肾炎、心脏病，容易导致流产。患有子宫畸形、盆腔肿瘤、宫腔内口松弛或有裂伤等生殖器官疾病的孕妈妈，也有可能造成流产。

❸ 孕妈妈若受到含汞、铅、镉等有害物质或有毒环境的影响。又或者受到物理因素如高温、噪声的干扰和影响，也可导致流产。

❹ 孕妈妈若受到病毒感染。母体的病毒通过血液进入胎盘，会导致流产。孕妈妈体内黄体功能失调，或者甲状腺功能低下也会造成流产。

4. 预防流产

❶ 在适宜年龄生产，可以减少流产的发生。

❷ 注意均衡营养，摄取足够的维生素与矿物质。

❸ 养成良好的生活习惯，协调工作压力，改善工作环境，避开所有污染物质。

❹ 避免使腹部紧张或受压迫的动作，如弯腰、搬动重物、伸手到高处去取东西及频繁地上楼下楼等活动。

❺ 不要乘坐震动很剧烈的交通工具，如坐汽车时尽量坐在前排。

❻ 稳定情绪，情绪激动和波动会诱发子宫收缩。

❼ 一旦发生流产征兆，就应卧床休息，必要时去医院就诊。

5. 习惯性流产妈妈应注意

习惯性流产是指连续发生自然流产达3次或3次以上者。

偶然一次流产，可能是优胜劣汰或由于精子、卵子或受精卵的发育异常引起。但多次连续的自然流产，可能流产的原因已不是偶然，而是可能有固定的因素存在，这个固定的因素也就是造成不育的原因。

如果经过全面检查后确定夫妇双方均无严重疾病，医生同意再次怀孕，准父母就可以放心地迎接下一次妊娠的到来。

6. 先兆性流产

20%的孕妇在怀孕初期会有出血的情况，这被称为先兆性流产。如果能尽快找医生治疗，并好好休养，大多仍能保住胎儿。

7. 流产后的保健要点

加强营养

流产后或多或少地失血，加上早孕阶段的妊娠反应，流产后一般身体会变得比较虚弱，有些人还会出现轻度贫血。因此，流产后应多吃些营养品，以及新鲜蔬菜和水果，如瘦肉、鱼、蛋、鸡、乳制品、海产品、大豆制品等。

注意个人卫生

流产时，子宫颈口开放，至完全闭合需要一定时间。故流产后，要特别注意讲究个人卫生。

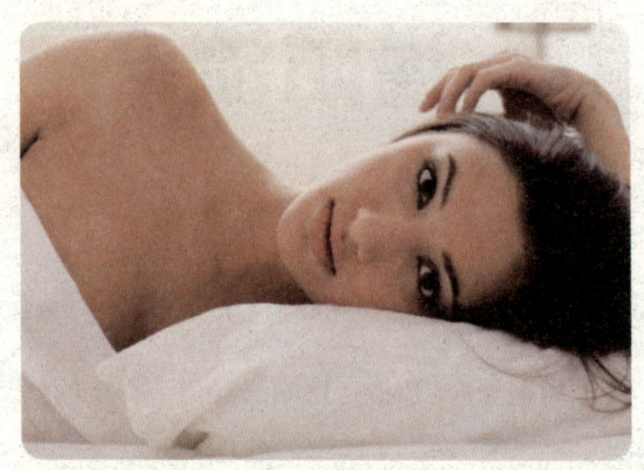

要保持阴部清洁，内裤要常洗常换。半个月内不可盆浴。流产后1个月内，子宫尚未恢复，要严禁性生活，以防感染。

休息好，防止过度疲劳

流产后必须卧床休息两周，不可过早地参加体力劳动，严防过度疲劳和受冷受潮，否则易发生子宫脱垂的病症。

不可急于再次怀孕

女性流产后，子宫内膜需3个月的时间才能完全恢复正常，在此期间，应该严防再次怀孕，因为这对胎儿生长和以后生产都不利。

保持心情愉快

不少妇女对流产缺乏科学的认识，流产后情绪消沉，有些人还担心以后再次发生流产而忧心忡忡，这些顾虑是不必要的。

九 孕早期身体不适的防治

1. 孕早期出血

据统计，大约有20%的准妈妈都在孕早期出现过流血的现象。出血原因和症状不同，应对方法也不同，有的只需在家静养，有的则需住院治疗。但无论哪种方法，保持安静是最基本的。住院还是在家静养，要听医生的意见。

1 住院治疗

当诊断为不可避免的流产、宫外孕、葡萄胎时就一定要入院治疗。入院后根据你的情况医生会作相应的处理。手术处理结束后，要在医院观察一段时间方可出院，在家继续静养一段时间，恢复你的体力，让你的身心都能够得到适当的调整。

2 在家静养

诊断为先兆流产时，应该在家静养一段时间。一般来说，在持续出血期间不可做家务，除了如厕外，均需躺卧。要尽量避免外出，停止洗澡淋浴，严禁房事，避免大便干燥，可以在家听一点柔和的轻音乐、读一些上口的散文诗等，既可以陶冶情操，也可起到早期胎教的作用。

宫颈息肉摘除术后，适当休息即可，不必卧床，更不需要停止工作。宫颈糜烂导致的妊娠期少量血性分泌物，不需要休息，不影响正常的工作和生活。

2. 孕期外阴瘙痒

1 原因

孕期外阴瘙痒大多与局部因素有关。白带刺激、阴道霉菌感染是常见的原因。

怀孕期间，由于体内雌激素水平较高，再加上整个盆腔充血，使宫颈、阴道的分泌物大量增加，因此白带增多。另外，会阴部汗腺、皮脂腺的分泌物也较多，如不注意局部清洁，不勤换内裤等，可刺激会阴部而引起外阴瘙痒。

阴道霉菌感染是孕期外阴瘙痒的另一个常见原因。

除以上两种常见原因外，外阴瘙痒也可能是全身瘙痒的一部分。当孕妇有妊娠期肝内胆汁淤积症时，胆红素升高可造成全身瘙痒，外阴瘙痒只是其表现症状的一部分。

2 治疗

单纯外阴瘙痒应先查明原因，采取局部治疗。保持外阴清洁，勤换内裤，以碱性液体清洗外阴，或将制霉菌素片或霜放入阴道内。一般不主张口服或注射药物。

3. 孕期鼻出血

妇女怀孕后，体内大量的雌激素使黏膜肿胀，局部毛细血管扩张充血，易于破损出血。再加上鼻中隔的前下方本来就血管丰富，并且位置表浅易受损伤，因此，有些孕妇经常鼻出血。

由于鼻出血的部位多在鼻中隔的前下方，因此，可把出血侧的鼻翼向鼻中隔压紧或塞入一小团干棉花压迫止血。如果双侧鼻出血，可用拇指和食指捏紧两侧鼻翼部以压迫出血区，再于额部敷上冷毛巾，促使局部血管收缩止血。紧张、惊慌会使血压增高而加剧出血，如果血液流到口咽部，一定要吐出来，不可咽下去，也不能仅用棉花堵住鼻孔。如通过上述方法仍出血不止，应立即找医生处理。

4. 妊娠后白带增多

妇女的白带是阴道粘膜的渗出物、宫颈腺体及子宫内膜的分泌物混合而成，内含阴道杆菌及生殖道粘膜的脱落细胞，白带的量及性状与雌激素水平的高低有关。

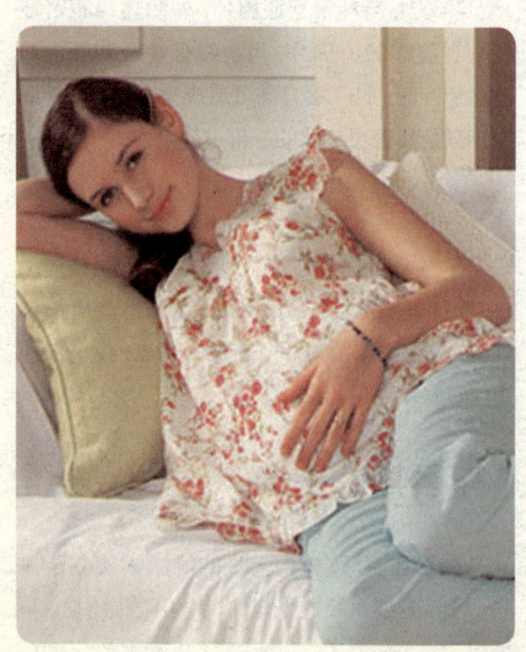

正常情况下，白带呈乳白色，排卵期量多稀薄，呈蛋清样。当生殖道出现炎症或继发感染时，白带往往显著增多。

在妊娠期，受胎盘分泌的雌、孕激素的影响，阴道粘膜有充血、水肿现象，外观呈紫蓝色，阴道皱裂增多，松软而有弹性，表面积增大，此时，阴道粘膜的通透性增高，渗液比非孕时明显增多，同时子宫颈管的腺体分泌增多，因此妊娠期阴道分泌物比非孕期明显增多，常呈白色糊状，无气味，这属正常生理变化，无需治疗。如果白带不但多而且有臭味，呈豆渣样或灰黄色泡沫状，并伴有外阴瘙痒，则属异常，应及时就诊。

5. 牙龈炎

引起孕期牙龈炎的原因

孕期牙龈炎主要是由于孕妈妈体内的孕激素增多，使牙龈毛细血管扩张、弯曲、弹性减弱、血液淤滞等原因而引起的。口腔卫生差、有牙垢、牙齿排列不整齐和喜欢张口呼吸等因素也容易导致孕妈妈发生妊娠期牙龈炎。

妊娠本身不会引起牙龈炎，只是由于妊娠时性激素水平的改变，使原有的慢性牙龈炎加重和改变特性。所以，如果孕妈妈孕前就患有牙龈炎，那么孕期患牙龈炎的几率就会大大增加。一般妊娠牙龈炎从妊娠2～3个月开始出现症状，至8个月时达到高峰，分娩后2个月时，牙龈炎大部分退至妊娠前水平。

防治妊娠牙龈炎

① 去医院牙科仔细地除去一切局部刺激因素，如牙石、菌斑、不良修复体、充填开放的龋

洞。若能在妊娠初期及时治疗原有的牙龈炎，并能认真控制菌斑，可预防妊娠期牙龈炎的发生或复发。

2 注意均衡营养，补充维生素和钙质。

3 进行细致的口腔健康维护，吃饭后用牙签和牙刷彻底清洁牙齿。

孕期患了牙龈炎，必要时应去看牙科医生，但不要接受放射线照射和麻醉，同时尽量避免使用抗生素等消炎药，以免影响胎宝宝。

6. 头疼、失眠

怀孕初期容易出现头痛情形，应尽量避免服用头痛药，只要度过这个时期，头痛症状就会不治而愈。

也有些孕妇会出现类似头晕、失眠、倦怠等精神方面的症状，可以请医生诊治。头晕可能是由于贫血或低血压引起的，应接受血液检查确定，而全身懒洋洋、无精打采，则通常是受到荷尔蒙改变所致，并非生病引起，不需要太过紧张，失眠或睡眠不足也是受到荷尔蒙增加的影响，脑部受到刺激时，就会发生失眠，反之，则会觉得睡眠不足。觉得睡眠不足时就尽量睡，失眠时最好找医生诊疗，因为失眠严重时会加重早孕反应的症状。

孕妇在这个时期应随时保持心情愉快，学习调节情绪，因为情绪焦躁、乱发脾气不仅会影响孕妇本身，而且也不利于胎宝宝的生长发育。

7. 腹痛

大部分孕妇的腹痛是正常的。

怀孕后子宫膨胀，会压迫到附近的组织与器官，再加上骨盆腔充血，自然会造成腹部的不适。

然而，并不是所有怀孕期间的腹痛都是正常的，如果有下列情形时，就必须请医生诊治：

1 腹痛并伴有阴道出血。表示出现怀孕的并发症，如流产、宫外孕、早产、胎盘早期剥离等。

2 腹痛并伴有频尿现象。有可能是膀胱炎。

3 剧烈腹痛。可能是卵巢囊肿扭转，也可能是盲肠破裂引发的腹膜炎，或尿路结石。

4 腹痛并伴有上吐或下泻。可能是肠胃炎。

8. 胃痛

怀孕后，肠胃蠕动减慢，加上膨胀的子宫压迫胃部或将胃上推，常会使胃酸由胃部逆流到食道，而造成胃痛或胃灼热感。

这种胃部的不适可采用少食多餐的方式，或食用成苏打饼干来改善。恶酸气或胃痛太严重时，则可以服用一些医生开的胃药。

9. 背痛

怀孕时，由于激素发生变化，腹部和背部承受的压力增加，因此，常会有背痛的现象。随着怀孕周数的增加，腰酸背痛出现的机会也愈高，程度也愈严重。可以说，所有的孕妇或多或少都会感受到背痛的困扰。

过度劳累、弯腰过度、抬举重物、站立太久、走路过多、姿势不正确，都会造成腰酸背痛，因此，这些情形应该尽力避免。

一般来说，孕妇的背痛不必使用药物治疗。然而，确定有严重的病变或发炎时，可能需要药物或其他方式治疗时，最好由医生处方用药。

十 孕早期呕吐的食疗方案

1. 孕期呕吐的原因

孕吐多发生在受孕后40天至3个月的这段时间，最突出的症状为胸闷不适、恶心呕吐、头眩体倦等，一般会在短期内自行消失。但有的孕妈妈呕吐状况比较严重，完全不能进食，甚至造成水电解质紊乱及代谢障碍，也称为怀孕恶阻。

孕吐被认为是母体为保护胎宝宝，对毒素以及有害食品所做出的自然反应，尤其是在至关重要的头几个月。怀孕后体内激素的变化是引起孕吐的另一个原因。人体绒毛膜促性腺激素在怀孕头6周迅速升高，在第8～10周时达到顶峰，然后在第12周时回落。这也正是孕吐的规律。

另外，黄体酮的变化也是引发孕吐的一个因素。它的含量在孕早期剧增，因此可以让肌肉和韧带变得松弛以便为分娩做好准备。此外，黄体酮的增加也令消化系统速度减缓，因此会引起反胃，这是孕吐的一种表现。

2. 如何调理孕期呕吐

据最新研究显示，饮食对孕吐也有一定的影响，如果食物中多含肉类或糖分，孕吐的情况就会比较严重。相反如果多吃谷物和豆类食品，症状就会轻很多。

以下10种方法可以避免孕妈妈呕吐，或是将呕吐症状减轻到最低。

1 充分休息。压力过大，很可能会加剧呕吐症状。

2 早晨少量地吃些东西。在胃里留存一些食物，能防止恶心呕吐。

3 不要过长时间呆在电脑或电视前面。屏幕上无法察觉的快速闪烁，会加重呕吐症状。

4 加强锻炼。特别在怀孕早期适当地进行锻炼也能减轻呕吐。

5 喝水时加些苹果汁和蜂蜜，有助于保护胃。

6 吃些苹果酱。它能缓解胃肠不适，驱走呕吐症状。

7 吃一些梨或橘子。

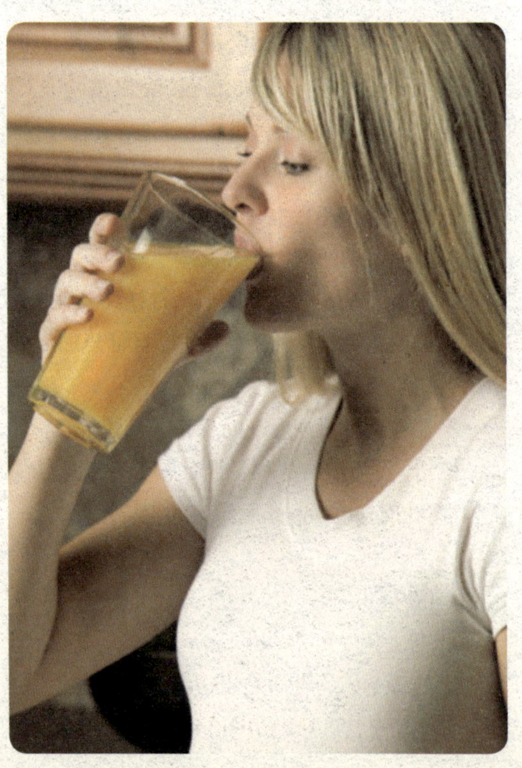

⑧ 吃一个烘烤过的土豆，或早餐吃根香蕉。香蕉里含有钾，也能抑制呕吐。

⑨ 穿着尽量舒适。腰部太紧的服装会加剧呕吐。

⑩ 服用儿童维生素代替产前维生素。这种维生素更容易消化，不会产生饱腹感。

3. 减轻呕吐的食物有哪些

姜虽属燥热性食物，但也是改善呕吐症状的天然食材，所以煮菜时放一些姜，可减缓孕吐，但是千万不要过量摄取。其他可以抑制孕吐的食材还有牛奶、谷类、蔬菜、水果、海产品、富含蛋白质的食品等。

4. 缓解孕吐的食谱

1 陈皮卤牛肉

原 料 瘦牛肉、酱油、陈皮、葱、姜、糖、酱油、水(2大匙)。

制作过程

①把陈皮用水稍微泡软，葱洗净切断

②牛肉洗净切成薄片，加酱油拌匀，腌10分钟；

③将腌好的牛肉一片一片放到热油里，油炸到稍干一些；

④把陈皮、葱、姜先爆香，然后加入酱油、糖、水和牛肉稍炒一下；

⑤把牛肉取出，放入拌好的卤料，即陈皮、葱、姜、酱油、糖，炖至卤汁变干，即可食用。

功 效 瘦肉类含有丰富的B族维生素，可助减轻怀孕早期的呕吐症状，还可减轻精神疲劳等不适。姜和陈皮也有助于减轻孕妈妈的恶心感。

2 烤全麦三明治

原 料 全麦面包1个，起司粉、葡萄干、杏仁片、核桃、樱桃、葡萄酱等适量。

制作过程

①把全麦面包放在烤箱里稍烤一下，取出切成4小块；

②在表面上抹上一层葡萄酱，然后把葡萄干、核桃、杏仁片和樱桃放在上面，再撒上起司粉即成。

功 效 葡萄干、核桃及烤过的土司都有止吐作用，起司粉中富含的B族维生素还可减轻孕妈妈的烦躁情绪，也有助于减轻孕吐。

3 椰汁奶糊

原 料 椰汁1杯、鲜奶2杯、白糖200克、栗粉5汤匙、红枣3枚、清水3杯。

制作过程

①把红枣去核，椰汁和栗粉成浆；

②把白糖、鲜奶、红枣一起煮开，慢慢地加入栗粉浆；

③不停地搅拌成糊状，一直到开，然后盛入碗中即可食用。

功 效 怀孕后本应增加营养素摄取，可孕吐常常会影响孕妈妈对营养的吸收，而富有蛋白质和高热量的椰汁奶糊可帮助孕早期的妈妈吸收营养。

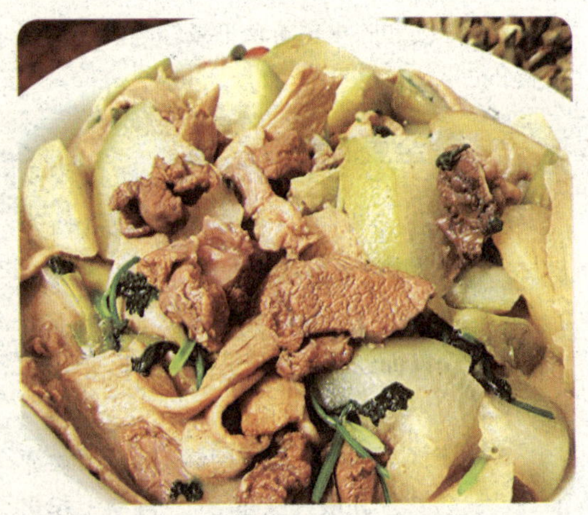

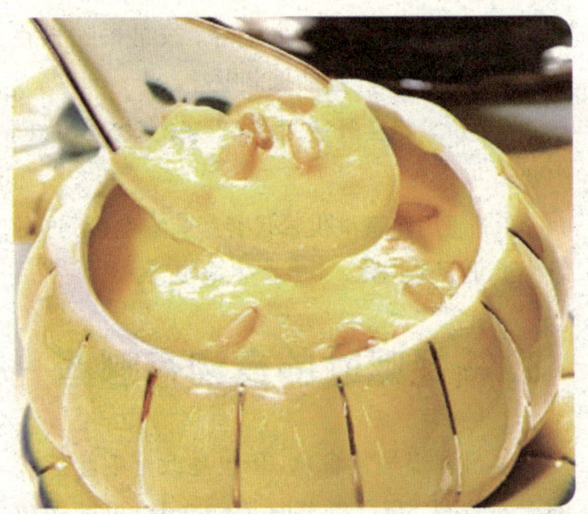

4 白萝卜炖羊肉

原料 白萝卜1根、羊肉500克、葱、姜、酱油、料酒、盐、糖、植物油、香油各适量。

制作过程

①将羊肉洗净，切成块，用沸水焯一下捞出，沥干水分；同样将萝卜也切成块，用沸水焯一下捞出。

②锅中放油烧至七成热时，放糖，用铲子不断地搅拌至糖冒泡时放入羊肉翻炒。

③待肉均匀上色后，放酱油、葱段、姜片、大料，盖锅盖炖5分钟后放入温水，煮沸后，放料酒，改为小火慢炖。

④待肉八成熟时，将萝卜倒入锅内，并放盐，将肉和萝卜一同炖至烂熟，出锅前放入香油即可。

功效 羊肉较牛肉的肉质要细嫩，容易消化，高蛋白、低脂肪、含磷脂多，较猪肉和牛肉的脂肪含量都要少。而且羊肉富含锌，可以缓解准妈妈的孕吐状况。

5 橙味南瓜羹

原料 橙子1个、南瓜300g、冰糖30g。

制作过程

①橙子清洗干净，切成碎粒。南瓜洗净去皮，切成小块；

②切好的橙子粒及冰糖放入小煮锅中，再加入800ml冷水，大火煮开后，转中火继续熬煮30分钟；

③将切好的南瓜块放入煮锅中，转大火煮滚后继续煮至南瓜熟软即可。

功效 橙味南瓜羹可以缓解孕吐。对早孕反应引起的恶心、呕吐有很好的缓解作用。

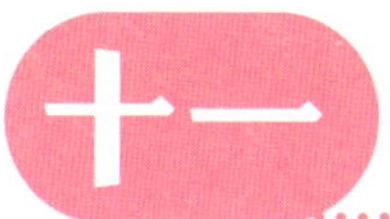

十一 谨慎用药

1. 合理选用药物

在怀孕期间最好避免用药，更不能滥用药物，对实在需用的药物应在医生指导下酌情服用。近年来，由于药物致畸宣传的普及，以及重视优生的心理，很多孕妈妈，尤其是城市女性惟恐药物有害于胎儿，即使对一些必需使用的药物，也采取了讳疾忌药的态度，贻误病情。实际上，疾病的存在对于母亲与胎儿也是有害的，威胁往往更大，因此，选择用药时宜权衡利与弊，作出合理决定，更不能因为用了非致畸药物做不必要的人工流产。

孕期可根据以下条件在医生的指导下合理选用药物：

1. 慢性疾病应尽量在怀孕前治疗，孕期用药要选用最小的有效剂量。
2. 早孕期不用或慎用有致畸作用的药物，对其他药物也应在必要的情况下应用，并严格掌握用量和缩短用药时间。
3. 疾病急性期应积极选择对胎儿危害最小的药物，病情稳定后及时停药。
4. 孕妇应在医生指导下用药，有些药物对孕妇虽属安全，对胎儿却有致畸的作用。
5. 孕期服用药物后，是否需要终止妊娠，应向医生咨询后再作出选择。
6. 在选用新的药物时，若该药孕妇中应用情况不详则应慎重考虑。

总之，孕妇不能滥用药物，在需要用时却也不必迟疑不决，只要很好掌握剂量期限、安全、有效等用药原则，不至于发生意外。

2. 对胎儿有害的药物

妊娠期间，某些对母体无危害的药物，对胎儿可产生毒性作用。但并非所有药物均对胎儿有显著危害，对胎儿有害的常用药物如下：

抗癌药物 可抑制生长旺盛的胚胎组织，引起畸胎和死胎。

抗生素类 几乎所有抗生素都能通过胎盘进入胎儿体内。对胎儿与新生儿有害的抗生素很多。四环素、土霉素与强力霉素抑制骨骼发育，乳齿黄染，可致先天性白内障、手指畸形。链霉素、卡那霉素与庆大霉素可致听觉障碍、泌尿系统畸形。氯霉素可引起灰婴综合征、骨髓抑制，表现为白细胞减少或再生障碍性贫血。磺

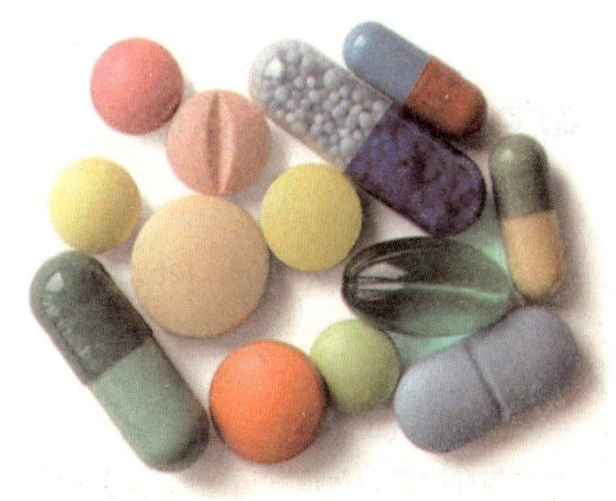

胺类可致新生儿高胆红素血症、黄疸。就目前所知，青霉素类、林可霉素、氯林可霉素、先锋霉素对胎儿无害。

激 素 孕早期服用大量避孕药可致多器官畸形及染色体畸变；孕酮类及雌激素均有致畸作用；肾上腺皮质激素可引起兔唇、腭裂等。

抗过敏药 扑尔敏、苯海拉明可致唇裂、腭裂、肢体缺损。

镇静类药物 苯妥英钠可引起唇、腭裂，骨骼、神经系统与消化系统畸形；眠尔通可致发育迟缓、智力低下；利眠宁和安定，可致兔唇、新生儿斜视和肌张力降低。

解热镇痛药 阿斯匹林在孕早期服用可致腭裂，肾、心血管、神经系统畸形；消炎痛可引起动脉导管过早关闭。

降压利尿药 利血平可致胎儿心率减慢，胎儿窘迫，新生儿鼻塞、嗜睡；双氢克尿塞可致新生儿电解质紊乱、血小板减少。

口服降糖 甲磺丁脲、氯磺丙脲可致多发性畸形。

维生素类 过量维生素A可致胎儿骨骼异常；过量维生素D可致新生儿血钙过高、智力障碍；过量维生素K_3，可致胎儿和新生儿高胆红素血症。

3. 孕期用药十大铁律

◇ 医生要明确情况

有受孕可能的妇女用药时，按已孕用药；孕妇看病就诊时，应告诉医生自己已怀孕和妊娠阶段。

◇ 用药要明确目的

用药有明确的指征和适应证，既不能病情不明滥用，也不能有病不用。有病不用疾病同样会影响胎儿。

◇ 采用保守原则

能少用的药物决不多用，可用可不用的尽量不用。尤其是在妊娠的头3个月，能不用就不用，能暂时停用就暂停使用。

◇ 采用选优原则

当两种以上的药物有相同或相似的疗效时，就考虑选用对胎儿危害较小的药物。

◇ 权衡已知风险

已肯定的致畸药物应禁止使用。但如果孕妇病情危重，则慎重权衡利弊和风险后，方可考虑使用。

◇ 避免未知风险

能单独用药就避免联合用药，能用结论比较肯定的药物就不用比较新的药。试验性用药，包括妊娠试验用药，就更要谨慎。

◇ 严格控制时间及剂量

用药必须注意孕周，严格掌握剂量、持续时间。尽量缩短用药疗程，病情控制后及时停药。

◇ 切忌自选自用

切忌自选自用药物，或听信偏方、秘方，以防发生意外。自己用药一定在医生的指导下使用已证明对胚胎与胎儿无害的药物。

◇ 遵循用药说明

服用药物，注意包装上的“孕妇慎用、忌用、禁用”字样。

◇ 考虑终止妊娠

孕妇误服致畸或可能致畸的药物后，应找医师根据自己的妊娠时间、用药量及用药时间长短，结合自己的年龄及胎次等问题综合考虑是否要终止妊娠。

4. 用错药怎么补救

在门诊，经常遇到一些孕妇咨询：在不知已经怀孕的情况下服用了某某药物，要不要紧？怀孕后由于生病使用了有损胎儿的药物，对胎儿有什么样的影响，应该继续妊娠还是应中止妊娠？

其实，即使是一些常规药，对胎儿的影响，迄今也不能完全肯定。而且，由于胎盘屏障的影响，可以阻止某些有害的大分子药物进入胎儿血液循环。因此，药物对胎儿的实际致畸作用及潜在影响，是难以估计和预料的。

惟一一条预测途径，就是不要完全从药物的药理作用及作用机制出发，而主要从服药时间及有关症状来加以考虑。

安全期 一般来说，服药时间发生在孕3周(停经3周)以内，称为安全期。此时囊胚细胞数量较少，一旦受有害药物的影响，细胞损伤则难以修复，不可避免地会造成自然流产，不必为生畸形儿担忧。若无任何流产现象，一般表示药物未对其造成影响，可以继续妊娠。

高敏期 孕3周至8周内称高敏期。这一时期是胚体的主要器官分化发育时期。此时胚胎对于药物的影响最为敏感，致畸药物可产生致畸作用，但不一定引起自然流产。此时应根据药物毒副作用的大小及有关症状加以判断，若出现与此有关的阴道出血，不宜盲目保胎，应考虑终止妊娠。

中敏期 孕8周至4～5个月称为中敏期。此时为胎儿各器官进一步发育成熟时期，对于药物的毒副作用较为敏感，但多数不引起自然流产，致畸程度也难以预测。此时是否终止妊娠应根据药物的毒副作用大小、有关症状、今后生育情况以及生病儿的社会心理因素及家庭因素等全面考虑，权衡利弊后再行决定。继续妊娠者应在妊娠中、晚期做羊水、B超扫描或胎儿镜检查，若是无脑儿、脊柱裂等畸形儿，应做引产；若是染色体异常或先天性代谢异常，应视病情轻重或及早终止妊娠，或给予宫内治疗。

低敏期 孕4～5个月以上称低敏期。此时各脏器基本已经发育，对药物的影响敏感性较低，用药后不常出现明显畸形，但可出现程度不一的发育异常或局限性损害，因此也须引起足够的重视。

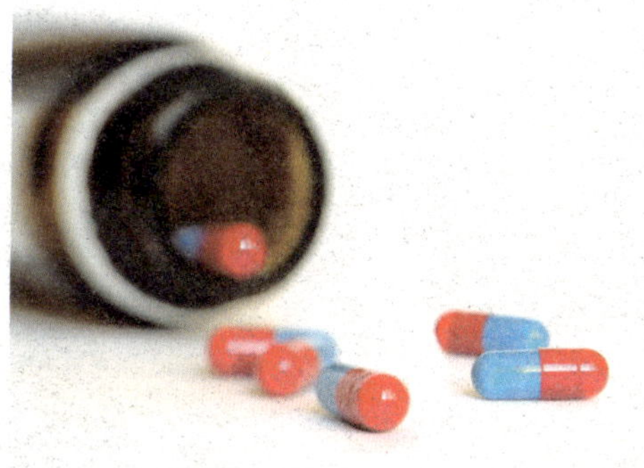

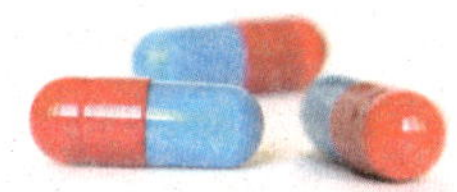

十二 做个靓丽准妈妈

1. 对孕期不利的化妆品黑名单

◇ 口红

口红中的油脂会让空气中的一些有害物质很容易地吸附在嘴唇上，并随着唾液进入体内，使腹中的胎宝宝受害，口红还含有铅等对胎宝宝不利的化学物质。

◇ 脱毛剂

脱毛剂是化学制品，会影响胎宝宝健康。

◇ 指甲油

指甲油里含有一种叫“酞酸脂”的物质，这种物质若被人体吸收，不仅对人的健康有害，而且容易引起流产及胎宝宝畸形。

◇ 祛斑霜

很多祛斑霜都含有铅、汞等化合物及某些激素，长期使用会影响胎宝宝发育，有发生畸胎的可能。

◇ 香薰精油

部分精油对胎宝宝的发育不利，还可能导致流产。要尽量少用香薰美容护肤，孕早期最好不用。在使用精油前，一定要咨询相关的专业人士和自己的妇产科大夫。

◇ 染发剂

据调查，染发剂不仅会引起皮肤癌，而且还会引起乳腺癌，导致胎宝宝畸形。

◇ 冷烫精

冷烫精会影响孕妇体内胎宝宝的正常生长发育，少数妇女还会对其产生过敏反应。

2. 孕妈妈可以偶尔化淡妆

孕妈妈可偶尔化淡妆，但绝不能浓妆艳抹。孕期必须化妆的孕妈妈，请参考以下建议：

1. 选择透气性好、油性小、安全性强、含铅少、不含激素且品质优良的产品，否则天气热时不利于排汗，会影响代谢功能。

2. 最好使用同一品牌。像高科技生化产品、祛痘祛斑的特殊保养品、含激素及磨砂类产品，不要使用。我们建议孕妈妈最好使用婴儿用的安全皮肤护理品。

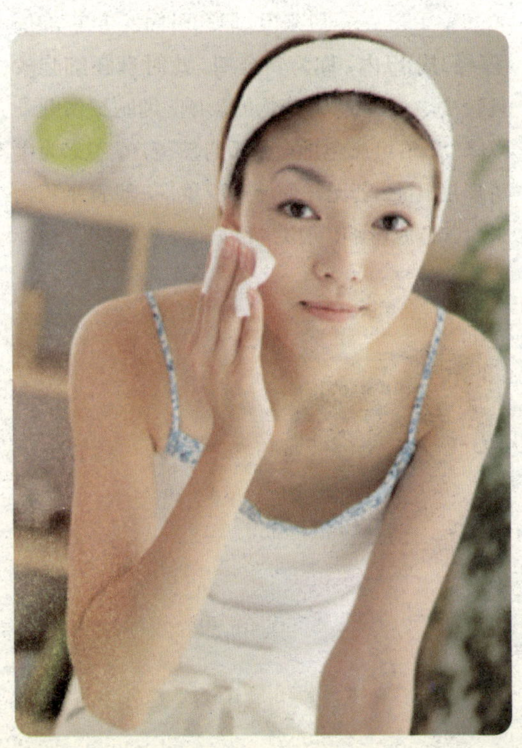

3 妊娠期不文眼线、眉毛，不绣红唇，不拔眉毛，改用修眉毛。尽量不要涂抹口红，如有使用，喝水时进餐前应先抹去，防止有害物质通过口腔进入母体。

4 清洗一定要彻底，防止色素沉着。

3. 孕期护肤全攻略

皮肤出油

由于新陈代谢缓慢，皮下脂肪增厚，汗腺、皮脂腺分泌增加，全身血液循环量增加，面部油脂分泌旺盛的情况会加重，皮肤变得格外油腻。此时，应多饮水，适当地活动，注意皮肤清洁。

皮肤脱皮

由于孕激素的关系，皮肤失去了以前的柔软感，而略显得粗糙，甚至会很干燥，有些区域会出现脱皮现象。这时，孕妈妈不宜频繁洗脸，加重脱皮现象。

色素沉着

面部会出现黄褐斑、蝴蝶斑；腹部及外阴部出现明显的色素沉着；乳头乳晕变黑。这是因为孕期肾上腺皮质分泌增加的缘故。一般这类色素沉着在产后会逐渐消退，孕妈妈没必要太担心。

出现妊娠纹

随着妊娠子宫的增大，腹壁被撑大，纤维断裂，因此出现了条纹状的妊娠纹。妊娠纹一旦出现就不会消退，只能由紫红色的转变成白色的，应增强腹壁的弹力，在孕期加强防范。

4. 护肤品选购指南

1 一定要选择温和、不刺激的产品，比如纯植物油或纯矿物油的卸妆油、婴儿油，不含皂基的洁面皂、婴儿皂，适合敏感肌肤的洗面奶、洁面粉等。

2 慎用祛斑美白产品。因为一些祛斑、美白成分可能对胎宝宝不利。在孕期可食用一些含维生素C的食品，即可淡化色斑。自制去斑面膜也是不错的选择。

5. 预防减少妊娠纹

随着孕程的增加，受增大的子宫的影响，皮肤弹性纤维与腹部肌肉开始伸长，当超过一定限度时，皮肤弹性纤维发生断裂，于是，在腹部会出现粉红色或紫红色的不规则纵形裂纹。除腹部外，它还可延伸到胸部、大腿、背部及臀部等处。

要想完全消除妊娠纹是不可能的，但适当的预防可以从一定程度上淡化产后妊娠纹的程度。具体方法孕妈妈可以参考以下建议：

1 控制孕期体重增长速度，避免脂肪过度堆积是减轻妊娠纹的有效方法。一般而言，怀孕期间最好将体重增加控制在10～12千克。

2 摄取均衡的营养，避免摄取过多的甜食及油炸物，改善皮肤的肤质，让皮肤保持弹性，减少妊娠纹的发生。

3 适度的按摩可以增加皮肤弹性，减轻妊娠纹。建议从怀孕3个月开始到生完后的3个月内坚持腹部按摩，可以有效预防妊娠纹生成或淡化已形成的细纹。可以配合使用孕妇专用的除纹霜，产后还可以配合使用精油按摩。

4 游泳对于恢复皮肤弹性也很有好处，可以借助水的阻力进行皮肤按摩，促进新陈代谢，消耗多余脂肪，因此建议有条件的女性在产后体质恢复以后，可以适当游泳。

十三 孕期运动

1. 准妈妈运动前的准备

准妈妈在运动前最好先向医生了解一下自己的身体情况，并进一步了解自己适合做哪些运动，便于做一个孕期运动计划。

准妈妈的运动服装应该以舒适、宽大、洁净为原则，可以选择色调明快、图案柔美、式样简单易穿脱的服装，另外，在运动的时候，短款的服装更便于行动，是准妈妈比较好的选择。准妈妈还要记得戴上有良好支撑的纯棉的胸罩以及一双合脚的运动鞋。如果想要下水游泳，准妈妈应穿专门为孕期设计的游泳衣。

运动前最好先排清大小便，挑选一个空气流通的地方，在正式开始运动前还应先做身体的准备活动，运动一下脚部、腿部和手部等，使全身关节和肌肉活动开。

2. 游泳

最适合孕妇从事的运动是游泳。

根据资料显示，怀孕期间从事运动的产妇，除了可以缩短产程外，发生流产、早产以及死产的几率，也较普通孕妇要来得低。

由于游泳是全身运动，可加速血液循环，使长期受到子宫压迫所造成的骨盆淤血得以吸收，使得腰酸背痛、肩膀疼痛以及腿部浮肿的症状都得到改善。

游泳也可有效预防因腹部重量所产生的静脉瘤。

特别注意是，游泳池的水温不能与室温相差太多，约保持29℃～31℃之间，因为水温过低容易患感冒，不得不小心。游泳时，也需有专门指导员从旁协助，最好附近有妇产医院，万一有突发情况时，可以就近急诊。

通常游泳时间为每周2次，每次1小时，上午10点至下午2点是最适宜的时段。

不会游泳的人，只要经过医生同意，就可参加孕妇游泳初级班练习，但应慎选环境清洁、管理良好的泳池，以避免发生感染情形。

3. 散步

每日早晨起床后和晚饭后可进行散步，散步的时间和距离以自己的感觉来调整。散步时要慢慢地走，以免对身体震动太大或造成疲劳，在妊娠早期和晚期要格外注意。

散步不仅能提高神经系统和心肺等脏器的功能，而且可以加强腿肌、腹壁肌、胸廓肌、心肌的活动。

4. 广播操

广播操是比较适宜孕妇进行锻炼的方法。

怀孕头3个月时，不要做跳跃运动，而且每节操可少做几个节拍，以免运动量太大，造成流产。

怀孕4个月之后，可做全套，但弯腰和跳跃要少做甚至不做。

到了怀孕晚期，不仅要减少弯腰和跳跃运

动，其他几节的节拍也需适当控制，但可以自己增加一些动作，如活动脚腕、手腕、脖子等。每次不要让自己太累，微微出汗时就可以停止了。

孕妇操能够防止由于体重增加和重心变化引起的腰腿疼痛；松弛腰部和骨盆的肌肉，为将来分娩时胎儿能顺利通过产道做好准备；还可以增强自信心，在分娩时能够镇定自若地应对分娩阵痛，使胎儿平安降生。

做操时动作要轻，要柔和，运动量以不感疲劳为宜。值得提醒的是：孕妇操应每天坚持做才有效果。

5. 准妈妈运动项目黑名单

◇快跑

剧烈地快跑不仅会让准妈妈全身紧张，对胎儿的舒适也很有影响。过分剧烈地快跑还可能造成孕早期意外流产。

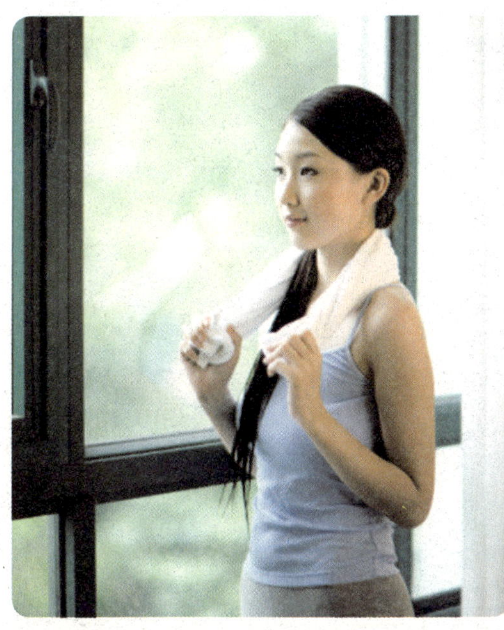

◇负重登山

负重太多、路程过远地登山会让准妈妈感觉疲惫，而且出汗过多或者不慎摔跤也是非常危险的。不过，慢慢地、在不感觉疲惫的情况下登山，对准妈妈来说是有益的。

◇滑雪

温度过低，而且下身要负担沉重的滑雪工具和不断变化的坡度，即使对一般人来说，都有发生意外的可能，更不必说是准妈妈了。

◇骑马

骑马是要靠掌握动物的习性来保证安全，在没有马夫牵马的情况下，让准妈妈一个人骑马是很冒险的。

◇快速爆发类运动

打羽毛球、网球等。

孕期运动项目黑名单还包括：蹦极、潜水、单双杠、跳高、跳远、滑冰、拔河、篮球、足球等。

6. 运动之后的注意事项

准妈妈运动后不要马上坐下来休息，而是慢慢地走一走，做一些简单的放松和伸拉练习，对手臂而言，采用环绕、轻微地甩动来放松；大腿主要靠手来回地搓动达到放松的目的；小腿最好先压一下，再用手来回地搓动。建议准妈妈做一下肌肉拉伸，这样有利于肌肉疲劳度的快速恢复。

准妈妈汗干了后，心率在每分钟120次以下，身体冷却了时，可以用淋浴的方式洗个温水澡，对缓解疲劳、放松全身很有帮助。洗头发时，可以请准爸爸帮助清洗，但要采用头往前倾的姿势。准妈妈运动后一定不要立即冲冷水澡，运动后毛孔张开，冷水刺激很容易着凉。

十四 孕早期的性生活

1. 孕早期性生活需谨慎

孕早期，胚胎正处在发育阶段，特别是胎盘和母体子宫壁的连接还不紧密，如果这时进行性生活，很可能由于动作的不当或精神的过度兴奋时的不慎，使子宫受到震动，很容易使胎盘脱落，从而使胎盘剥离引起流产。所以，孕早期性生活一定要小心谨慎。

2. 以爱抚代替性行为

准妈妈在怀孕期间，由于孕激素的影响，性欲有时会大大减弱，特别是在孕早期，对任何性接触都表现出冷淡或强烈的反感。对此，准爸爸对准妈妈应有足够的理解，千万不可过于勉强，尤其是不可粗暴地进行性交，可以尝试采用爱抚、拥抱、亲吻等方式代替性行为。

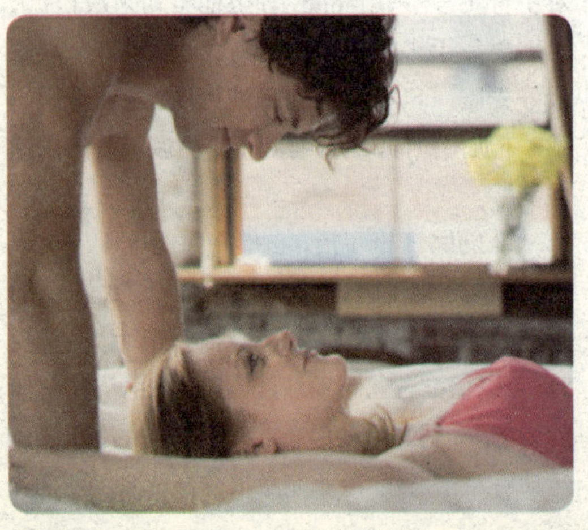

3. 不适宜过性生活的情况

❶ 准妈妈过去曾有流产的经历。这时准妈妈怀孕的前几个月最好禁止性生活，直到流产的危险期过去为止。

❷ 如果有原因不明的阴道出血、流水、前置胎盘或者胎盘部分剥离，也要避免性生活。

❸ 准爸爸患有性病，彻底治愈之前，应禁止性生活。

❹ 准妈妈阴道发炎，在彻底治愈之前，应禁止性生活。

❺ 胎盘有问题时，性交可能会导致流产，应暂时停止性生活，等情况稳定后再恢复。

❻ 子宫收缩太频繁。为了避免发生早产，要避免性生活，并进行检查。

❼ 子宫闭锁不全。随时都有流产的危险，应避免性生活。

❽ 早期破水。因保护胎宝宝的羊膜已经破裂，病菌感染胎宝宝几率很高，此时应避免性生活。

十五 准爸爸课堂

1. 做好心理准备

知道自己要做爸爸了，你一定会和你的妻子一样兴奋，激动不已。从现在开始，你要做好足够的心理准备，调整好自己的心态，带着感恩的心和孕妈妈一起度过孕育生命的日子，准备好做一个合格的准爸爸，这能让你的妻子有种幸福和踏实的感觉。

2. 多学习孕产知识

妻子怀孕是一件大事，这将在很大程度上改变准爸爸的生活。孕育新的生命，准爸爸也是肩负重任。在这段特殊的日子里，与孕妈妈相依相伴的准爸爸到底应该怎么做，才有助于妻子安度孕产期呢?

其实，人们最没有把握的就是未知的事物，如果事先对某些事物的发展过程了然于胸的话，也就不会不知所措了。所以，如果想要做个称职的准爸爸，就要认真学习孕产知识，对整个孕期的过程有所了解，排除各种疑惑，减少心理负担，才能在孕期更好地照顾好孕妈妈和腹中的胎宝宝。

3. 理解孕妈妈的心理变化

怀孕以后，孕妈妈的性情往往发生变化。本来是温柔娴静的，此时会焦躁不安、喜怒无常；原来是开朗好动的，此时会忧郁懒散。她们或是趋向于抑制状态，表现为怠倦、嗜睡、对外界事物缺乏兴趣；或是趋向于兴奋状态，表现为易怒、激动、烦躁。

总之，孕妈妈在家中常常表现得特别挑剔，精神上更加脆弱。做丈夫的此时要理解妻子心理上的这种变化，尽量迁就一些。

4. 帮妻子做家务

一般家庭里，家务活都主要由女性来承担着，准妈妈怀孕期间适当做些家务是没有问题的，而且有利于胎儿的生长发育，如买菜、洗菜、做饭、用洗衣机洗衣服都是可以的。

但是比如像拖地、往高处晾晒衣服、从高处拿东西或挂东西、提拉重物或者弯腰拿东西等容易滑倒、压迫和磕碰腹部的家务，准爸爸要代替准妈妈做。

5. 营造良好的环境

胎宝宝的生长需要适宜的环境，还需要各种良性的刺激和锻炼。准爸爸和孕妈妈可适度地开开玩笑，幽默风趣的话语，会使人感情更丰富。要关心体贴怀孕的妻子，多陪伴妻子，帮助妻子分担部分家务，使妻子能有充足的睡眠和休息时间。

尽可能地让妻子情绪愉快，使妻子身体的内环境稳定，有利于胎宝宝的发育。

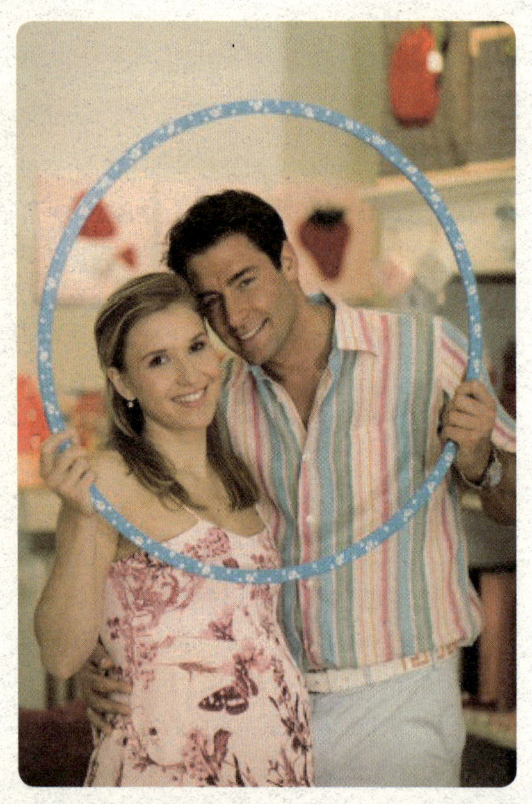

6. 关注孕妈妈的营养

孕妈妈孕期需要大量的、全面均衡的营养物质，以保证胎宝宝的健康发育。营养不足可直接影响胎宝宝的发育，可使胚胎的细胞数目以及胚胎的核糖酸的含量减少，从而影响胎宝宝的生长发育及胎宝宝的智力。因此，准爸爸要充分关注孕妈妈的饮食营养。

7. 莫让宝宝吸二手烟

我们已说过妈妈抽烟对宝宝的危害，但是孕妇吸二手烟同样也会对宝宝产生不良影响，因为吸二手烟和自己吸烟的后果，其实都一样会伤害孕妈妈和胎宝宝。

孕妇需要新鲜的空气，妻子怀孕时，先生最好戒烟，烟瘾发作时，也应避免在孕妇身旁吸烟。

十六 孕早期胎教课

1. 情绪胎教

情绪胎教就是指孕妇在妊娠过程中要保持良好的情绪，以此来影响和促进胎儿身心的良好发展的胎教方法。

孕妇的心理情绪，不仅会影响到孕妇本人的食欲、睡眠和精力、体力等，而且还会通过神经、体液的变化，影响胎儿的血液供给，心率、呼吸及胎动等多方面的变化。其中对胎儿心理影响最大的，莫过于孕妇的郁闷心情和不良情绪了。孕妇悲伤、忧愁、抑郁、大怒、过喜、骤惊等，都对胎儿有着损伤性甚至毁灭性的打击。

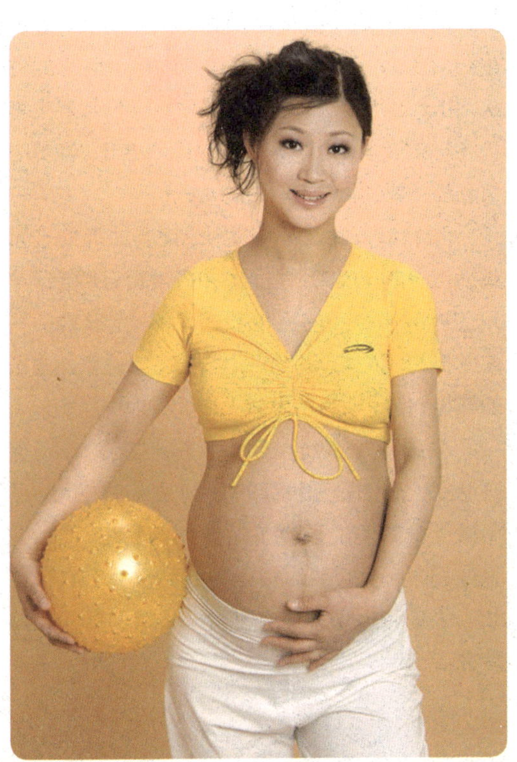

在正常情况下，母腹中各种声音的旋律与母亲的心律相吻合，母亲的精神状态良好，心情舒畅，其心律正常，胎儿在子宫里有一种安定、舒适的感觉；反之，孕妇精神状态不佳、心情郁闷，其心律不正常，就会给胎儿一种不安的感觉，从而影响胎儿的正常发育。所以，要在准备受孕后就树立起“宁静养胎即胎教”的观点，在妊娠期间要保持稳定的情绪，要心情舒畅、精神愉快，切忌发生大悲大怒，甚至吵架、打斗等不雅行为。

为了鼓励孕妇能自觉地对胎儿进行胎教，家庭成员就应该使孕妇经常处于一种平和稳定的心理状态，保持精神轻松而愉快，让胎教顺利进行下去

2. 营养胎教

营养胎教，是根据妊娠早、中、晚三期胎儿发育的特点，合理指导孕妇摄取食品中的7种营养素(即蛋白质、脂肪、碳水化合物、矿物质、维生素、水、纤维素)，促进胎儿的生长发育。

人的生命从受精卵开始，从一个重1.505微克的受精卵，到分化成600万亿个细胞组成的重量为3000克的完整人体，其重量增加了20亿倍(从出生到成人体重仅增加20倍左右)，这个发育成长的过程全依赖于母体供应营养。虽然影响胎儿正常发育的因素是多方面和复杂的，但是，

孕妇适宜而平衡的营养对胎儿的健康发育的确是很重要的，且人的智力发育与胎儿期的营养因素息息相关

例如：蛋白质是智力发育的必需物质，能维持和发展大脑功能，增强大脑的分析理解及思维能力。磷脂增强大脑的记忆力，是脑神经元之间传递信息的桥梁物质。碘称为智力元素。糖是大脑唯一可以利用的能源。维生素能增强脑细胞蛋白质的功能等等。

根据人类大脑发育的特点，脑细胞分裂活跃又分为三个时限阶段：妊娠早期、妊娠中晚期的衔接时期及出生后的三个月内。可见营养胎教至关重要。

3. 环境胎教

受精卵发育成胚胎而后发育成胎儿到出生，这个过程约需要266天，在这个漫长的过程中，胚胎、胎儿能否正常生长、发育，除了与父母的遗传物质及孕前准备等因素有关外，与妊娠期间母体的内外环境也有着极为密切的关系，特别是在受孕后的8周内，子宫为了适应受精卵的分裂增殖，以及胚胎期的细胞分裂，尤其是脑细胞的分裂，本能地处于安静状态，若是子宫所处的环境发生突变，则会导致受精卵发生异常变化，影响胚芽的发育。而且胚胎从外表到内脏，从头颅到四肢大都在此期形成，加上胚胎幼稚，不具备解毒功能，极易受到伤害，所以，在受孕后的2个月是环境致胚胎畸变的敏感时期，孕妇一定要注意内外环境对胎儿的影响。

胎儿所处的环境包括子宫内的内环境，还包括母体所处的外环境，如优美的居室环境、污染和噪音、放射线危害等。在妊娠期间，孕妇要避免不利于妊娠的内外环境，如多次人工流产或自然流产后受孕，夫妻体弱患病受孕，不洁的性生活(包括性病)引起胎儿宫内感染，放射线伤害，职业与嗜好的不良刺激，污染源及噪音等。

此外，妊娠期间的性生活与胎儿的发育与健康关系密切，尤其是妊娠早期，为了确保宁静的内环境，防止流产，应该停止性生活。妊娠晚期由于子宫日渐膨隆，子宫收缩逐渐加强，为了防止早产及感染，也应禁止性生活。妊娠中期可以进行性生活，但要适度，动作要轻缓，以保证胎儿的健康发育与成长。

4. 美学胎教

美学胎教是指根据胎儿意识的存在，通过孕妇对美的感受而将美的信息传递给胎儿的方法，由于胎儿无法看到、听到和体会到世界上各种各样的美，所以孕妇要将自己的感受，将美的信息经神经、体液传输给胎儿。

孕妇每天播放一些欢快、优美动听的音乐或活泼有趣的儿歌、童谣，并跟着轻轻哼唱。孕妇还应多接触一些文学和艺术的美，欣赏一些人体摄影、人体绘画和人体塑像，以此陶冶自己的情操，使美妙的艺术融入胎儿的血肉之躯。

孕妇还要多到大自然中去欣赏美景，以促进胎儿大脑细胞和神经的发育。孕妇将在大自然中感受到的美通过提炼后传输给胎儿，使胎儿也能领会到大自然的神秘等。另外，孕妇到大自然中去还可以多呼吸新鲜空气，以利胎儿大脑发育。

孕中期篇

与宝宝幸福互动

一、孕中期母体与胎儿状况
二、孕中期的饮食
三、孕中期营养食谱
四、孕中期身体不适的防治
五、孕期贫血的食疗方案
六、孕中期应控制体重
七、乳房护理
八、孕妈妈的衣着
九、准备宝宝用品
十、孕中期性生活
十一、孕中期准爸爸课堂
十二、孕中期胎教课

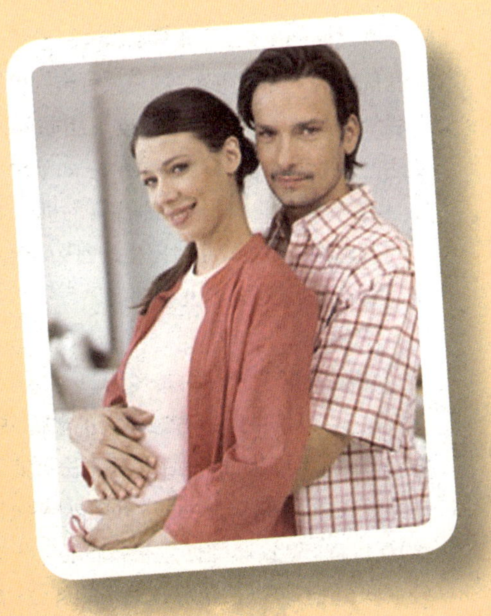

一 孕中期母体与胎儿状况

1. 怀孕4个月母体和胎儿状况

◇胎儿的发育

身长约18厘米，体重约120克，已具有人形，皮肤由透明转变为淡红色，脸上和身上长出柔细的胎毛。运动更明显，但母亲未必能感觉到。胎盘已经形成，胎儿与胎盘之间以脐带相连。

◇母体的变化

子宫大小像小儿头。基础体温下降。胎盘形成，胎儿进入稳定期，不容易流产。由于子宫变大造成压迫，有时大腿根部或腰部会有酸痛、抽筋的感觉，是正常的现象。乳头的颜色变深。

2. 怀孕5个月母体和胎儿状况

◇胎儿的发育

身高约25厘米，体重约250克，皮下脂肪增加，全身长出胎毛，可明显感觉到胎儿的运动(胎动)，愈来愈像人的形状，胎盘愈来愈大。

◇母体的变化

子宫大小如同成人的头，子宫底的高度约15厘米，经产妇本月初可能感觉到胎动，初产妇可能到月底或下月初才会感觉到胎动，母体的脂肪明显增加，体重每周增加约300克。

3. 怀孕6个月母体和胎儿状况

◇胎儿的发育

身高约30厘米，体重约650克，皮下脂肪继续增厚，但皮肤仍多皱纹。羊水多，胎儿在子宫内可自由转动，眼睛已经成形，开始长出头发、眉毛与睫毛。

◇母体的变化

子宫底上升到肚脐上一横指的高度，从耻骨到子宫底的长度约18～20厘米，腹部明显凸出，即使是初产妇也能感觉到胎动。久站时，下肢的静脉可能出现静脉曲张。

4. 怀孕7个月母体和胎儿状况

◇胎儿的发育

身高约35厘米，体重约1100克。男婴大多睾丸已从腹腔下降到阴囊，超声波可辨别出性别，女婴大阴唇发育尚未完全。皮下脂肪尚未十分发达，皮肤如同老人一般多皱纹。如早产不易生存，但在完善的早产儿中心则生存的机会很大。

肺脏尚未成熟，此时出生，呼吸可能发生障碍，或出现其他的早产儿并发症。

◇母体的变化

从耻骨至子宫底的长度约21～24厘米，可在肚脐上方2横指的地方触摸到子宫底。腿部可能抽筋，可按摩抽筋的肌肉。本月份可能开始出现下面现象：下肢静脉曲张、外阴静脉曲张(静脉瘤)及痔疮。建议穿弹性绷带袜，避免久站以减轻症状，但不可以按摩静脉曲张的部位。静脉曲张及痔疮愈到孕晚期愈严重。生产时痔疮最严重；应避免久站、久坐及便秘。腰、背容易酸痛，易感觉疲劳。

二 孕中期的饮食

1. 孕中期营养要素

锌

孕中期妈妈需要增加锌的摄入量。孕妈妈如果缺锌，会影响胎宝宝在宫内的生长，会使胎儿的脑、心脏等重要器官发育不良。缺锌会造成孕妈妈味觉、嗅觉异常，食欲减退，消化和吸收功能不良，免疫力降低，这样势必造成胎儿宫内发育迟缓。补锌也要适量，每天膳食中锌的补充量不宜超过45毫克。

钙

孕妈妈怀孕的第5个月后，胎宝宝的骨骼和牙齿生长得特别快，是迅速钙化时期，对钙质的需求简直是剧增。因此，牛奶、孕妇奶粉或酸奶是孕妈妈每天必不可少的补钙饮品。需要注意的是，钙的补充要贯穿于整个孕期始终。

维生素D

单纯补钙是不够的，维生素D可以促进钙的有效吸收，孕妈妈要多吃鱼类、鸡蛋，另外晒太阳也能制造维生素D，孕妈妈可以适当晒晒太阳，但是要做好防晒工作。

铁

此时的孕妈妈和胎宝宝的营养需要量都在猛增。许多孕妈妈开始出现贫血症状。铁是组成红细胞的重要元素之一，所以，要注意铁元素的摄入。

为避免发生缺铁性贫血，孕妈妈应该注意膳食的调配，有意识地吃一些含铁质丰富的蔬菜、动物肝脏、瘦肉、鸡蛋等。还可以每天口服0.3～0.6克硫酸亚铁。

脑黄金

“脑黄金”对于孕中期的孕妈妈来说，具有双重的重要意义。首先，“脑黄金”能预防早产，防止胎儿发育迟缓，增加婴儿出生时的体重。其次，此时的胎宝宝，神经系统逐渐完善，全身组织尤其是大脑细胞发育速度比孕早期明显加快。而足够“脑黄金”的摄入，能保证婴儿大脑的视网膜正常发育。

能 量

孕中期，孕妇基础代谢加速，糖利用增加，能量的需要量每日比妊娠早期增加约1.25兆焦耳。但据调查，大部分妇女在妊娠5个月后都换做轻松的工作，家务劳动和其他活动有所减少。因此，热能的增加应依据劳动强度，活动量的大小因人而异，最好是观察孕妇体重的基本情况。妊娠中、晚期体重增加应控制在每周0.3～0.5千克。

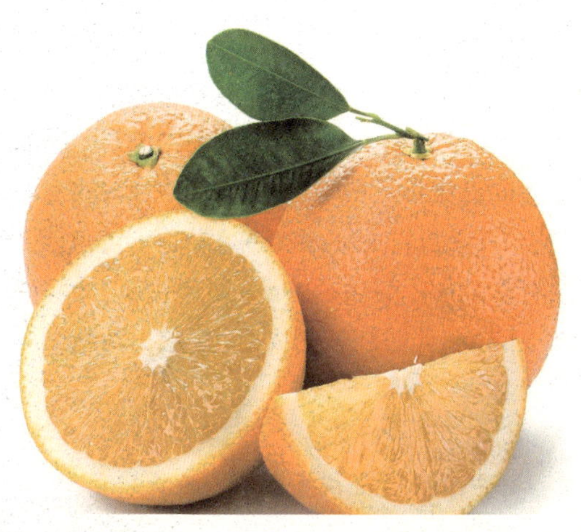

蛋白质

妊娠中期，胎儿脑细胞分化发育处于第一个高峰，蛋白质的缺乏可导致脑细胞的永久性减少，而且动物性蛋白质最好占全部蛋白质摄入量的一半以上。世界卫生组织建议每日增加优质蛋白质9克，相当于牛乳300毫升或鸡蛋2个或瘦肉50克。如以植物性食品为主，则每日应增加蛋白质15克(相当于干黄豆40克或豆腐200克或豆腐干75克或主食200克)。中国建议的标准为每日增加蛋白质15克，动物蛋白以占总蛋白质量的1/2为宜。

维生素B_1、B_2

维生素B_1、B_2以及尼克酸与机体的物质代谢关系密切，维生素B_1主要参与机体的碳水化合物代谢，维生素B_2、尼克酸则参与机体的碳水化合物、脂肪以及蛋白质的代谢。孕中期，孕妇体内能量及蛋白质代谢加快，对这些维生素的需要量也逐渐增加。

维生素B_{12}

维生素B_{12}的功能在于作为机体所需辅酶参与代谢。它在中枢神经系统与红细胞生成过程中作用显著。妊娠期间维生素B_{12}供给不足，孕妇常有巨幼红细胞性贫血，新生儿也可能患有贫血。

叶 酸

叶酸在核糖核酸、脱氧核糖核酸的合成中十分重要。妊娠中期，孕妇及胎儿生长发育对叶酸的需求量也增加。加之，孕中期胃酸分泌减少，胃肠功能减弱，吸收率较低，更要求膳食中有充足的叶酸供给。孕中期叶酸缺乏，核酸形成减少，影响红细胞成熟，引起巨幼红细胞性贫血。

维生素C

维生素C能促进组织中的胶原形成。缺乏时会令胶原不足，细胞间隙增大，血液便容易通过这些间隙，以致易于产生毛细血管出血。严重时可产生坏血病。胎儿生长发育需要大量维生素C，它对胎儿骨、齿的正常发育，造血系统的健全和机体抵抗力等有促进作用。

维生素A

维生素A对维持母婴上皮细胞功能以及胎儿骨骼发育有重要作用。妊娠期间维生素A供给维持母体及胎儿机体功能及生长发育之需外，胎儿还要贮存一定量的维生素A于肝脏，以备出生后应急之用。

脂 肪

脂肪是提高能量的重要物质。孕中期，脂肪开始在孕妇的腹壁、背部、大腿及乳房等部位存

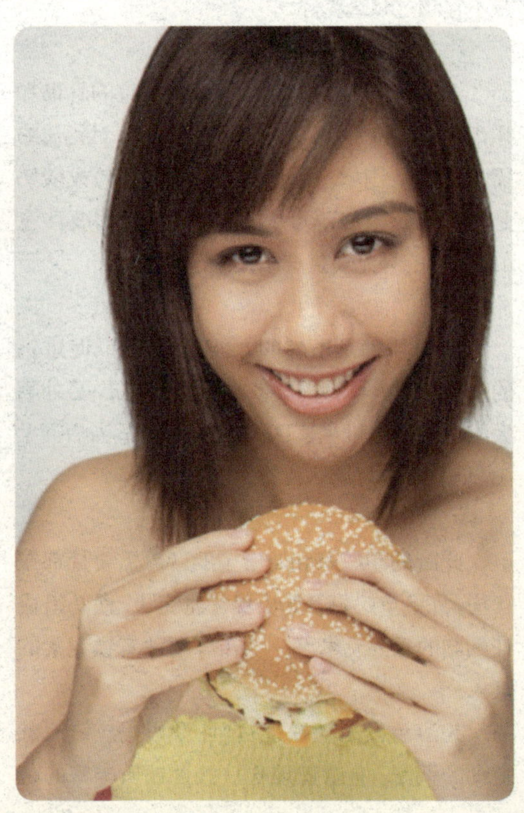

积，为分娩和产后做必要的能量贮存。妊娠24周时，胎儿也开始贮备脂肪。脂肪还是构成脑和神经组织的重要成分，必要脂肪酸缺乏时，可推迟脑细胞的分裂增殖。脂肪供给以占总能量的20%～25%为宜。

2. 孕中期饮食原则

孕中期，早孕反应消失，食欲增加，此时需要摄入足够的营养。主食除了大米、白面外，还要食用一定数量的粗粮，如小米和玉米等。要保证优质蛋白质的摄入，大豆及豆制品和瘦肉、鱼、蛋等都富含优质蛋白质。

1 第4个月

因胎儿发育较快，需补充优质蛋白质、钙、锌、植物脂肪，故应多食富含上述营养素的食品，如牡蛎、海蜇、大豆、牛奶等。还应吃些富含维生素E的食物，以预防流产。

2 第5个月

应继续大量补充优质蛋白质、钙、锌等，同时还要适当添加一些预防感染的食品，如冬瓜、赤豆等。

3 第6个月

母体循环血量增加，容易出现生理性贫血，易疲劳。这时的胎儿发育很迅速，应特别注意补充优质蛋白质、铁、锌、钙，此外，还应限制对食盐的摄入量。

4 第7个月

胎儿发育仍比较快，皮肤与生殖器的发育处在重要阶段，孕妈妈体内钙的水平较低，有可能出现抽筋，循环血量增多。此时，在保证全面营养的同时，着重补充钙与维生素E，应多吃大豆、牛奶、猪排骨汤、胡萝卜、玉米等食品。

3. 孕中期该如何吃

增加主粮摄入

孕中期胎儿迅速生长以及母体组织的生长需要大量热能，均需由摄入主粮予以满足。有些孕妇错误地认为孕中期改善膳食结构主要是多摄入鱼、肉等动物性食品。

实际上，过量动物性食品摄入供给热能不仅浪费还会加重母体负担。因此，孕中期充足的主粮摄入对保证热能供给，节省蛋白质，保障胎儿生长和母体组织增长有重要作用。

多食动物内脏

动物内脏包括肾、肝、心、肚等，它们不仅含有丰富的优质蛋白质，而且还含有某些维生素和无机盐，这些物质正是其他食品所含不足者，内脏中以肝脏为最佳。

孕中期，孕妇对血红素铁、核黄素、叶酸、维生素A等营养素需要量明显增加，为此建议孕中期妇女至少每周一次选食一定量的动物内脏。

增加植物油摄入

脂质尤其是必需脂肪酸是细胞膜及中枢神经系统髓鞘化的物质基础。孕中期胎儿机体和大脑发育速度加快，对脂质及必需脂肪酸的需要增加，必须及时补充。

因此，孕中期应增加烹调所用植物油的量，即豆油、花生油、菜油等。此外，孕中期妇女还可选择摄入些花生仁、核桃仁、葵花籽仁、芝麻等油脂含量较高的食物。

增加动物性食品

动物性食品所提供的优质蛋白质是胎儿生长和孕妇组织增长的物质基础。此外，豆类以及豆制品所提供的蛋白质质量与动物性食品相仿。但动物性食品提供的蛋白质应占总蛋白质量的1/3以上。

合理烹调，减少维生素损失

孕中期对各种维生素的需要增加，因此在选择食物时应注意选择维生素含量丰富的食品，但应避免烹调加工不合理而造成的维生素的损失。高油温炒菜，长时间炖煮都会破坏蔬菜中所含的维生素。

少食多餐

孕中期孕妇食欲大增，每餐摄食量有所增加。但随着妊娠进展，子宫进入腹腔可能挤压胃，孕妇每餐后易出现胃部胀满感。对此孕妇适当减少每餐摄入量，做到以舒适为度，同时增加餐次，每日4～5餐。

4. 促进胎儿大脑发育的食物

◇ 黄豆芽——促进胎儿组织器官建造

胎儿的生长发育需要蛋白质，它是胎儿细胞分化、器官形成的最基本物质，对胎儿身体的成长就像建造一座坚实的大厦基础一样。黄豆芽中富含胎儿所必需的蛋白质，还可在孕妇体内进行储备，以供应分娩时消耗及产后泌乳，所以黄豆芽是孕妇理想的蔬菜。

◇ 鸡蛋——促进胎儿的大脑发育

鸡蛋所含的营养成分全面而均衡，七大营养素几乎完全能被身体所利用。尤其是蛋黄中的胆碱被称为“记忆素”，对于胎宝宝的大脑发育非常有益，还能使孕妇保持良好的记忆力。所以，鸡蛋也是孕妇的理想食品。除此之外，鸡蛋中的优质蛋白可以储存于孕妇体内，有助于产后提高母乳质量。提醒一点，多吃鸡蛋固然有益于孕妇和胎儿的健康，但不是多多益善，每天吃3～4个为宜，以免增加肝肾负担。

◇ 海带和碘盐——避免胎儿智能低下

怀孕3～5个月时，胎儿的脑发育需要依赖母体供给充足的甲状腺素。如果孕妇缺碘就会使体内的甲状腺素合成受到影响，使胎儿不能获得必需的甲状腺素，导致脑发育不良，智商低下。出生后即使补充足够的碘，也难以纠正先天造成的智力低下。所以孕妇一定要在孕期注意补碘。除了摄取碘盐以外，最好从食物中加以补充富碘食物，特别是缺碘地区。

常见的食物以海带的含碘量最丰富，是孕妇最理想的补碘食物。只要保证每周吃1～2次海带，即可满足胎儿发育的需要。

◇ 苹果——促进大脑发育并预防胎儿畸形

苹果中含有丰富的锌，而锌与人的记忆力关系密切。锌有利于胎儿大脑皮层边缘部海马区的发育，有助于胎儿后天的记忆力，因此苹果

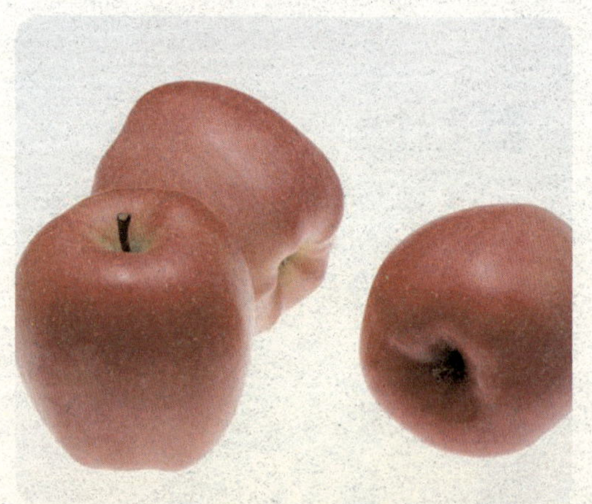

素有“益智果”之美称。

孕妇缺锌会呈现多种与锌有关的异常，如胎儿体重低下、发育停滞，中枢神经系统受损时出现先天性心脏病、多发性骨畸形和尿道下裂等。特别是孕妇血锌水平非常低的话，还会出现流产或死胎等严重后果。孕妇每天吃1～2个苹果，即可以满足胎儿对锌的需求量。

鱼类——避免胎儿脑发育不良

营养学家指出，鱼体中含有的DHA是一种必需脂肪酸，这种物质在胎儿的脑细胞膜形成中起着重要作用。

一些研究专家对数万名孕妇进行调查，发现在怀孕后经常吃鱼有助于胎儿的脑细胞生长发育，吃得越多胎儿脑发育不良的可能性就越小。如果孕妇在整个孕期都不吃鱼，出现胎儿脑发育不良的可能性会增加1/8。

专家建议，孕妇在一周之内至少吃1～2次鱼，以吸收足够的DHA，满足胎儿的脑发育需求。另外，孕期每周吃1次鱼还有助于降低早产的可能性。

5. 孕妈妈不宜营养过剩

孕中期，早孕反应结束了，孕妈妈的胃口大开，孕妈妈就会补充更多的营养，以满足腹中宝宝的成长。但补充营养不可盲目进食。孕妇要合理饮食，即不能营养不足，又不要营养过剩，要做到营养适度，荤素搭配，注意活动，防止由于营养过剩造成高血压和巨大儿。

孕妈妈不一定要吃两人的饭

有专家研究认为，不应当因为妊娠而改变生活方式，每天不应进食过多热量，同时还应在医生的指导下消耗足够的热量。妊娠期间唯一特别需要的是每天增加300卡的热量供应(相当于三杯去脂牛奶所含的热量)。要坚持每天进餐三次，不要大吃大喝，应多吃富含叶酸、维生素C和维生素A的水果和蔬菜，少吃油炸食品和经食品工业加工处理过的食品。同时，要保证适宜的脂肪供给。

营养过剩导致“巨大儿”

有的孕妇胃口特别好，不但吃得多，营养也相当丰富，并且很少活动，这种做法不但容易使孕妇发胖，也会使胎儿过大，容易造成分娩困难。

如果孕妇每日各种食物吃得过多，特别是摄入糖类和脂肪过多，出现营养过剩，会导致孕妇血压偏高和导致胎儿长成“巨大儿”。如果孕妇过胖，还容易造成哺乳困难，不能及时给孩子喂奶，乳腺管堵塞，引起急性乳腺炎。

6. 孕妈妈营养不良的害处

孕妇孕期应注意合理均衡饮食，否则有可能造成营养不良，这样对胎儿和母体不利。

贫血

孕妇贫血具有一定的危害性，往往会造成早产，并使新生儿死亡率增高，严重时还会使胎儿肝脏缺少铁储备，易患贫血。孕妇贫血抵抗力低，易发生感染。

对胎儿智力发育的影响

胎儿大脑发育时期若孕妇营养不良会使胎儿脑细胞的生长发育延缓，DNA合成过度缓慢，也就影响了脑细胞增殖和髓鞘的形成，所以母体营养状况可能直接影响下一代脑组织成熟过程和智力的发展。

胎儿和新生儿死亡率增高

据世界卫生组织统计，新生儿及产妇死亡率较高的地区，母子营养不良比较普遍。营养不良的胎儿和新生儿的生命力较差，不能经受外界环境中各种不利因素的冲击。

先天畸形

孕期某些营养素缺乏或过多，可能导致出生婴儿先天畸形。其中研究和报道较多的有锌、维生素A、叶酸等。

现有的研究资料表明，孕早期叶酸或锌缺乏，可引起胎儿器官形成障碍，导致神经管畸形。孕期维生素A摄入过多，亦可导致胎儿先天畸形。

新生儿体重下降和早产儿增多

调查表明，新生儿体重与母亲的营养状况有密切关系。对216名孕妇营养状况调查，其中营养状况良好者，出生婴儿平均体重为3866克，营养状况极差者，出生婴儿平均体重为2643克。

7. 合理补充矿物质

矿物质是构成人体组织和维持正常生理功能的必需元素，如果孕妇缺乏矿物质，会导致贫血，会出现小腿抽搐、容易出汗、惊醒等症状，胎儿先天性病发病率也会升高。因此，孕妇应注意合理补充矿物质。

1 增加铁的摄入

食物中的铁分为血红素铁和非血红素铁两种。血红素铁主要存在于动物血液、肌肉、肝脏等组织中。植物性食品中的铁为非血红素铁，主要含在各种粮食、蔬菜、坚果等食物中。

2 增加钙的摄入

孕妇在妊娠中期应多食富含钙的食品，如虾皮、牛奶、豆制品和绿叶菜、坚果等。注意不能过多服用钙片及维生素D，否则新生儿易患高钙血症，严重者将影响婴儿的智力。

3 增加碘的摄入

孕妇应多食含碘丰富的食物，如海带、紫菜、海蜇、海虾等，以保证胎儿的正常发育。

4 其他矿物质

随着胎儿发育的加速和母体的变化，其他矿物质的需要量也相应增加。只要合理调配食物，一般不会影响各种矿物质的摄入。

8. 不宜大量补充维生素

有些孕妇唯恐胎儿缺乏维生素，每天服用许多维生素类药物。当然，在胎儿的发育过程中，维生素是不可缺少的，但盲目大量补充维生素只会对胎儿造成损害。

医学专家对孕妇提出忠告，过量服用维生素A、鱼肝油等会影响胎儿大脑和心脏的发育，诱发先天性心脏病和脑积水。脑积水过多又易导致精神反应迟钝，故孕妇服用维生素A剂量每日不宜超过8000国际单位。

孕妇如果维生素D摄入过多，则可导致特发性婴儿高钙血症，表现为囟门过早关闭、腭骨变宽而突出、鼻梁前倾、主动脉窄缩等畸形，严重的还伴有智商减退。平时常晒太阳的孕妇可不必补充维生素D和鱼肝油。

孕妇为减轻妊娠反应可适量服用维生素B_6，但也不宜服用过多。孕妇如果服用维生素B_6过多，其不良影响主要表现在胎儿身上，会使胎儿产生依赖性，医学上称为“维生素B_6依赖综合症”。

当小儿出生后，维生素B_6来源不像母体内那样充分，结果出现一系列异常表现，如容易兴奋、哭闹不安、容易受惊、眼球震颤、反复惊厥等，还会出现1～6个月体重不增，如诊治不及时，将会留下智力低下的后遗症。

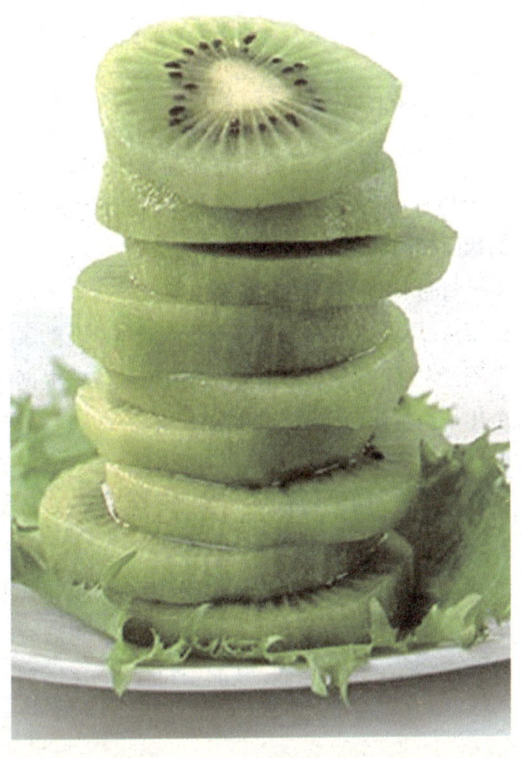

9. 孕中期要适量补铁

铁的作用

铁是血红蛋白的组成成分，并参与氧的运输和存储以及人体能量代谢。人体内的铁无论是缺乏或过量都会对人体的健康构成威胁，只有正常含量的铁才能保证人体的健康。

孕妇发生缺铁性贫血，不但会导致孕妇出现心慌气短、头晕、乏力，容易在分娩时发生各种合并症，还可导致胎儿宫内缺氧、胎儿宫内发育迟缓、出生低体重、早产、死产、新生儿死亡、生长发育迟缓、出生后智力发育障碍、在出生后6个月之内易患营养性缺铁性贫血等。孕妇要为自己和胎儿在宫内及产后的造血做好充分的铁储备，因此，在孕期应注意补足铁。

补铁的最佳时间

在妊娠前半期对铁的需求增长不多。从孕20周开始，由于母体红细胞总量扩充加快和胎儿发育需求增多，每日需铁量增至5～10毫克。因此，妊娠13周待早孕反应消失，饮食恢复正常后，就应多吃含铁丰富的食物，

食疗补铁

含铁丰富的食物有 动物血、肝脏、鸡胗、牛肾、大豆、黑木耳、芝麻酱、牛肉、羊肉、蛤蜊和牡蛎。其次是瘦肉、红糖、蛋黄、猪肾、羊肾、干果(杏干、葡萄干)、鱼、谷物、菠菜、扁豆、豌豆、芥菜叶、蚕豆、瓜子等。如猪肝，每100克含铁25毫克，吸收率也高，最好每周能吃2～3次，每次100～150克。

含铁食物与维生素C同时吃可以促进铁吸收，所以平时要多吃一些新鲜的绿色蔬菜，饭后吃些水果，蔬菜、水果等含“三价铁”的食物，一定条件下，可还原成“二价铁”，变成易于人体吸收的形式，这个“条件”就是维生素C，还原型维生素C能提高铁的吸收利用率。还原型维生素C广泛存在于新鲜蔬菜、水果中，但它非常娇嫩，常温下食物每存放24小时，其含量就衰减一半，促进铁吸收的作用会大打折扣，而维生素C药品就更差了。

维生素C含量高的蔬菜、水果　含量最高为鲜枣、沙棘、猕猴桃、柚子。其次为青椒、番茄、草莓、甘蓝、黄瓜等。

用铁锅炒菜，也是增加菜肴中铁含量的好方法，锅会把有益于健康的铁深入食物内。还有不要在饭后喝茶，因为茶叶中的鞣酸可妨碍铁的吸收，更不要喝浓茶。

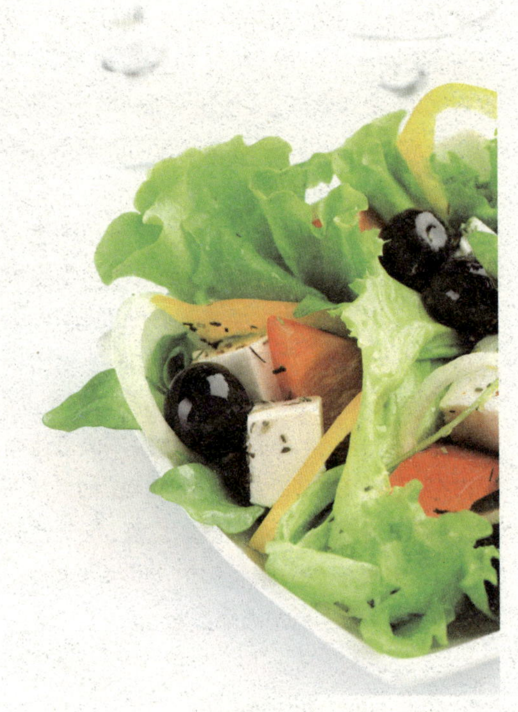

服用铁剂

服用铁剂的作用　铁剂是治疗缺铁性贫血的特效药，一般服用铁剂10天左右，贫血症状就会开始逐渐减轻，连续服用2~3个月，贫血可得到纠正。

常用的口服药　硫酸亚铁，每次0.3~0.6克，每日3次，也可服用10%枸橼酸铁胺10毫克，每日3次，或葡萄糖酸亚铁，右旋糖酐铁等。

如何服用效果最好　服用铁剂同时加服10%稀盐酸10毫升，或维生素C100毫克，有利于铁吸收。

服药要坚持　服药不可间断，贫血被纠正后还应继续服药1~2个月，但此时每天服药1次即可。

孕期补铁忌过量

无贫血的孕妇最好能将先前每日补铁的习惯改为每周补铁一次；而那些红细胞水平较低的贫血孕妇则还是应该补充大剂量的铁剂。

过度补铁的孕妇到妊娠中期可能会出现血红蛋白过高，这些孕妇生早产儿或低体重儿的风险则增加了4倍左右。所以补铁的剂量应该根据个体是否贫血而作适当的调整。

10. 孕妈妈不宜贪吃冷饮

孕妇在怀孕期间，胃肠对冷热的刺激非常敏感。多吃冷饮能使胃肠血管突然收缩，胃液分泌减少，消化功能降低，从而引起食欲不振、消化不良、腹泻，甚至引起胃部痉挛，出现剧烈腹痛现象。

孕妇的鼻、咽、气管等呼吸道黏膜往往充血并有水肿，如果大量贪食冷饮，充血的血管突然收缩，血流减少，可致局部抵抗力降低，使潜伏在咽喉、气管、鼻腔、口腔里的细菌与病毒乘机而入，引起嗓子痛哑、咳嗽、头痛等，严重时还能引起上呼吸道感染或诱发扁桃体炎等。

吃冷饮除引起孕妇发生以上病症外，胎儿也会受到一定影响。有人发现，腹中胎儿对冷的刺激也很敏感。当孕妇喝冷水或吃冷饮时，胎儿会在子宫内躁动不安，胎动会变得频繁。因此，孕妇吃冷饮一定要有节制，切不可因贪吃冷饮，而影响自身的健康和引起胎儿的不安。

11. 促进胎宝宝视力发育的食物

女性怀孕时应多吃油质鱼类，如沙丁鱼和鲭鱼，这样宝宝就有可能比较快地达到成年人的视觉程度。这是由于油质鱼类含有一种构成神经膜的要素，被称为omega-3脂肪酸，而omega-3脂肪酸含有的HDA与大脑内视神经的发育有密切关系，能帮助胎儿视力健全发展。

胎儿如果严重缺乏HDA，会患视神经炎，视力模糊，甚至失明。但不建议孕妇吃鱼类罐头食品，最好购买鲜鱼自己烹饪。孕妇每个星期至少吃一次鱼。

除了油质鱼类外，孕妈妈还应多吃含胡萝卜素的食品，以及绿叶蔬菜，防止维生素A、B、E缺乏。

缺钙的孕妇所生的孩子在少年时患近视眼的几率高于不缺钙的孩子三倍，因此，怀孕期间补充足够的钙是非常必要的。

孕妇的饮食与孩子的视力发展有密切的关系。为了腹中的宝宝有一双明亮健康的眼睛，要鼓励自己多吃对孩子有益的食品。

12. 不宜过多食用鱼肝油

孕妇可以适量吃些鱼肝油，因为鱼肝油所含的维生素D可促进人体对钙和磷的吸收，但孕妇体内如果积蓄维生素D过多，则对胎儿不利。研究表明，如果孕妇体内维生素D含量过多，会引起胎儿主动脉硬化，影响其智力发育，导致肾损伤及骨骼发育异常。

资料表明，如果孕妇过量服用维生素A(鱼肝油的主要成分之一)，会出现进食锐减、头痛及精神烦躁等症状。

胎儿在母体内长到5个月时，牙齿开始钙化，骨骼迅速发育，这时特别需要对钙质的补充。孕妇可以多吃些肉类、蛋类和骨头汤等富含矿物质的食物。此外，孕妇还应经常到户外活动，接触阳光，这样在紫外线的照射下，可以自身制造维生素D，不需要长期服用鱼肝油，也完全可以保证胎儿正常发育。

13. 缓解孕期不适的食物

马铃薯——减轻孕吐反应

马铃薯中含有丰富的维生素B_6，具有止吐作用，而孕妇在孕早期最突出的表现就是恶心、呕吐和食欲不佳，进食甚少。如果多吃一些马铃薯，就可帮助孕妇缓解厌油腻、呕吐的症状，马铃薯也是防治妊娠高血压的保健食物。

蜂蜜——促进睡眠并预防便秘

在天然食品中，大脑神经元所需要的能量

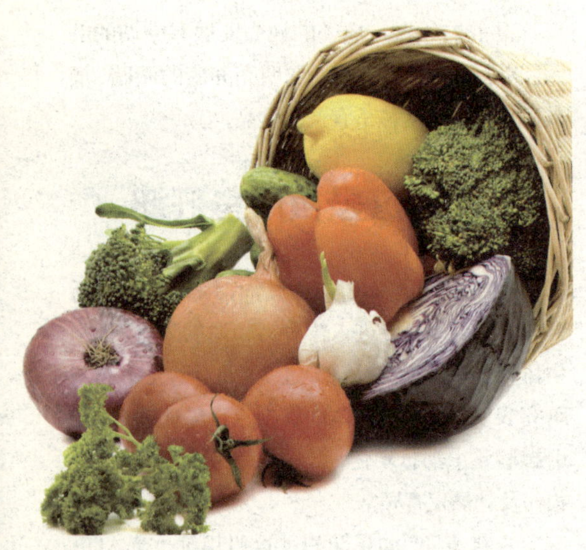

在蜂蜜中含量最高。如果孕妇在睡前饮上一杯蜂蜜水，所具有的安神之功效可缓解多梦易醒、睡眠不香等不适，改善睡眠质量。另外，孕妇每天上下午饮水时，如果在水中放入数滴蜂蜜，可缓下通便，有效地预防便秘及痔疮。

芹菜——防治妊娠高血压

芹菜中富含芫荽甙、胡萝卜素、维生素C、烟酸及甘露醇等营养素，特别是叶子中的某些营养素要比芹菜茎更为丰富，具有清热凉血、醒脑利尿、镇静降压的作用。孕期经常食用，可以帮助孕妇降低血压，对缺铁性贫血以及由妊娠高血压综合征引起先兆子痫等并发症，也有防治作用。

富含维生素C的果蔬——预防先兆子痫

先兆子痫是孕晚期容易发生的一种严重并发症，影响孕妇和胎儿的安危。有关专家对数百名先兆子痫及健康孕妇的饮食进行调查时发现，每天从食物中摄取维生素C较少的孕妇，血液中的维生素C水平也较低，她们发生先兆子痫的几率是健康孕妇的2~4倍。因此，专家建议孕期应注意摄取富含维生素C的新鲜蔬菜和水果，每天的摄取量最好不低于85毫克。

冬瓜和西瓜——帮助消除下肢水肿

怀孕晚期孕妇由于下腔静脉受压，血液回流受阻，足踝部常出现体位性水肿，但一般经过休息就会消失。如果休息后水肿仍不消失或水肿较重又无其他异常时，称为妊娠水肿。冬瓜性寒味甘，水分丰富，可以止渴利尿。如果和鲤鱼一起熬汤，可使孕妇的下肢水肿有所减轻。西瓜具有清热解毒、利尿消肿的作用，经常食用会使孕妇的尿量增加，从而排出体内多余水分，帮助消除下肢水肿。

南瓜——防治妊娠水肿和高血压

南瓜花果的营养极为丰富。孕妇食用南瓜花果，不仅能促进胎儿的脑细胞发育，增强其活力，还可防治妊娠水肿、高血压等孕期并发症，促进血凝及预防产后出血。取南瓜500克、粳米60克，煮成南瓜粥，可促进肝肾细胞再生，同时对早孕反应后恢复食欲及体力有促进作用。

黄膳——防治妊娠高血压和糖尿病

每100克鳝鱼肉中含蛋白质18.8克、脂肪0.9克、磷150毫克、钙380毫克、铁16毫克、维生素A428国际单位，还含有黄鳝素A、B及硫胺素等。鳝鱼是一种高蛋白、低脂肪的食品，能够补中益气，治虚疗损、是身体羸弱、营养不良者的理想滋补品。孕妇常吃黄鳝可以防治妊娠期高血压病和糖尿病。要注意的是黄膳一旦死亡，体内细菌大量繁殖并产生毒素，故以食用鲜活黄鳝为佳。

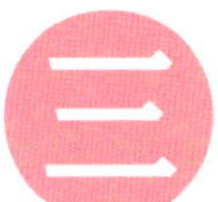

三 孕中期营养食谱

1. 孕4月营养食谱

1 虾仁炒韭菜

原 料 韭菜250克、鲜虾150克、芝麻油150克、食盐3克。

制作过程

①将韭菜洗净，切成3厘米长的节；鲜虾剥去壳，洗净；葱切成段；姜切成片。

②将锅烧热，放入植物油烧沸后，先将葱下锅煸香，再放虾和韭菜，烹黄酒，连续翻炒，至虾熟透，起锅装盘即可。

功 效 清香味美，补血养血。

2 牡蛎粥

原 料 鲜牡蛎肉100克、糯米100克、大蒜末50克、猪五花肉50克、料酒10克、葱头末25克、胡椒1.5克、盐10克、熟猪油2.5克、清水1.5克。

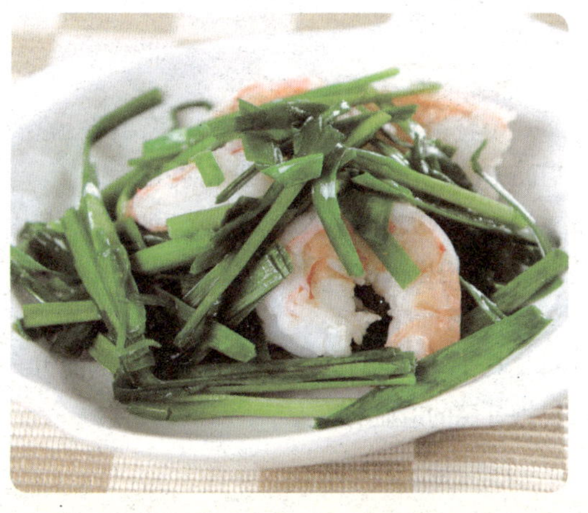

制作过程

①糯米淘洗干净备用，鲜牡蛎肉清洗干净，猪五花肉切成细丝。

②糯米下锅，加清水烧开，待米稍煮至开花时，加入猪肉、牡蛎肉、料酒、精盐、熟猪油，一同煮成粥，然后加入大蒜末、葱头末、胡椒粉调匀，即可食用。

特 点 牡蛎肉味极鲜美，是优良的营养食品，以牡蛎入粥食用，是南方沿海民间风行的小吃饮食。牡蛎气味咸平、微寒，可供药用。牡蛎粥可以对维生素D缺乏症有疗效。

3 菠菜煎豆腐

原 料 菠菜500克、豆腐3块、素油、酱油、糖、盐各适量。

制作过程

锅烧热加油，豆腐切片放入油锅两面煎黄，加上配料，烧1～2分钟，再加菠菜即可。

特 点 色味鲜美，含大量维生素。

4 蚕豆炒韭菜

原 料 水发蚕豆、韭菜、生姜末、糖、盐、葱蒜末、香油、水。

制作过程

①蚕豆去外壳、韭菜洗净沥干后切段备用；

②起油锅加油3大匙，放入生姜末爆炒至金黄色；将蚕豆放入锅中并加水1/2杯炒至熟软；

③最后加入韭菜、其余调味料，拌炒片刻即成。

功效 帮助消化、消除腹胀。本道菜蛋白质及膳食纤维含量丰富，既营养又可促进消化。

5 糖醋莴笋

原料 嫩莴笋100克、醋、盐、白糖、葱末、姜末各适量。

制作过程

①将莴笋去根，去皮，洗净，切滚刀块，焯水，捞出沥干，加盐拌匀，晾凉，备用。

②将白糖、醋、葱末、姜末放入碗内，调成糖醋汁，倒入莴笋中腌渍入味，装盘即可。

特点 新鲜的莴笋茎长粗大，肉质细嫩，多汁新鲜，没有枯叶、抽薹和空心等现象。

2. 孕5月营养食谱

1 小烧什锦

原料 猪舌250克、猪肝500克、水发玉兰片150克、化猪油50克、酱油50克、菜油250克（耗75克）、菌子50克、汤1500克，猪心250克、猪肉150克、鲜菜300克、食盐7.5克、水豆粉125克、葱姜30克。

制作过程

①将猪肚、舌、心出水，然后分别刮洗干净，煮熟，均切成长约5厘米、宽1.5厘米、厚1.2厘米的条。玉兰片及鲜菜（菜头、萝卜或青笋均可）切成条。瘦猪肉剁细，放人碗内，加少许盐、水豆粉拌匀，再在八成热油锅内炸成肉丸子。菌子用水发胀，淘洗干净，切成片，用清水漂起待用。

②炒锅置旺火上，放人猪油，烧至五成热时，先下葱、姜依次下食盐、酱油、肉丸子、掺汤烧开，再连汤倒人锅内，用小火慢烧。

③猪肚、舌等约烧之小时，加入菌子、玉兰片。再烧约半小时，而后加入蔬菜同烧。直烧至肚烂、菜熟时，随即下水豆粉，勾成二流芡，下味精起锅。

特点 色泽金黄，味浓可口。

2 炒素蟹粉

原料 水发冬菇15克、熟红萝卜12.5克、熟鲜笋12.5克、熟土豆250克、生油150克、白糖、精盐、米醋、姜未、时令绿叶菜少许（冬菇可用黑木耳代）。

制作过程

①把熟土豆、红萝卜去皮漱成泥，鲜笋斩细，绿叶菜和水发冬菇切成丝。

②炒锅放生油熬熟，投入土豆、红萝卜泥煸炒，炒到起酥，再放绿叶菜和冬菇、笋同炒，并随加白糖、精盐、味精、姜末稍炒，最后淋少许米醋，随即起锅装盘。

特点 含有大量维生素。

3 扒银耳

原料 银耳100克、豆苗50克、盐、香油各适量。

制作过程

①将银耳泡发，去蒂，洗净，撕小朵，焯水后沥干；豆苗洗净，焯水后沥干，备用。

②锅置火上，放入适量清水，加入盐、银耳煮沸，捞出盛入碗内过凉，撒上豆苗，加入盐拌匀，淋上香油即可。

功效 银耳能增强机体抗辐射的能力，促进骨髓的造血功能。

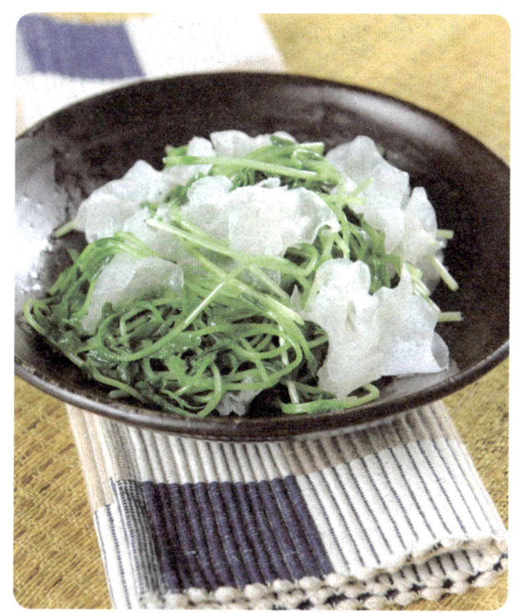

4 炒胡萝卜酱

原 料 瘦猪肉300克、胡萝卜100克、豆腐干1块、海米10个。

制作过程

①把胡萝卜、豆腐干切成0.66厘米见方的丁；把瘦猪肉切成肉丁；海米用水泡透；将胡萝卜用熟猪油炸透捞出。

②将切好的肉丁进行煸炒；待肉丁内的水分渐少，把锅移到文火上；

③肉的颜色由深变浅时，放入葱末、姜末和黄酱；加入料酒、酱油，稍炒一下加入胡萝卜、豆腐丁、海米等，淋上香油即成。

功 效 补充维生素。

5 羊肝菠菜汤

原 料 鲜菠菜200克、羊肝200克、盐、香油各适量。

制作过程

①将锅中的水烧沸后倒入羊肝；

②稍滚后下入菠菜加盐；香油调味；

③再次烧滚后，加味精，即可出锅食用。

功 效 补充维生素A，有利于宝宝视网膜发育。

3. 孕6月营养食谱

1 橘味海带丝

原 料 干海带150克、白菜150克、白糖、醋、酱油、香油、香菜段各适量。

制作过程

①干海带放锅内蒸25分钟左右，捞出，放热水中浸泡30分钟，捞出备用。

②把海带、白菜切成细丝，码放在盘内，加酱油、白糖、味精和香油，撒人香菜段。

③把干橘皮用水泡软，捞出。剁成细碎未，放人碗内，加醋搅拌，把橘皮液倒入盘内拌匀，即可食用。

功 效 清凉可口，含有丰富的营养素，尤其碘的含量十分丰富。适合孕妇补碘。

2 鱼香肝片

原 料 猪肝250克、泡辣椒20克、葱25克、蒜15克、酱油15克、姜10克、盐2克、菜油150克、醋10克、绍酒10克、水豆粉30克、汤25克、白糖10克。

制作过程

①将猪肝切成长约4厘米、宽约3厘米、厚约0.3厘米的片，加盐及水豆粉（20克）码匀。姜、蒜去皮，切成米粒。葱切成葱花。泡辣椒剁成碎末。

②用1碗水豆粉（10克）、绍酒、酱油、醋、白糖及汤对滋汁。

③炒锅置旺火上，下菜油，烧至七成热时，放进猪肝炒散后倒入泡辣椒、姜、蒜末。待猪肝炒伸展时，下葱花、烹滋汁，最后簸转起锅入盘。

特点 黄色金红，肝片细嫩，姜、葱、蒜味醇厚，最宜佐餐。

3 果银耳

原料 银耳10克、金果(梨、苹果、香蕉、橘子均可)200克、桂花少许、白糖、湿淀粉各适量。

制作过程

①银耳用湿水发1小时，清干净后，放入碗内，加水300克，用中火蒸2小时。

②蒸好后，把原汁滤入锅内，加入白糖和适量清水，用小火略煮，使之溶解，撇去浮沫。

③鲜果切成指甲大小的块，放人锅内煮沸，用湿淀粉调稀勾芡，倒人碗内。

④吃时，碗上铺一层银耳、撒上桂花。

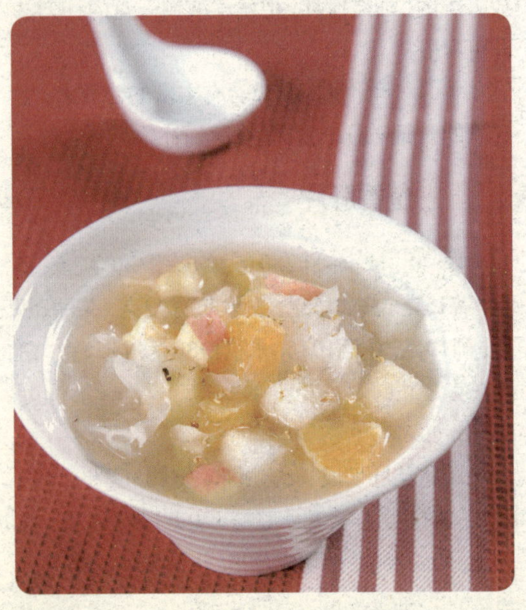

功效 银耳营养丰富，适合整个孕期。

4 栗子煲鸡翅

原料 鸡翅150克、板栗80克、鲜香菇2朵、葱段、姜片、盐、料酒各适量。

制作过程

①将鸡翅洗净，焯水，捞出沥干；板栗去壳及内皮，洗净；鲜香菇洗净，去蒂，切片，备用。

②沙锅置火上，清水适量，放入鸡翅、板栗煮沸，撇去浮沫，加入香菇片、葱段、姜片煮沸，改用小火炖约40分钟，加入盐、料酒调味即可。

功效 板栗含丰富的糖、脂肪、蛋白质等营养素，有养胃健脾、壮腰补肾的作用。

5 鲫鱼丝瓜汤

原料 鲫鱼500克、丝瓜200克、料酒、葱丝、姜丝、盐各适量。

制作过程

①鲫鱼去鳃、鳞、内脏，洗净，入油锅煎至两面微黄；

②丝瓜洗净，去皮，切片。

③锅置火上，倒入适量清水，放入煎好的鲫鱼，加料酒、葱丝、姜丝，用文火煮20分钟，加入丝瓜片，用大火煮至汤奶白，加入盐调味即可。

功效 鲫鱼肉质细嫩，含丰富的蛋白质，孕妇经常食用，能补充营养，增强身体的抗病能力。

4. 孕7月营养食谱

1 鱼吐司

原料 面包、净鱼肉各150克、鸡蛋1个、猪油150克、料酒、淀粉、盐、姜少许。

制作过程

①面包去边皮，切成厚4至5毫米的片4块，鱼肉斩成泥，加蛋清、葱、姜、酒一起拌匀。

②将调好的鱼泥分4份抹在切好的面包上，用刀搭平。

③猪油锅五成热时，放入鱼吐司炸，炸至呈黄色后出锅。

④每块切成8小块，盘边上加甜酱(甜酱加少许水、糖，用筷拌匀，上笼蒸5分钟，加麻油）。

功效 软嫩清香，味美可口，能增加孕期妇女的食欲。

2 红烧兔肉

原料 兔肉(带骨)1000克、葱20克、姜15克、白糖5克、绍酒10克、青蒜5克、桂皮0.5克、胡椒粉0.5克、八角0.5克、花生油100克。

制作过程

①将兔肉洗净泡去血水，剁成3厘米见方的块，放入清水锅中煮开后捞起，再冲洗1次。葱切块、姜拍松，青蒜切成末。

②中火烧锅，放油烧热，下兔肉块炒干水分，放入绍酒、酱油、精盐、葱、姜、白糖、桂皮、八角和开水(浸平肉块)一起烧开，撇去浮沫，盖上锅盖，改用小火烧至兔肉熟烂时，再用旺火烧浓汁汤，拣去葱、姜、八角、桂皮等，放入青蒜末、撒上少许胡椒粉起锅即可。

特点 色泽红润，兔肉熟烂，鲜香味浓，富含营养素，肥而不腻，瘦而不硬。

3 春笋烧兔

原料 鲜兔肉500克、葱段20克、姜20克、净春笋500克、酱油20克、豆瓣50克、水豆粉50克、肉汤1000克、精盐之克、花生油60克。

制作过程

①将兔肉洗净，切成3厘米见方的块；春笋切滚刀块。

②旺火烧锅，放花生油烧至六成熟，下兔肉块炒干水分，再下豆瓣同炒，至油呈红色时下酱油、精盐、葱、姜、肉汤一起焖，约30分钟后加入春笋。待兔肉焖至软烂时放豆粉，收浓汁起锅即可。

特点 色红油亮，肉酥味鲜。

4 酸奶布丁

原料 酸奶、牛奶、各色水果、明胶粉、白糖。

制作过程

①牛奶加适量明胶粉、糖煮化，晾凉后加入酸奶，倒入玻璃容器中搅匀；

②加入各色水果丁后冷藏，使之凝固。

功效 牛奶含钙充沛，品种丰富的水果所含的维生素种类也多，凉凉酸酸的味道，使孕妈妈的味蕾倍感不同。

5 干煎带鱼

原料 带鱼1条、植物油、面粉、葱丝、姜片、蒜片、盐、酱油、酯各适量。

制作过程

①带鱼去头、内脏，洗净切段，沥干，备用。

②锅内放油，烧至七成热，带鱼裹面粉过油炸至金黄色捞出。

③锅内留少量底油，放入葱丝、姜片、蒜片炒香，然后放入带鱼段，加入盐、酱油、醋焖烧，烧熟后出锅即可。

功效 带鱼肉肥刺少，味道鲜美，营养丰富，和中开胃、暖胃补虚，是孕妇的理想食品。

四 孕中期身体不适的防治

1. 孕期便秘

便秘的原因

妊娠后胎盘分泌的大量孕激素使胃肠道的平滑肌张力减低，活动减弱，影响食物的消化。因此，孕妇常有消化不良，肠胀气和食物运送延缓现象。

食物残渣在大肠内滞留越久，水分被肠壁吸收越多，最终形成的粪便干燥而坚硬。排便需要动力，但孕妇腹壁肌肉变得松弛，收缩力不足，再加上增大的妊娠子宫有碍下进，虽然粪便已达肛门，引起排便感觉，但就是解不出。

怎样防治便秘

❶ 养成每天按时排便的习惯，可以定时坐厕所以形成条件反射；

❷ 多吃芹菜、白菜等含纤维素比较多的蔬菜；

❸ 勤散步，最好做一些轻便的体操；

❹ 多喝水，此外最好每天清晨能喝一杯淡盐开水，但不宜长时间喝，有水肿或高血压者的禁喝；

❺ 多吃水果，喝蜜糖水；

如果已有严重的便秘，可用开塞露滑润通便，或石蜡油30毫升(也可用麻油、花生油代替)或果导片2片，暂时通便，但禁用强烈的泻药，否则肠蠕动剧增，可导致流产、早产。

2. 孕期各种疼痛及应对

孕妈妈在怀孕的某些时候多少会出现一些轻微的不适感，虽然这些不适感不能完全摆脱，但是多注意听从妇产科专家的意见，采取一些措施，则能缓解这些不适症状。

1 肋骨疼

原因 由于子宫长大将肋骨上推导致。

专家支招 将双臂向头上伸展可以缓解肋骨痛。

2 手腕疼

原因 这是由于怀孕期间分泌的激素，尤其是松弛素引起的筋膜、肌腱、韧带及结缔组织变软、松弛或水肿，同时累及压迫神经所造成的。手部有浮肿或过度伸或屈腕时可激发症状，感到单侧或双侧手部阵发性疼痛、麻木，有针刺或烧灼的感觉。

专家支招 减少使用电脑的时间，如果不行可以买一个腕托安在电脑键盘上(这样可以减轻对腕神经的压迫)。当感觉手指上有针扎般的疼痛时，轻轻按摩手指5分钟。腕管综合症多在夜间发病，因此睡觉时最好在手和手腕下垫一个枕头。

3 腰背疼

原因 怀孕的任何阶段都会出现腰背疼

痛，在怀孕的最后几周尤为突出。这是随着胎儿的长大，腰背部肌肉张力改变了肌体的平衡而导致的。

专家支招 捡东西时注意弯曲膝盖。不要提重物。坐时可以用垫子垫在背部的凹处。站时要注意姿势并站直，尽量穿低跟的鞋子。有条件的，可以在疼痛的区域进行热疗或冷疗。按摩也能适当缓解疼痛。

4 胃痛和消化不良

原因 逐渐变大的腹部给肠胃增添了很大的压力，而荷尔蒙使隔离食道和胃的肌肉变得松弛，从而导致胃酸更容易向上翻涌并使胸部产生灼热感。常在晚上或躺下时更加明显。

专家支招 每日少食多餐，少吃酸辣、过冷以及油炸食物；吃饭后半小时内不要躺下(吃饭时尽量坐直，这样胃酸就不会向上走)；睡觉时侧卧。如果你晚上经常胃痛，请咨询医生是否可以使用抗酸剂。

5 头痛

原因 变化不定的激素、精神压力以及不断增加的劳累感都会造成头痛。

专家支招 在医生的指导下服用一些安全的止痛药物能迅速缓解疼痛。头上敷热毛巾也能有效缓解头痛。白天应该多喝水，每晚保证至少有6～7个小时的睡眠。如果头疼很严重，而且还伴有眩晕、呕吐和水肿，应该立即去看医生。

6 骨盆疼痛

原因 由于韧带松弛和牵拉所致。

专家支招 出现这种情况应躺下休息，或者洗个热水澡，尝试一些柔和的锻炼。

7 坐骨神经痛

原因 胎儿的重量会给你的背部增加压力，并且挤压坐骨神经，从而在腰部以下到腿的位置上产生强烈的刺痛。

专家支招 睡觉时采用左侧卧姿势，并在两腿膝盖间夹放一个枕头，以增加流向子宫的血液。白天不要以同一种姿势站着或坐着超过半个小时，尽量不要举重物过头顶。游泳可以帮助减轻对坐骨神经的压力。

3. 孕期多汗

孕妇常有多汗现象。这是因为妊娠期血中皮质醇增加，肾上腺皮质功能处于亢进状态。再加上孕妇基础代谢增高，植物神经功能改变，引起血管收缩功能不稳定，皮肤血流量增加，于是出汗增多。

孕妇多汗应注意的问题：

❶ 多饮水，多吃水果，以补充水分和电解质。

❷ 避免过多的体力活动。

❸ 勤洗澡、换衣服，衣服宜宽松以利散热，内衣穿棉织品以利吸汗。

❹ 不要因为怕出汗而过多吹电扇或长时间在空调房间里。

4. 孕期头晕

头晕是孕妇常见的症状。轻者头重脚轻，走路不稳；重者眼前发黑，突然晕厥。孕妇头晕的原因是多种多样的，常由多种疾病引起。

引起孕期头晕的原因

◇供血不足 血压偏低

孕妇常常会发生供血不足、大脑缺血的情况，这类孕妇一般在突然站立或乘坐电梯时会晕倒。妊娠的早中期，由于胎盘形成，血压会有一定程度的下降。原有高血压病的孕妇，血压下降幅度会更大。血压下降，流至大脑的血流量就会减少，造成脑血供应不足，使脑缺血、缺氧，从而引起头晕。这种一时性的脑供血不足，一般至孕7个月时即可恢复正常。

◇进食过少 血糖偏低

这类孕妇有时发作性头晕，伴有心悸、乏力、冷汗，一般多在进食少的情况下发生。进食少，使血糖偏低，从而导致身体不适。这类孕妇早餐应多吃牛奶、鸡蛋等食物，随身带些奶糖，一旦头晕发作时，马上吃糖，可使头晕得以缓解。

◇体位不妥 压迫血管

这类孕妇一般在仰卧或躺坐于沙发中看电视时头晕发作。该类孕妇的头晕属于仰卧综合征，是妊娠晚期由于子宫增大压迫下腔静脉导致心脑供血减少引起的。只要避免仰卧或半躺坐位，即可防止头晕发生。如发生头晕，应马上侧卧。

此外，贫血也是引起孕妇头晕的觉见原因。孕妇平时应摄入含铁丰富的食物，如动物血、猪肝、瘦肉等。

预防孕妈妈头晕

◇由于低血糖引起的孕妇头晕

三餐可吃多些、吃好些，尤其是早餐，可多吃些牛奶、鸡蛋、肉粥、蛋糕、糖水和面条等高蛋白、高脂肪和高碳水化合物的食物，必要时可吃第四餐。还可随身携带些方便食品，出现低血糖症状时立即进食，使头晕症状得以及时缓解。

◇由于低血压引起的孕妇头晕

姿势动作（从躺位、蹲位和坐位转为站立位的过程）要缓慢，以免造成大脑突然供血不足；头晕发生时饮食可偏咸，多喝开水，以增加血容量；锻炼时应避免出汗，冲凉时应避免水温过高，以防血管扩张、血压下降；头晕发作时应立即坐下或侧卧休息，必要时到医院请医生给予对症处理。

◇由于仰卧综合征引起的孕妇头晕

应尽量采取平坐位，累了则可改为侧卧位，或在室内或户外附近散步。总之，要尽量避免仰卧位和半卧位。一旦仰卧综合征发生，应立即侧

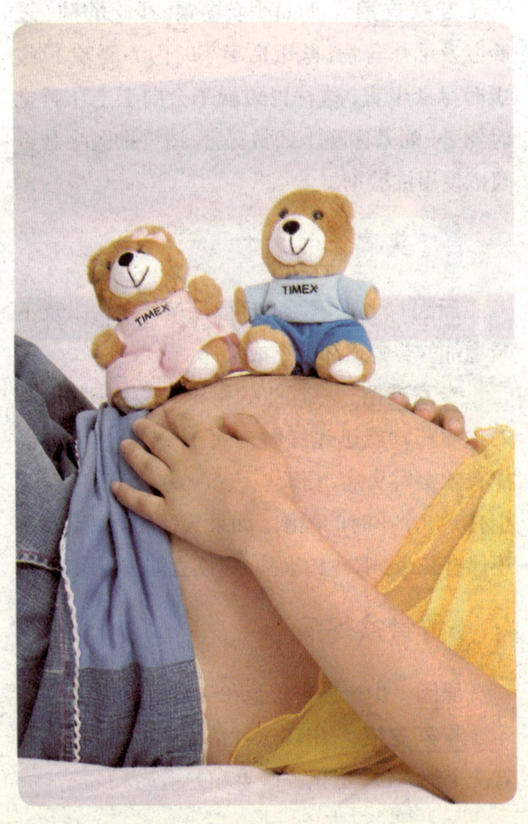

卧，或侧卧后缓缓平坐，以减轻子宫压迫心脏和下腔静脉，恢复大脑血液供应。

◇ 由于生理性贫血引起的孕妇头晕

应多进食富含铁质的食物，如动物血、动物肝脏、猪瘦肉、鸡蛋黄、鹅肉、菠菜、菜花、苋菜、海带、黑木耳和花生等；平时煮菜应少用铝锅，多用传统的铁锅，以便使铁离子溶解于菜肴中随菜食入；必要时可在医生指导下补充铁剂。

5. 孕期小腿抽筋

小腿抽筋实际是小腿肌肉痉挛，可能与缺钙和受凉有关，多在夜间发作，影响睡眠，使人紧张烦恼。这是妊娠中晚期常见的症状。

孕中、晚期是胎儿的骨骼细胞发育加快的时期，胎儿肢体慢慢变长，逐渐出现钙的沉积，骨骼变硬。胎儿要从孕妇体内摄取大量的钙质，如果此时孕妇钙质摄入不足，自己身体的骨骼等处的钙质便会解离，以补充血钙的不足来供给胎儿。由于钙离子与骨骼肌的兴奋性密切相关，孕妇血钙低到一定程度便会引起小腿肌肉痉挛。这种情况经常发生在夜间。

预防小腿抽筋：

一旦抽筋发生，立即站在地面上蹬直患肢；或是坐着，将患肢蹬在墙上，蹬直；或请身边亲友将患肢拉直。总之，使小腿蹬直、肌肉绷紧，再加上局部按摩小腿肌肉，即可以缓解疼痛甚至使疼痛立即消失。

为了避免腿部抽筋，应多吃含钙质的食物，如牛奶、鱼骨、孕妇奶粉等，还要合理搭配其他五谷、蔬菜、肉类等。并且要适当进行户外活动，接受日光照射。必要时，准妈妈可遵医嘱加服钙剂和维生素D。

需注意不要使腿部的肌肉过度疲劳。不要穿高跟鞋。

睡前可对腿和脚进行按摩。

6. 孕期静脉曲张

孕期静脉曲张是由于怀孕之后子宫血流量增加，体内静脉压增加，加上激素变化让血管放松，使得下肢血管回流变差，造成血液滞流，腿部表面浮现青筋。

为了预防和减轻孕期下肢静脉曲张的发生，孕妇平时应该注意以下几点：

1 孕妇应当注意适当休息。

2 抬高下肢。每天睡眠时，可用枕头适当垫高双腿，以促进下肢的血液回流。

3 每天起床前，穿长筒弹力袜，压迫下肢静脉，减少其充血，扩张血管减少瘀滞。由于孕妇的体质比较特殊，因此尽量不要穿尼龙材质的减压袜，那种大豆蛋白纤维的亲肤性比较好，穿起来比棉质还舒服。

4 按摩小腿常用手法：a.挤压小腿：孕妇坐在靠背椅上，腿伸直放在矮凳上，丈夫拇指与四肢分开放在孕妇小腿后面，由足跟向大腿方向按摩挤压小腿，将血液向心脏方向推进。b.搓揉小腿：孕妇坐姿，丈夫将两手分别放在孕妇小腿两侧，由踝向膝关节搓揉小腿肌肉，帮助静脉血回流。

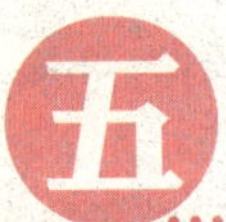

五 孕期贫血的食疗方案

1. 孕期贫血的原因

贫血一直是女性比较烦恼的问题。尤其是在怀孕之后，贫血的状况更会时有发生。通常从怀孕20~24周左右，出现缺铁性贫血症状的孕妈妈变得多起来。这是因为以下两个原因造成的。

孕妇血容量增加

在怀孕的时候，女性体内的血容量会较孕前平均增加30%~45%，中等体格的女性平均增加15毫升。但是血液中红血球的造血量却跟不上血液总量的增加，从而形成血液中水分偏多的状况。即医学上讲的生理性血液稀释，也就会出现我们通常所说的生理性贫血。

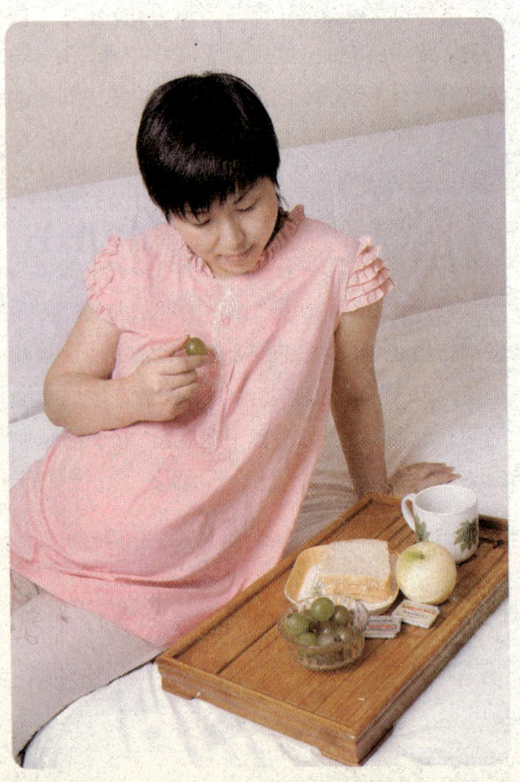

血液被稀释，红血球中用来携带氧气的主要成分血红蛋白也就相对减少，而血红蛋白的组成基础是铁元素，因而也被称为缺铁性贫血。

胎宝宝使孕妇需铁量增加

胎宝宝就是依靠着从妈妈身体里获取营养而不断成熟长大的，其中铁是特别重要的一种微量元素。怀孕的时候，母体的营养成分都是以“宝宝优先”为原则被选择与吸收的，大多数妈妈出现轻微贫血症状的主要原因就是被宝宝优先吸收走很多铁。

所以，如果依然按照孕前的水平摄取含铁食物，就可能出现贫血。因为宝宝的缘故妈妈的需要量增加，即使妈妈自身已经出现一定程度的贫血，也会尽量保证胎宝宝的营养供给量，从而导致妈妈的贫血进一步加重。

2. 如何缓解孕期贫血

对于中度以上贫血，除改善营养外，可口服铁剂治疗，如硫酸亚铁、葡萄糖酸亚铁、富马酸亚铁及维血冲剂等；孕期贫血除服铁剂以外，还需服用小剂量的叶酸，每日400微克；孕妈妈服用小剂量叶酸不仅有利于预防贫血，还有利于预防宝宝先天性神经管畸形和先天性心脏病，但应注意不要擅自增大叶酸用量；吃一些维生素C，有利于食物中铁的吸收。

3. 缓解孕期贫血的食谱

1 参耆竹丝鸡汤

原料 竹丝鸡1只(约750克)、猪瘦肉150克、黄耆30克、党参30克(去核)、红枣10个、生姜3片。

制作过程

①竹丝鸡去内脏，洗净，斩件，猪瘦肉洗净，一起放入沸水中焯一下，过冷水；

②红枣、黄耆、党参洗净；

③把全部用料放入锅内，加清水适量，武火煮沸后，再用文火煲2小时，调味供用。

功效 补气养血。

2 瑶柱红枣鸡肉汤

原料 鸡1只(约750克)、江瑶柱24克(去核)红枣10个(去心)、莲子30克、生姜3片。

制作过程

①鸡去内脏及肥油鸡皮，洗净，吊干水，斩件，锅烧热，加油，爆姜下鸡块，爆片刻取出。

②江瑶柱用水浸软，红枣、莲子洗净。

③把全部用料放入锅里，加清水，武火煮沸后，转文火煲3小时，调味供用。

功效 健脾补血，滋阴养血。

3 参归银鲳汤

原料 鲳鱼500克、党参30克、当归15克、生姜3片。

制作过程

①鲳鱼去鳞，腮，内脏，锅烧热加油放姜，把鱼煎至微黄；

②党参，当归洗净，加清水适量，武火煮沸后转文火煲一小时，下鲳鱼煲熟，调味供用。

功效 益气补血。

4 莲藕牛腩汤

原料 牛腩600克、莲藕500克、红豆15克、生姜4片、蜜枣2个。

制作过程

①牛腩洗净，切大块，去肥油，放沸水里焯一下，取出在冷水里漂洗干净，滴干水。

②莲藕洗净，刮皮去节，拍成大块，红豆，生姜，蜜枣洗净，与牛腩一起放入锅中，加清水，武火煮沸后转文火煲3小时，调味供用。

功效 健脾开胃，益气补血

5 首乌红枣鸡蛋汤

原料 何首乌24克(去核)、红枣12个、鸡蛋2个。

制作过程

①鸡蛋煮熟，去壳；首乌红枣洗净

②全部用料一齐放入锅中，加清水适量，文火煮30分钟，调味即可。随量饮用，也可调入蜜糖服。

功效 补养肝血。

六 孕中期应控制体重

1. 孕妇体重在孕期应增加多少

怀孕期间，孕妇体重循序渐进地增加对母子健康是很重要的，正常的体重在整个怀孕期增加约12千克，其分布如下：

胎儿	3.4千克
胎盘	0.7千克
羊水	0.9千克
子宫	0.9千克
乳房	0.7千克
血液	1.4千克
额外脂肪\蛋白质及水分	3.4千克
总量	11.4千克

这是一个平均值，当然每个人的情况都是不一样的，没有准确正好这个数。怀孕后你应该增加多少体重，要看你怀孕前有多重。或者根据你的体重指数(BMI)，计算出更准确的数据。

计算你的体重指数（BMI）

为了计算你的体重指数，需要知道你的身高和你的体重。如果你愿意自己计算的话，下面是具体的计算方法：

1.计算出身高(米)的平方。比如，你身高1.6米，那么就是2.56。

2.然后用上面算出的数值除以体重(千克)。如果你重60千克，你的体重指数就是60/2.56=23.43。

以下是体重指数相对应的身体状况说明（千克）：

体重指数小于19.8	体重过轻
体重指数9.8~26.0	体重理想
体重指数26.1~29	体重超值
体重指数29.1~40	肥胖
体重指数40以上	重度肥胖
血液	1.4千克
额外脂肪\蛋白质及水分	3.4千克
总量	11.4千克

2. 孕期应控制体重

怀孕期间究竟要增加多少千克，才能提供宝宝足够的营养，又不致让自己长出一坨坨不需要的肥肉呢？

答案是：9~12千克。不过，这个数字因人而异，原本太瘦弱的妇女，怀孕初期可以先“追加”个几千克，而原本就体重超重的孕妇，整个妊娠期间，恐怕都得在医生的监控下，只摄取胎儿需要的营养素了。所以，如果你对自己原本的体重不满意，说不定可以趁怀孕期间调整呢！

控制体重小提案

1 多吃一些绿色蔬菜。蔬菜本身不但含有丰富的维生素而且还有助于体内钙、铁、纤维素的吸收，以防止便秘。

2 少吃油腻食物，多吃富含蛋白、维生素的食物。

3 避免吃砂糖、甜食及饮用富含糖类的饮料等。

4 不喝酒精类饮品。

5 适当的工作和运动也有利于控制体重，怀孕是一种正常的生理现象，怀孕不是病，妇女不要因怀孕而中断所从事的工作和正常活动，只要不是不利于胎儿和孕妇健康的都可以照常。运动尤其是有氧运动，只要在医生的指导下，既可预防肥胖又有利于母子健康。

为了维持标准体重，你一定要好好分配它的“成长速度”。如果把妊娠期分为早(前三个月)、中(四到七个月)、晚(后三个月)三个时期，理想的三期增重分配应该是：2千克、5千克(平均每周增加400克)、5千克(最后一个月只增加1千克)。

增长快慢不很匀无妨，重要的是持续增长，突然暴增或停顿，对母体和胎儿都不好。

3. 孕期腹部过大须当心

妇女一旦怀孕后，腹围的增长将随着妊娠月份的增加而逐渐增大。由于个体差异及其它因素，腹围增加的程度会有差别。在通常情况下，妊娠中晚期孕妇脐部腹围一般不超过95～100厘米。若孕妇腹围增长过快，可能存在某些病理性变化，应及时去医院检查，以免延误病情。导致孕妈妈腹部过大可能有以下原因：

1 多胎妊娠

妊娠中晚期增大的程度与妊娠的月份明显不相符合，但腹围增大的速度仍表现为循序渐进，同时腹部压迫的症状较轻，腹围超过100厘米；在腹部的不同部位听诊时，可听到不同速率的胎心音。

多胎妊娠的主因有三

1 环境因素，如受精卵着床前子宫内温度低或缺氧，使胚胎发育迟缓而诱发多胎。

2 遗传因素，据统计，双胎之母本人是双胎的占4%，双胎之父本人是双胎的占2%。

3 医源性因素，如服用促性腺激素氯酚胺等诱发排卵，有时可发生多次排卵。

美国有专家统计发现，随着服用治不孕症药物的人数增加，双胎以上的婴儿出生率大增。

2 巨大胎儿

妊娠期间腹围逐渐增大，到妊娠晚期，腹围增大的程度超过正常范围，与妊娠月份明显不

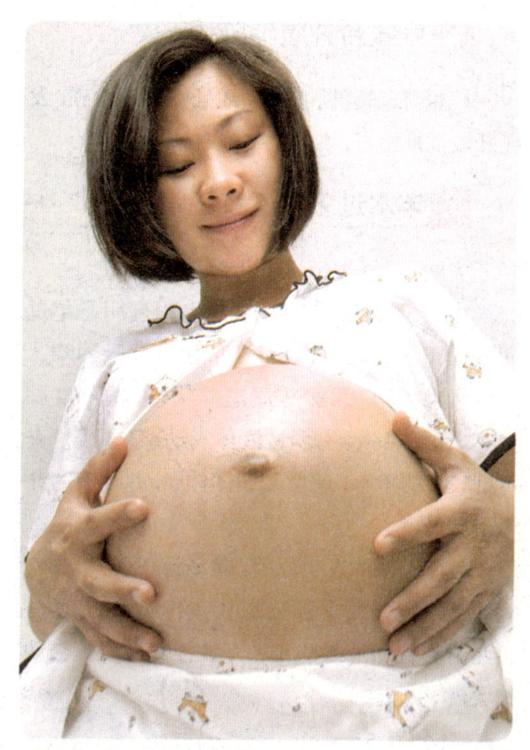

符，但孕妇压迫症状较轻，脐部的腹围大于100厘米。巨大胎儿的发生，除与孕妇的产次（多见于经产妇）、孕妇合并糖尿病、遗传因素及孕妇的身高、体重等有关外，还与孕妇生活水平的提高、产前停止工作、在家休息等有关。

3 葡萄胎

是胎盘组织发生的一种良性肿瘤，20岁以下及40岁以上孕妇中发病最多。腹围异常增大多见于妊娠早、中期，子宫一般比实际妊娠月份大而无胎心音；病变多局限于子宫腔内，不侵入肌层，伴闭经2～3月后阴道流血；作B超或化验检查可进一步确诊。大多数患者经彻底清宫即可痊愈，约16%病例可发展为恶性葡萄胎，2.5%左右恶变为绒癌。

4 妊娠合并腹部肿瘤

妊娠前有腹部肿瘤史，或妊娠早期检查，发现妊娠合并肿瘤。

5 羊水过多

多见于已妊娠6～7月的孕妇。

由于子宫迅速增大，其增大程度明显超过同期的正常妊娠，故孕妇会明显有呼吸困难、心慌气急、不能平卧等压迫症状感。腹部皮肤发亮，腹壁紧张，有明显液体震动感。X线检查可见较多的羊水，使胎儿肢体伸展，并伴有胎儿畸形。

羊水过多的发生原因，除多胎妊娠、母体疾病（糖尿病、妊娠中毒症等）因素作用外，还常与胎儿畸形特别是无脑儿和开放性脊柱裂等密切相关，需引起注意。

4. 孕期腹部过小的危险

孕妇腹部大小主要取决于宫内胎儿的大小与体重，另外还与羊水的多少及腹壁的厚薄有关。

孕妇腹部过小的主要原因是胎儿宫内发育迟缓。由于低体重儿的耐受力差，所以在分娩时易发生新生儿窒息或死胎等。孩子出生后的抵抗力也较差，易发生各种感染性疾病，新生儿的死亡率也明显增加。

因此，孕妇若发现自己的腹部明显小于孕月的正常标准时，应及时去医院就诊，积极查找原因，并做相应治疗与监护。

一般来说，胎儿宫内发育迟缓主要由以下因素引起：染色体异常、孕期宫内感染、妊娠高血压综合征，以及因吸烟、饮酒所导致的胎盘发育不良、胎盘老化等，这些情况可使胎盘血流量减少，胎儿宫内发育所需的营养物质及氧气不足，从而造成胎儿发育迟缓。

针对以上这些情况，孕妇首先应遵医嘱治疗原发疾病和妊娠并发症，同时孕妇应戒除对胎儿发育不利的各种不良嗜好，并合理补充营养，或在医生指导下进行相关的治疗（如选用静脉营养疗法等），往往可以取得满意的治疗效果。

七 乳房护理

1. 孕期乳房护理方案

正常的乳房有15～20个乳腺，每一个乳腺都开口于乳头。乳腺是由腺泡和乳腺导管组成，腺泡分泌乳汁，乳腺导管向外输送乳汁。在乳腺之间还有许多结缔组织和脂肪，乳房表面被皮肤覆盖着。

从受精卵形成的那一时刻起，乳房就开始为日后分泌乳汁进行着积极的准备。因此，每一位孕妈妈都应从孕期就开始呵护乳房，这样才能在分娩后成功地进行母乳喂养。

1 方案1：促进乳腺发育

怀孕后乳房腺泡和乳腺导管大量增生，结缔组织充血。到了4个月时乳头分泌少量黄色黏液，乳晕皮脂腺也增加了分泌。这时，积极促进乳腺发育，养护乳房皮肤，这是分娩后能够顺利为胎儿出生后进行哺乳的第一步。

◇ 护理要点

❶ 正确按摩乳房。每次清洗乳晕和乳头后，用热毛巾敷盖乳房并用手轻轻地按住；将乳房擦净后洒一些爽身粉，并用涂有爽身粉的手指从乳房四周由内向外轻轻按摩；用手指腹在乳房周围以画圈方式轻轻按摩；轻轻按住乳房并从四周向乳头方向轻轻按摩；拇指和食指压住乳晕边缘，再用两指轻轻挤压。

❷ 经常用温和皂水擦洗乳晕和乳头皮肤，并将皮肤皱褶处擦洗干净。这样，不仅可以保持乳房卫生，还会使皮肤逐渐变得结实耐磨，日后经得起宝贝吸吮。

❸ 睡眠时，注意采取适宜睡姿，最好取侧卧位或仰卧位。俯卧位容易使乳房受到挤压，使血液循环不通畅，不能保证促使乳腺发育的激素运送，从而影响乳腺发育。

❹ 孕期切不可使用丰乳霜，乳房较大的孕妇，也绝不可以使用减肥霜。这两种用品中都含有一定的性激素，随意使用会影响乳腺的正常发育。

◇ 特别提示

乳房出现异常时，如异样疼痛和外形改变，应该及时看医生。切不可自己无把握的乱治，导致乳腺发育受到很大影响。

2 方案2：悉心呵护乳头

未经过吸吮的乳头皮肤较为脆弱，常常容易在分娩后让宝贝吮破。乳头皮肤一旦破损，在宝贝吸吮时将会非常疼痛，以致不得不中断哺乳。如果未及时恰当处理，容易引发乳腺炎或乳腺脓肿，导致母乳喂养失败。因此，孕期进行乳头护理对分娩后顺利进行母乳喂养非常重要。

◇ 护理要点

❶ 从怀孕4～5个月起，经常用温和皂水擦洗乳头，清除附在上面的乳痂，并在乳头上涂油脂。

❷ 每次洗澡后，先在乳头上涂油脂，然后用拇指和食指轻轻抚摩乳头及其周围皮肤；不洗澡时，先用干净柔软的小毛巾擦拭乳头，然后采用以上方法按摩。

❸ 如果乳头上有硬痂样的东西，不要生硬

去掉。可在入睡前在乳头上覆盖一块长约10厘米、涂满油脂的四方纱布，在第二天早晨起床后再把硬痂样东西擦掉。

4 经常用干燥柔软的小毛巾轻轻擦拭乳头皮肤，这种刺激可增加乳头表皮的坚韧性，避免在宝贝吸吮时破损。

◇ 特别提示

孕妇注意不留长指甲，以防做乳头按摩时损伤皮肤，引起不必要的感染。

3 方案3：矫正凹陷或扁平乳头

如果孕妇乳头有扁平或内陷现象，都会大大影响日后给宝宝顺利哺乳。因此，在孕期内必须及早进行矫正。

◇ 护理要点

1 乳头凹陷或扁平，在擦洗时用手轻柔地将乳头向外捏出来。凹陷的乳头往往容易积存污垢，先涂上油脂软化污垢，然后用皂水清洗干净。

2 通过促使乳头皮肤坚韧的方法来纠正乳头内陷。孕妇洗净双手后，用手指轻轻将乳头向外牵拉，同时捻转乳头。然后，用70%酒精擦拭乳头，每天牵引并擦拭2～3次，每次20～30分钟。等到乳头皮肤坚韧后，乳头就不容易内陷了。

3 采用吸奶器吸出乳头。把橡皮玻璃吸奶器的玻璃罩去掉，捏紧橡皮球挤去球内空气。然后，用开口处吸住乳晕，利用负压作用吸引内陷的乳头。10分钟后把橡皮球取下，牵拉、捻转乳头，坚持一定时间凹陷的乳头逐渐会突出来。

4 用手指从深部向外牵拉乳头。孕妇一只手托起乳房，使乳房耸起，另一只手的食指、中指和拇指拉住乳晕部，从深部向外牵拉乳头，并轻轻在纵横方向上牵引，每次几分钟即可。这种矫正内陷乳头的方法，在每天入睡前、起床后及洗浴时进行。

5 用手指牵出乳头后，把特制橡皮乳头固定在乳晕皮肤上，使乳头突出能够保持一段时间。

6 把橡皮乳头和乳房皮肤接触处固定，待2～3个小时乳头就会突起。此法巩固一周左右，便可使乳头突出来。

◇ 特别提示

做乳头牵引时手法和动作一定要轻柔，时间也要短，以免引起子宫收缩。如果子宫出现频繁收缩应立即停止。特别需要提醒的是，有早产、习惯性流产的孕妇，不能采用以上方法矫正乳房，只能在妊娠前或分娩后进行处理。

4 方案4：开通乳腺导管

乳房分泌的稀薄黄色黏液一旦干涸，不易被清除，很容易将乳腺导管口堵塞。由此，使母亲在分娩后乳汁不能通畅排出，影响母乳喂养顺利进行。

◇ 护理要点

1 从第33孕周起，孕妇用手指挤压一下乳晕周围，使乳腺导管里的初乳流出。这样，有利于乳腺导管开通，避免产后发生乳汁淤滞，同时对乳汁积聚排出不畅、乳头裂伤及乳汁分泌不足也有良好的预防作用。

2 要经常把温热小毛巾敷在乳房上，然后在毛巾上面把乳房夹住在手掌和肋骨之间进行按摩，即可促进乳腺发育。

3 每次清洗时注意轻轻将堵塞在乳头开口的硬颗粒清洗掉。清洗后，在乳头和乳晕皮肤上涂一层油脂，同时进行乳房按摩。这样，可促使乳房皮肤逐渐坚韧，既可防止产后乳腺管开口堵塞，也可预防乳头发生皲裂。

◇特别提示

孕妇不要贴身穿化纤类或羊毛类内衣，清洗时也不要与其它衣服混洗，最好用手清洗。以免纤小细毛从乳头开口逐渐进入乳腺导管，久而久之造成堵塞，致使产后哺乳时不能通畅排出乳汁，引起无奶或少奶。

5 方案5：穿着舒适的胸衣

随着孕期增长，乳房逐渐增大，一定要穿着适宜的胸衣。乳房过大或下垂，容易引起皮下纤维组织断裂，使乳房在产后不容易恢复弹性，造成下垂。胸衣过于紧小，还会影响乳房血液循环，致使乳腺组织发育不良，甚至导致乳腺导管闭塞。

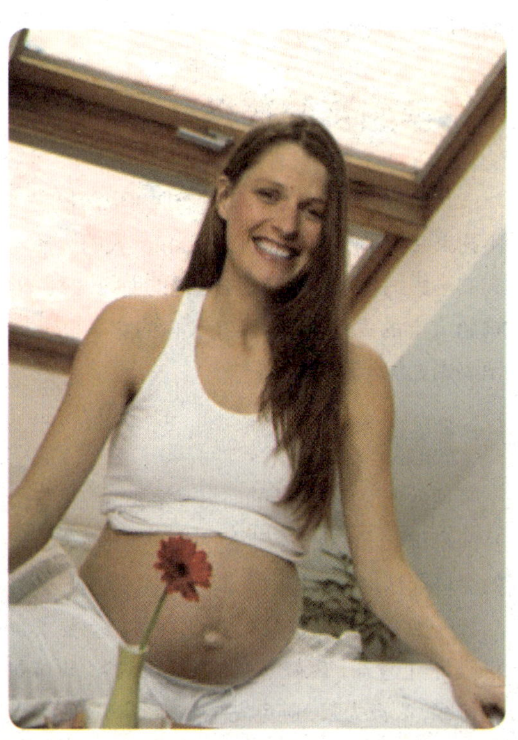

◇护理要点

1 随着乳房逐月增大及时加大尺码。以乳房没有感到压迫为准，否则会影响乳房发育，不利于产后哺乳，或压迫乳腺、乳头引起发炎。

2 穿着宽松舒适的胸衣，尤其是在妊娠中后期，让乳房处于既被托举又很舒适放松的状态中，避免使胸衣内里的纤维织物从乳头开口进入乳腺导管。

3 随着孕期进展乳房逐渐重量增加，并主要是下半部增大。如果胸衣上没有支持物，日渐增大的乳房受重力作用会逐渐往下垂，使乳房内的纤维组织断裂，失去弹性。它们一旦被破坏很难再恢复原状，导致日后乳房下垂、变形。因此，孕妇宜穿着有软钢托的胸衣。

4 穿着不损伤乳房皮肤的胸衣，如肩带最好宽一些，以免勒入皮肤引起破损。

◇特别提示

孕晚期乳头皮肤敏感易损，如果胸衣里面垫上乳垫能够帮助吸收乳汁，可使乳房清洁干爽，还可使乳头受到保护。

2. 乳房护理中的禁忌

1 有过流产史、早产史等症状的孕妇要尽量避免对乳头的刺激，刺激乳头容易引起宫缩而导致再次流产。如果想进行乳房按摩，最好咨询医生后进行。

2 孕妇尽量不要穿化纤类或羊毛类内衣，内衣要单独手洗，避免纤小细毛从乳头开口逐渐进入乳腺导管，久而久之造成乳腺堵塞而影响产后哺乳。

孕妈妈的衣着

1. 孕妈妈内衣的选择

由于孕期孕妈妈会发生一些生理性的变化，孕妈妈的内衣更要选择透气性、吸湿性、保温性好的材料，以便缓解身体上的不适。

1 文胸

舒适性 为适应乳房的胀大，最好选用可调整型的罩杯。所谓舒适合身的胸罩，在穿起来的时候，应该能够与你整个乳房紧密贴合在一起，乳罩的中央紧贴胸部，没有空隙。

材 质 以较透气的棉质胸罩为优先考虑，避免选购样式花哨、可引起皮肤过敏的蕾丝材质。也不要购买用化纤布做的不透气或不吸水的乳罩，以免发生湿疹。

肩 带 用心感受一下肩带在你胸廓上的位置。在背部的位置，应该是舒适地贴近你的肩胛骨下方；在胸部的位置，你也不应该会有任何的不适感；最后，再试着举起手臂或耸耸肩，感受一下是否有不适感产生。

吊 环 最好选用较宽、且有衬垫的吊环。

夜间型胸罩 有许多孕妇会在夜晚使用材质较轻的夜间型胸罩，让胸部稍微喘息一下，缓解不适。

2 内裤

孕妇阴道分泌物增多，宜选择透气性好、吸水性强及触感柔和的纯棉质内裤，对皮肤无刺激，不会引发皮疹和痒疹。切忌贴身穿化纤衣裤。

推荐两种适合孕妇的内裤：

覆盖式内裤 覆盖式内裤能够保护孕妇的腹部，裤腰覆盖肚脐以上部分，有保暖效果；松紧可自行调整，随怀孕不同阶段的体型自由伸缩变化；有强有力弹性伸缩蕾丝腰围，穿着更舒适；有适宜与多种服装搭配及穿着需要的款式和花色，如平口、灰色等。

产妇专用生理裤 产妇专用生理裤采用舒适的柔性棉制作，弹性高，不紧绷。分固定式和下方可开口的活动式两种，便于产前检查和产褥期、生理期等特殊时期穿着。

2. 孕妇装的选择

传统观念认为，孕妈妈的衣服可以随便穿，不拘束就行了。而不去注意面料和款式的选择，其实孕妈妈也应该选择适合自己的面料，以免影响胎宝宝的成长，同时漂亮大方的穿着也会让孕妈妈更加年轻美丽。

1 面料的选择

通常来说，孕妇装的面料一定要透气性好、易洗耐洗、舒适大方。随着季节的变化，孕妇装的面料选择也各不相同。

一般来说，夏季以棉、麻织物居多，要求面料吸汗且透气，最好选择棉质的面料，易与皮肤接触，吸汗力强，避免发生热痱或者过敏等。

冬季最好选择各种呢绒或带有蓬松性透气的面料。要有保暖性，同时还要轻柔。另外，胸部、腹部、腰部及下半身处，最好不要有硬物束缚。

2 款式的选择

衣服的款式以身体的活动不受拘束及方便为原则。家中的服装以舒适为第一前提，而工作时的孕妇装则多少要透些职业装的气息。

上衣的胸、腹部、袖口要宽松，宜前开襟或肩部开扣、V字领。传统的上小下大的连衣裙装，也因为适合不同月龄的孕妇而备受孕妇喜爱。上下身分开的衣装易于穿脱，可以减少孕妇笨重身体的不便。

最流行的款式还有背带裤。背带裤的带子比较宽，不会勒到胸脯，比较适合孕期腹部膨隆的变化；又不会勒到腰部，穿在身上可以掩盖腹部、胸部、臀部的粗笨体形，给人以宽松自然的美感。

3 型号的选择

由于怀孕使孕妈妈的血液循环加速，孕妈妈常感到身体发热，尤其是孕晚期腿脚容易水肿；衣服紧小会很难受，应穿着比身体大一个型号的孕妇装。最好选择可调节的衣裤，这样整个孕期就不一定要随着身体的变化而准备很多的孕妇装了。

3. 挑选合适的鞋袜

随着孕期体重的增加，腿和脚的压力加重，所以孕妈妈的腿脚容易浮肿。因此，选择合脚而舒适的鞋和袜十分重要。

孕妈妈少穿高跟鞋

穿高跟鞋可以让女性显得身形挺拔、格外精神。然而孕妈妈却不适宜再穿高跟鞋，因为随着肚子的一天天增大，以及体重的增加，孕妈妈的身体重心前移，站立或行走时腰背部肌肉和双脚的负担加重，如果穿高跟鞋，就会使身体站立不稳，由于身体加重，脚的负担加重，走路或站立，都会使脚感到吃力。

适合孕妈妈的鞋跟高度为2～3厘米，这种高度的鞋底造型也正好符合正常人的足弓，这样可使脚掌受力均匀，无论是站立；还是行走都不会感到很累。

轻松选好孕妇鞋

鞋类尺码需依脚长而定，并且略比脚大1厘米左右，为脚部的胀大留出空间。

选择圆头且肥度较宽、鞋面材质较软的鞋子。鞋底要选择耐磨度好且止滑性较佳的大底。

鞋型选择上开式，即系鞋带式或魔术粘贴带式较佳，其次可以选择有松紧带或可调整高度的鞋类款式。

注意鞋跟高度，平跟的鞋子则会由于孕妈妈身体重心前移、体重增加等原因，给孕妈妈带来足底筋膜炎等足部不适的困扰。

适合孕妈妈的袜子

对于袜子的选择，同样也是要宽松、吸汗、不易滑倒的纯棉袜，切忌穿尼龙丝袜，因为它既不吸汗又很滑。另外，还要注意袜口一定不要太紧，否则会影响脚部的血液循环。

九 准备宝宝用品

1. 哺育用品

◇ 大奶瓶

2个，240毫升左右。选择PC材质可耐高温120℃，可消毒；玻璃材质建议选用安全无铅材料，可消毒。

◇ 小奶瓶

2～3个，120毫升左右。宽口径/一般口径（喝水、果汁用），材质同上。

◇ 备用奶嘴

若干。建议选用食品级液态活性材质。有乳胶和硅胶两种，乳胶为黄色，柔软，质感接近妈妈的乳头，但易破，适合刚出生至长牙前的宝宝使用；硅胶为透明白色，没有异味，不易老化，抗热抗腐蚀，较耐用，适合大点的宝宝。

◇ 安抚奶嘴

2个，可安抚宝宝情绪，同时具有咬牙固齿的作用。有初生型/较大婴儿型可选。

◇ 奶瓶刷

1个。有抗菌功效。

◇ 奶瓶消毒锅

1个。建议选用蒸汽式。

◇ 专用奶瓶夹

1个，搭配消毒锅或微波炉使用，安全，卫生，防止烫伤。

◇ 奶瓶保温桶

1个。外出用，配合奶瓶口径挑选，或选择通用型的。

◇ 暖奶宝

1个。方便给牛奶加热、恒温保存。

◇ 奶粉盒

1个。外出用，使用方便。

◇ 食物研磨器

1套。6个月以上宝宝，添加辅食研磨用，方便、快速、可清洗。

◇ 幼儿安全汤匙

2把。可选购感温的材质，可测试食物是否过热，安全卫生。

◇ 挤奶器

1个。可吸出多余的浮汁，减轻乳房胀痛。有手动和电动可选。

◇ 防溢乳垫

1打。建议使用一次性乳垫，卫生方便，可保持干爽。

◇ 乳头保护罩

1对。哺乳时保护乳头，防止宝宝吸吮时咬伤，减轻乳头疼痛或龟裂。

2. 清洁保养用品

◇ 浴盆

1个。新生儿洗澡专用。

◇ 婴儿沐浴床

1个。与浴盆搭配使用，安全舒适。

◇ 洗澡水温计

1个。测量洗澡水温度，防止热水烫伤宝宝。可选购卡通形的，亦可当戏水玩具。

◇婴儿专用洗发精、沐浴露、香皂

各1瓶(块)。不含香精、色素、防腐剂，产品温和，无泪配方。

◇洗澡纱布

半打。100%纯棉，质地柔软，吸水，要常更换，以免损伤宝宝肌肤。

◇大浴巾

2条。100%纯棉，吸水，不刺激宝宝肌肤。

◇婴儿润肤油、润肤乳

1瓶。不含香精、色素、防腐剂，产品温和，不刺激宝宝肌肤。

◇凡士林

1盒。宝宝肛门润滑及滋润肌肤用。

◇尿疹膏

1盒。可预防和舒缓尿布区的皮肤红肿过敏症状。

◇爽身粉或痱子粉

1盒。婴儿专用。

◇粉盒、粉扑

1套。质感柔细。

◇棉花棒

1～2罐。用于清洁婴儿耳、鼻。

◇柔湿巾

3包。一次性使用，方便卫生。不含香料、酒精和其他添加物，不刺激宝宝肌肤。

◇纱布手帕

半打。100%纯棉，质地柔软，吸水，不刺激宝宝肌肤。

◇指套乳牙刷

2个。食物级液态硅胶材质，耐高温可消毒，不伤宝宝牙齿。

3. 衣物用品

◇新生儿纱布内衣

4～6件。100%纯棉，吸汗性能良好，透气性好，伸缩性强。

◇纸尿裤、尿布

纸尿裤，小号，一包。尿布，纯棉质地，若干。

◇新生儿纱布肚衣

4～6件。

◇婴儿帽、包巾或包被

各2套。外出使用，100%纯棉，柔软，根据季节选择薄厚。

◇围兜

3～5个。防水性强，便于清洗。也有一次性的。

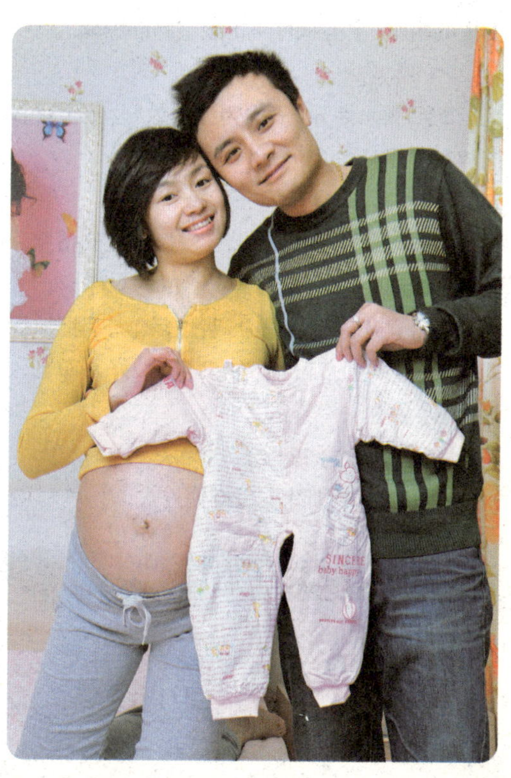

4. 居家用品

◇婴儿床

1张。木制，最好带蚊帐。

◇婴儿床围

1套。纯棉，柔软，有填充物。预防宝宝碰伤。

◇床垫

1套。纯棉，柔软，有填充物。预防宝宝碰伤。

◇床单

2条。纯棉，柔软。

◇婴儿被、睡袋

1～2件。纯棉，外罩可拆卸，睡袋可防止宝宝踢被受凉。

◇婴儿枕、定型枕

各1个。柔软透气，最好选购蚕沙、茶叶或荞麦皮的内胆。定型枕可防止宝宝脑部睡偏。

◇隔尿垫

2个。吸水性强，表面为纯棉最好，宝宝可直接放在上面。

◇床头音乐铃

1个。可吊挂在婴儿床上，安抚宝宝的情绪。

◇抓握玩具

若干。提高宝宝视力、听力，锻炼手指抓握能力。可选购颜色鲜艳、能发声，最好是布艺软性玩具，安全。

◇幼儿坐便器

1个。可逐渐训练宝宝排便方式。

5. 外出用品

◇汽车安全座椅或提篮

1张。用在汽车上，对宝宝安全，预防意外伤害。

◇婴儿手推车

1辆。简易或豪华型，选择可折叠的，方便外出。

◇背婴袋

1个。带宝宝外出的工具，使用方便，安全省力。适合两三个月以上的宝宝。

6. 医疗生活必备用品

◇婴儿安全指甲钳

1个。设有安全装置，专为宝宝小手设计。

◇吸鼻器

1个。有防逆流和吸管式两种，宝宝感冒时，鼻涕呈液体状时使用。

◇哺药器

1个。安全省事，宝宝生病喂药时使用。

◇电子体温计

1个。使用方便、快速、安全。

7. 安全用品

◇安全别针

1组。配有动物图案，使用安全，不会伤害宝宝。

◇桌角保护套

2组。弹性好，保护小孩不会被撞伤。

◇安全电插座套

1组。绝缘安全，可避免宝宝触摸。

◇安全门卡

脚套卡在门窗上，防止关闭门窗时卡伤宝宝手指。

十 孕中期性生活

1. 孕中期适度性生活有益健康

妊娠3个月以后，胎盘逐渐形成，妊娠进入稳定期；早孕反应过去了，孕妇的心情开始变得舒畅。由于激素的作用，孕妇的性欲有所提高。加上胎盘和羊水的屏障作用，可缓冲外界的刺激，使胎儿得到有效的保护。因此，妊娠中期可适度地进行性生活，这也有益于夫妻恩爱和胎儿的健康发育。国内外的研究表明：夫妻在孕期恩爱与共，生下来的孩子反应敏捷，语言发育早而且身体健康。

妊娠中期的性生活以每周1～2次为宜。值得注意的是：妊娠中期的性生活应该建立在情绪胎教的基础上。所以，舒心的性生活充分地将爱心和性欲融为一体。白天，丈夫给妻子或者妻子给丈夫亲吻与抚摸，爱的暖流就会传到对方的心田。这样对于夜间的闺房之爱大有益处。反过来，夜间体贴的性生活又促进夫妻白天的恩爱，使孕妇的心情愉快，情绪饱满。

此外，丈夫的精液中含有一种精液胞浆素。它具有与青霉素相媲美的抗菌功能，能够杀灭葡萄球菌等致病菌，可以清洁及保护孕妻的阴道。

2. 孕中期性生活宜采取姿势

性生活以每周1～2次为宜，性交可采取夫妻双方习惯和舒适的姿势，但要注意不要压迫腹部，体位可采用前侧体位，侧卧体位、前坐体位或后背体位。丈夫不要刺激孕妇乳头。孕妇要注意自身调节，不要过度兴奋，以免诱发流产。

3. 孕中期性生活注意事项

1. 孕期阴道分泌物增多，抵抗力下降，性交前，夫妻双方应清洁外阴，保持卫生。
2. 性交前的密切接触阶段，丈夫可以抚摸刺激阴蒂、阴唇，但不要将手指伸入阴道，以免损伤阴道，造成细菌感染。
3. 注意性交姿势，防止腹部受压，应避免的姿势有：屈曲体位、骑乘体位和肘膝体位。
4. 性交时间、强度要适当，动作要和缓，避免过强刺激；持续时间相应缩短(1～3分钟)。
5. 关心体谅妻子，尊重妻子，严禁强行性交。

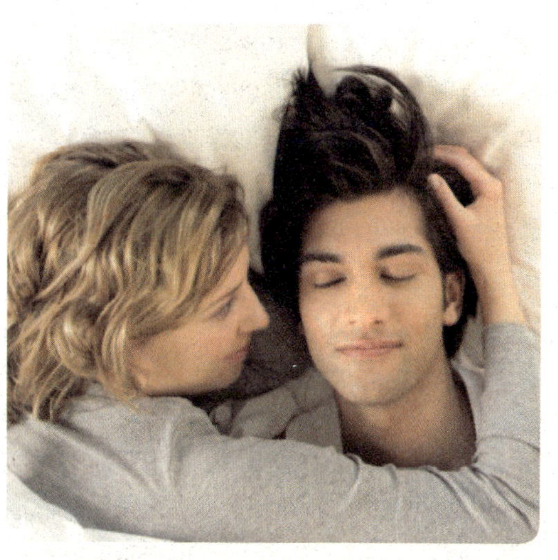

十一 准爸爸课堂

1. 尽快进入到当爸爸的角色中

面对角色的改变，很多准爸爸还是会有恐慌。有的爸爸觉得宝宝来得太快了，不能很快进入角色。而且对于妊娠期的孕妈妈也是觉得手忙脚乱的，帮不上什么忙。这时，准爸爸要学会关心妻子，给她依靠。要陪孕妈妈参加每一次的孕期检查，平时也要多询问妻子的情况等。相信只要你坚持这么做，一定会很快进入角色中，成为妊娠期孕妈妈的好助手。

2. 为妻子做贴心的早餐

孕期里的妻子需要小心呵护，而贴心的一天，就应该从早餐开始。准爸爸每天应该早起一些，精心地为妻子准备一份贴心的早餐。适合孕妈妈的早餐不需要那么丰富，但也不能过于单一，尤其要注意营养的均衡搭配。一般情况下，早餐的样式并不是固定不变的，最好根据孕妈妈不同的孕周情况做出适当的调整。既要让孕妈妈吃得合口，又要营养科学搭配，以免孕妈妈营养补充不足而出现各种孕期并发症，甚至影响胎宝宝的正常发育。

3. 纠正妻子的不良生活习惯

准爸爸在爱妻怀孕期间，要尽量地纠正妻子平日的一些不良的生活习惯。有些孕妈妈喜欢看电视、上网等，准爸爸此时要注意提醒妻子不接触带有辐射的家用电器或电脑。还要纠正孕妈妈边吃饭边看电视的习惯，这样很容易造成消化液分泌不足，使妻子发生呃逆、嗳气、胃部膨闷或胀饱等不适，影响对胎宝宝的营养供应。

4. 陪妻子产检

尽量抽时间陪妻子去做每一次产检。每一次健康检查都会测量胎儿的发育程度(大小、身长等等)，并且大夫会解答你们夫妻对宝宝的任何疑问。

这种检查最激动人心的地方就是你可能有机会听到胎儿的心跳，还有超声波检测时，你可以从屏幕上看到还未出世的宝宝在活动翻身，这将会成为你终生难忘的经历，希望准爸爸不要错过。

5. 参与胎教

准爸爸参与胎教是十分重要的。

胎宝宝是准爸爸和孕妈妈爱情的结晶，胎宝宝喜欢听爸爸浑厚的声音，爸爸应该经常给胎宝宝说话、讲故事。准爸爸可以和孕妈妈一起选择胎教音乐，协助孕妈妈记好胎宝宝日记，以后还要每天和孕妈妈听胎心。

6. 学会听胎心音

未来的爸爸应学会听胎心音，最简便的方法是用耳朵直接贴在孕妇腹壁上听。在妊娠24周之前，胎心音多在脐与耻骨联合之间。24周之后，胎心随胎位而不同，可在孕妇脐的左下方或右下方。听胎心音不是一下就能掌握的，要学会分辨胎心音与肠鸣音、母体主动脉音和母体心音。区别是胎心音是规律的，肠鸣音是不规律的；胎心跳动快，母体的心率慢。

7. 和孕妈妈一起数胎动

数胎动对防止胎宝宝出现意外情况很有益。如果这项工作由准爸爸来进行，这会让孕妈妈对此感到很欣慰，有助于产生幸福感，有益于妊娠、胎教。

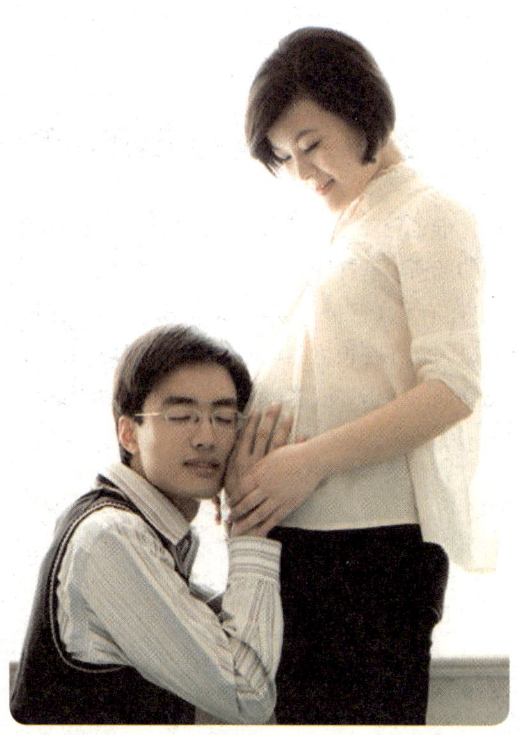

具体的数法是：妻子仰卧或左侧卧位。准爸爸两手掌放在妻子的腹壁上，可感觉到胎宝宝有伸手、蹬腿等活动，即胎动。每天早晨、中午、晚上各测一次，每次连续计数1小时，再将3次计数之和乘以4便可推算12小时的胎动次数。数胎动时，要做好记录，并坚持每天进行，以便在孕妈妈去做妊娠检查时，能提供参考数据，判断胎宝宝的状况，监护胎宝宝的安危，发现异常时，及时得到合理治疗。

8. 给妻子做按摩

进入孕中期，孕妈妈可能特别容易感到疲劳，这时准爸爸要多为孕妈妈做按摩，可以通过按压的动作，促进血液循环，减少不适感觉，舒缓压力，增强抵抗力。

1 头部

效果 缓解头痛，松弛神经。

手法 用双手轻轻按摩头和脑后，3～5次；用手掌轻按太阳穴，3～5次。

2 胸部

效果 促进乳腺分泌，预防产后乳疮(孕晚期要停止，避免刺激乳房，引发早产)。

手法 从腋下以乳晕为中心聚拢胸部；反复6次以上。

3 手部

效果 促进血液循环，保持指甲的健康。

手法 在一只手掌中倒上一点滋润油，两只

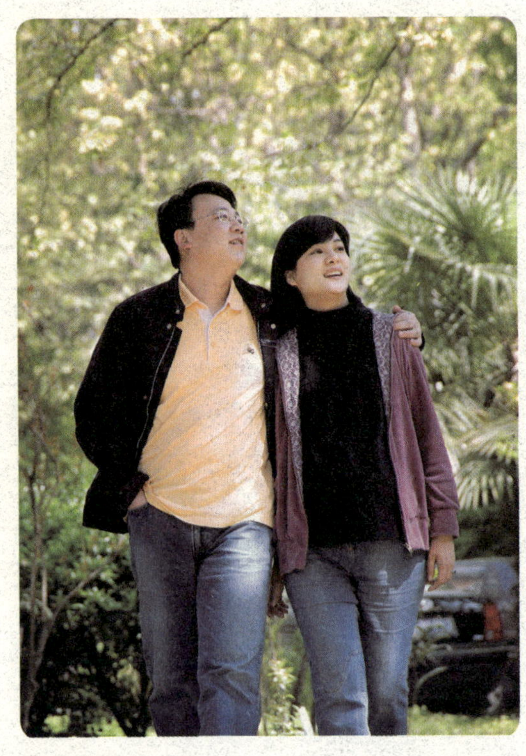

手掌对着擦热，以使油均匀化开。然后手指交叉进行摩擦，以便油充分渗入到手指的皮肤里。一只手的手指支撑住另一只手的手掌，用拇指转圈按摩手掌中心，然后渐次按摩整个到手掌。

4 腿部

效果 能促进血液循环，消除浮肿，预防痉挛。

手法 把双手放在大腿的外侧，从臀部向脚踝处进行按摩；将手掌紧贴在小腿上，从跟腱起沿着小腿后侧按摩，直到膝盖以上10厘米处，反复多次。

按摩禁忌

切忌空腹、饭后或心情郁闷时按摩。怀孕期间的前3个月及产前1个半月，按摩时力度不宜太强。

身体某些部位，如乳房、腹部、背部、小腿后肌及足踝等，都不要大力按摩，若有妊娠并发症或其他疾病，例如皮肤病、心脏病、哮喘及高血压等，都不宜按摩。

9. 为爱妻穿衣系鞋带

有些孕妇装，特别是孕妇裙都是在背后有个拉链。行动越来越笨的孕妈妈想要自己拉好拉链还是挺吃力的，系鞋带也同样有难度。有眼力的准爸爸这时如能主动上前帮妻子的忙，一定会让她心情愉快。关键是要主动，别总是等着妻子要求你做这做那。这样才能让妻子时刻感觉到你对她的爱。

10. 多陪孕妈妈散散步

准爸爸应每天抽出时间，陪妻子散散步。散步的场所要选择噪声少、尘土少，最好是有树的地方，有利于呼吸清新空气。陪妻子散步的时间可以固定在晚饭后、睡觉前这段时间，避开车辆高峰期，因为汽车尾气对孕妈妈和胎宝宝都会产生不良影响。

十二 孕中期胎教课

1. 对话胎教

父母亲通过动作和声音与腹中的胎儿对话是一种积极有益的胎教手段。在对话过程中，胎儿能够通过听觉和触觉感受到来自父母亲爱的呼唤，对促进胎儿的身心发育具有十分有益的影响。对话可从怀孕3～4个月开始，每天定时刺激胎儿，每次时间不宜过长，1分钟足够。对话内容不限，可以问候，可以聊天，可以讲故事，以简单、轻松、明快为原则。例如早晨起床前轻抚腹部，说声“早上好，宝宝”。打开窗户告诉胎儿：“哦，天气真好。”等等，最好每次都以相同的询问开头和结尾，这样循环往复，不断强化，效果较好。晚上父亲临睡前也要和胎儿说说话，这些熟悉的声音可促进胎儿听觉发育，记忆增强。

随着妊娠的进展，每天还可适当增加对话次数，可以围绕父母的生活内容，把每一件新鲜事物，把美好的感受反复传达给胎儿。最后还需提醒大家：由于胎儿还没有关于这个世界的认识，不知道谈话内容，只知道声音的波长和频率。而且，他并不是完全用耳听，而是用他的大脑来感觉，接受着母体的感情。所以在与胎儿对话时，孕妇要使自己的精神和全身的肌肉放松，精力集中，呼吸顺畅，排除杂念，心中只想着腹中的宝宝，把胎儿当成一个站在面前的活生生的孩子，娓娓道来，这样才能收到预期的效果。

2. 光照胎教

光照胎教是在胎宝宝期适时地给予光刺激，促进胎宝宝视网膜光感受细胞的功能尽早完善，对日后视觉敏锐、协调、专注和阅读都会产生良好的影响。有实验证明，从怀孕24周后，将光射进子宫内或用光多次在母亲腹部照射，可发现胎宝宝眼球活动次数增加，胎宝宝会安静下来。

利用彩色超声波观察，光照后胎宝宝立即

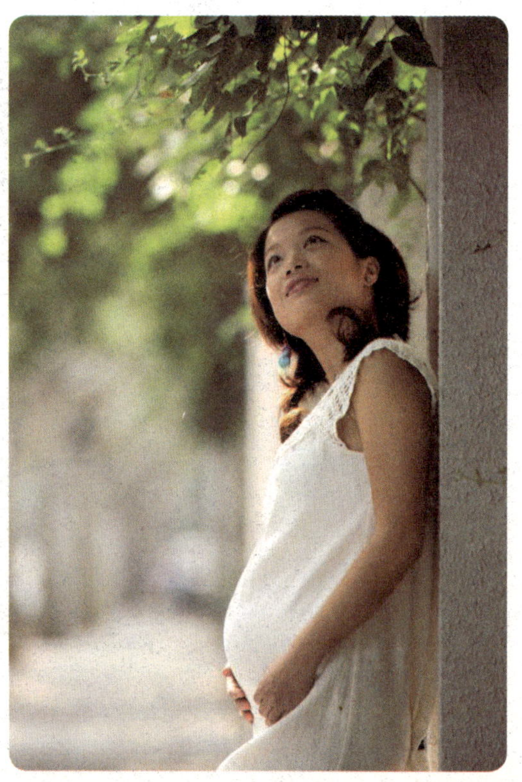

出现转头避光动作，同时心率略有增加，脐动脉和脑动脉血流量亦均有所增加。这表明胎宝宝对射入子宫内的光亮有反应。而动物实验结果证明光照对胎宝宝的视网膜以及视神经有益无害。因此，光照胎教是可行的。

国内外的专家通过研究认为，适当的柔和光照有利于增强胎儿的视网膜发育、刺激胎儿脑细胞活动，从而增强胎儿的智力和肌体活动能力。

实验和观察表明，胎儿对光照不是毫无感觉的，当孕妇在阳光灿烂的地方晒太阳时，胎儿会显得很安详，或肌体细胞活动程度明显减低，这说明光线对胎儿个性的活跃程度、身体的健康程度有一定影响。

如果用手电筒对孕妇腹部照，专家们发现，光线适中时，胎儿会有转过头来、眨眼等积极反应；光线太强时，胎儿会有皱眉、扭头避开光线等反应。从这一实验可以看出，一定的光线对胎儿还是可以有积极的刺激作用的，它可以促使胎儿的视网膜感光细胞进行活动，从而促使胎儿的肌体也开展一系列活动，即通过视觉神经将此信息传入大脑皮层，通过大脑神经进行一系列复杂活动，再引导肌体对此作出反应。所以专家们认为，适当的光照对促进胎儿眼睛、大脑、肌体的积极活动和协调动作是很有好处的。

3. 音乐胎教

音乐的节奏作用于准妈妈，也能影响胎儿的生理节奏，使胎儿从音乐当中受到教育。

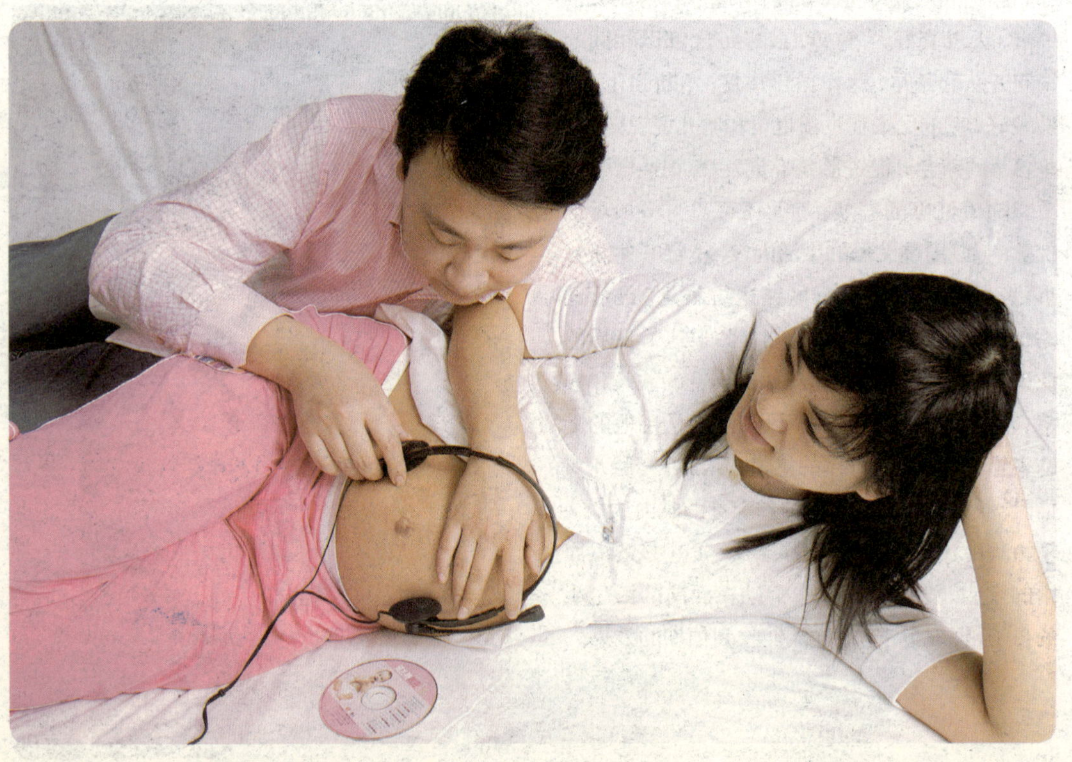

《荀子·乐论》中指出："夫声乐之入人也深，其化人也速。"说明了音乐容易深入人心，感化人的速度也很快。准妈妈常听一些优美动听的音乐，对于陶冶情操、和谐生活、加强修养、增进健康、以及激发想象力等方面，都具有很好的作用。

妊娠3周以后，胎儿的中枢神经和心脏开始形成，尽管妊娠初期胎儿还不能听到声音，但却已经能感知振动了，所以胎儿可感觉到随着母亲的心情变化而出现的心脏波动，而且也能够感受母亲的心情和情绪的影响。在这个时期，孕妇的情绪对胎儿的发育有很大的影响。此期孕妇情绪容易波动，还可能产生不利于胎儿生长发育的忧郁和焦虑，因此，这个时期孕妇适宜听轻松愉快、诙谐有趣、优美动听的音乐，使孕妇不安的心情得以缓解，在精神上得到安慰。孕妇的良好情绪还可以传递给胎儿，从而使胎儿感受到母亲的好心情，从而有利于胎儿的健康成长。

4. 运动胎教

运动胎教，可指导孕妈妈进行适宜的体育锻炼，促进胎儿大脑及肌肉的健康发育，有利于母亲正常妊娠及顺利分娩。

早在第7周开始，胎儿就可以在母体内蠕动了，这时由于活动幅度很小，因此只能借助B型超音显像仪才可以观察到。当胎儿发育到16~20周时活动能力大增，表现出多种多样的动作，如吸吮手、握拳、伸腿、眯眼、吞咽、甚至转身、翻筋斗等，随着胎宝宝在运动中逐渐强大，这时孕妈妈已能感受到胎动。

此时，我们可以通过对胎动的观察来了解胎儿的健康，现代医学已经证明，胎动的强弱和胎动的频率可以预示胎儿在母体内的健康状况。有人曾对胎动强者和胎动弱者进行观察，发现在宫内活动强者出生后其动作的协调性和反应的灵敏度上均优于出生前胎动弱者。凡是在母体内受过运动训练的胎儿出生后翻身、爬行、坐立、行走及跳跃等动作都明显地早于一般的孩子。因此说胎儿的运动训练确实不失为一种积极有效的胎教手段。

有人可能担心，认为锻炼会伤害了胎儿，其实这种担心是没有必要的，胎儿在4个月时胎盘已经很牢固了，并且胎儿此时在母体内具有较大的活动空间。而且羊水环绕着胎儿，对外来的作用力具有缓冲的作用，可以保护胎儿免受伤害。所以孕妈妈对胎儿进行运动训练时并不会直接伤害到胎儿，这一点孕妈妈可以放心。

运动胎教分为早孕期母亲运动和中期让胎儿做胎儿操运动。怀孕早期的孕妈妈可以参加一些适宜的运动项目，如散步等运动幅度和频率均较小的运动，这对母婴双方的健康都有好处。到了胎宝宝能自觉活动且孕妈妈能明显地感到胎动时，孕妈妈可与胎宝宝一起运动。

5. 游戏胎教

谈到与胎儿做游戏这一问题，可能会有人疑惑不解，胎儿怎么会做游戏呢？是啊，一般来说做游戏是出生后的孩子们的"专利"。可近几年来随着医学科学的发展和超声波的问世，发现胎儿在母体内有很强的感知能力。父母对胎儿做游戏胎教训练，不但增进了胎儿活动的积极性，而且有利于胎儿智力的发育。让我们通过胎儿超声波的荧屏显示来观察一下胎儿在母体内的活动情况，胎儿在某一天醒来伸了一个懒腰，打了一个哈欠，又调皮地用脚蹬了一下妈妈的肚子，这使他感到很满意。一个偶然的机会使胎儿的手碰到了漂浮在旁边的脐带，“这是什么东西？”很快脐带成了他的游戏对象，一有机会便抓过来玩弄几下，有时还抓住脐带将它送入嘴边，这个动作使他产生了一阵快意。从胎儿这些动作和大脑的发育情况分析，科学家们认为胎儿完全有能力在父母的训练下进行游戏活动。

胎儿是很有潜能的，只要父母不失时机的通过各种渠道对胎儿施予早期胎教，使他获得良好而有益的刺激，本身的能力将远远超过历史上任何一个天才。

目前有些国家正在研究通过对胎儿施行一种特殊的训练，以达到产生体育方面的超级明星。这一愿望经过人们对胎儿潜能的不断认识和挖掘也一定会实现的。

6. 抚摸胎教

婴幼儿的天性是需要爱抚。胎儿受到母亲双手轻轻地抚摩之后，会引起一定的条件反射，从而激发胎儿活动的积极性，形成良好的触觉刺激，有规律的抚摸胎教，就象是妈妈与胎儿的对话一样，形成良好的反应与互动，对提高胎儿大脑的发育很有帮助。

父母用手轻轻抚摸胎儿或轻轻拍打胎儿，通过孕妇腹壁传达给胎儿，形成触觉上的刺激，促进胎儿感觉神经和大脑的发育。经过抚摸训练出生的婴儿，肌肉活动力较强，对外界环境的反应较灵敏，在生后翻身、爬行、站立、行走等动作的发展上都能提早些。

抚摸胎教的方法

1. 每天睡前听胎教音乐之前进行。孕妇仰卧放松，双手放在腹壁上捧住胎儿从上至下，从左至右顺序地抚摸胎儿，反复10次后，用食指或中指轻轻抚压胎儿，然后放松。
2. 到妊娠6～7个月时，孕妇能摸清胎儿体形，可进行推晃锻炼，即轻轻推动胎儿，使他在腹中散步。
3. 抚摸胎教要求定时进行，开始每周3次，以后根据具体情况逐渐增多，每次时间5～10分钟。
4. 如果抚摸胎教配以轻松愉快的音乐，效果更佳。

在抚摸时应注意胎儿的反应，如胎儿用力踢腿，应停止抚摸，宫缩出现过早的孕妇不宜使用抚摸胎教法。

抚触胎教的注意事项

毕竟腹内的宝宝过于娇嫩，在进行抚触胎教的时候，还是有些事情需要特别的注意。

1. 抚触及按压时动作要轻柔，以免用力过度引起意外。
2. 有的孕妇在孕中期、孕晚期经常会有一阵阵的腹壁变硬，可能是不规则的子宫收缩，此时千万不可进行抚触胎教，以免引起早产。
3. 如果孕妇有不良产史，如流产、早产、产前出血等，则不宜使用抚触胎教，可用其他胎教方法替代。
4. 抚触胎教应有规律性，坚持在固定的时间进行，这样胎宝宝才能心领神会地在此时间里做出反应。

孕晚期篇

信心满怀期待宝宝

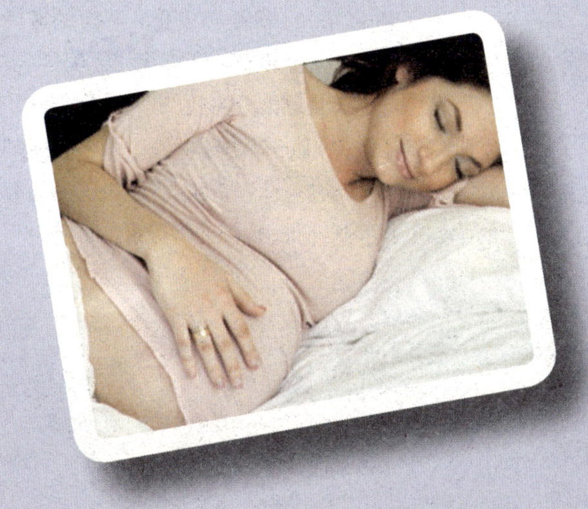

一 孕晚期母体与胎儿状况

1. 怀孕8个月母体和胎儿的状况

◇胎儿的发育

身高约40厘米，体重约1600克，皮肤红润，长满胎毛，脸上皱纹多，胎位多半已转正，此时早产，放在早产儿中心，绝大多数都能存活。

◇母体的变化

从耻骨到子宫底的长度约25～28厘米，在肚脐与心窝间可触摸到子宫底，下腹明显扩张，开始出现妊娠纹，胎动明显，久站脚部容易浮肿，乳头、乳晕及外阴部颜色变深，下腹中央，由肚脐至耻骨间出现一条明显的、由色素沉着而形成的线，称作“妊娠黑线”，脸部可能出现褐色斑点，称为“妊娠斑”，在生产后多半会消失。

2. 怀孕9个月母体和胎儿的状况

◇胎儿的发育

身高约46厘米，体重约2100克，皮肤红色逐渐消退，皱纹消失，胎毛也消失，胎动明显，虽不足月，生下来几乎都能存活，但需放在保温箱中。

◇母体的变化

耻骨到宫底的长度约28～30厘米，在心窝下方可触摸到子宫底，腹部更外凸。容易腰痛，胃肠、心、肺受挤压，会出现胃胀、胸闷、呼吸不顺等；阴道分泌物增加，容易感染白色念珠菌；小便次数增加，老觉得小便解不干净；按压乳房，有乳汁流出。胎儿位置大多已经固定，不容易改变。

3. 怀孕10个月母体和胎儿的状况

◇胎儿的发育

身高约50厘米，体重约2200～3100克，皮下脂肪增厚，皮肤有光泽，指甲已经长成，性器官发育完成，胎儿完全成熟。出生后受到刺激，会大声哭，具有吸吮的能力，胎盘重约500克。

◇母体的变化

通常的体重总共增加约11公斤，耻骨至子宫底的长度约24～32厘米。

接近足月时，胎儿下降入盆，子宫底位置下移。大腿根部有压迫、酸痛或抽筋现象；腹部常因子宫收缩而有变硬的感觉；腰部会酸痛；子宫底下降，胸部的挤压感减轻，会感觉比较轻松。

由于腹部增大，常睡不安稳，手指经常肿胀、发麻，甚至疼痛，手腕可能疼痛、无力。

阴道流出大量黏液分泌物，小便次数增加，常觉得解不干净，腹部常感到疼痛。如果有规则阵痛，表示已经进入产程，必须与医生联系。有的孕妇下肢静脉曲张，痔疮变得严重。

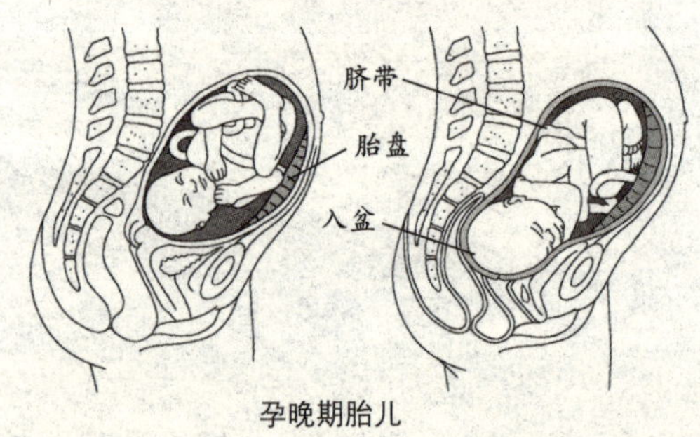

孕晚期胎儿

二 孕晚期的饮食

1. 孕晚期营养要素

碳水化合物

孕8月，胎儿开始在肝脏和皮下储存糖原及脂肪。此时如碳水化合物摄入不足，将造成蛋白质缺乏或酮症酸中毒，所以孕8月应保证热量的供给，增加主粮的摄入，如大米、面粉等。一般来说，孕妈妈每天平均需要进食400g左右的谷类食品，这对保证热量供给、节省蛋白质有着重要意义。另外在米、面主食之外，还要增加一些粗粮，比如小米、玉米、燕麦片等。

膳食纤维

孕晚期，逐渐增大的胎宝宝给孕妈妈带来负担，孕妈妈很容易发生便秘。由于便秘，又可发生痔疮。为了缓解便秘带来的痛苦，孕妈妈应该注意摄取足够量的膳食纤维，以促进肠道蠕动。全麦面包、芹菜、胡萝卜、白薯、土豆、豆芽、菜花等各种新鲜蔬菜水果中都含有丰富的膳食纤维。

硫胺素（维生素B_1）

孕晚期，孕妈妈还要补充各类维生素和足够的铁、钙，充足的水溶性维生素，尤其以硫胺素最为重要。如果硫胺素不足，易引起孕妈妈呕吐、倦怠、体乏，还可影响分娩时子宫收缩，使产程延长，分娩困难。硫胺素在海鱼中的含量比较高。

豆类蛋白质

孕晚期除保证畜禽肉、鱼肉、蛋、奶等动物性食品摄入外，可多增加一些豆类蛋白质，如豆腐和豆浆。这两种食品都是大豆食品的精华，它包含了大豆的全部营养成分，蛋白质含量丰富，并除去了难以消化的纤维素和大豆中的抗营养因子，提高了蛋白质消化吸收率。豆腐的营养价值与牛肉和猪肉相比毫不逊色。

钙

为了满足大量钙的需要，应选择食用海带、紫菜、虾米、虾皮等食物。紫菜不仅钙含量高，而且是理想的蛋白质，可以与蛋白质食品相比，如大豆含蛋白质36.3%，紫菜为29%～35.6%，奶酪为25.2%。

2. 晚期饮食原则

孕晚期，孕妈妈的食欲继续增强，胎儿的发育很快，所以营养一定要跟上。在饮食上，要增加富含蛋白质的豆制品，如豆腐和豆浆等。多食用海产品，如海带、紫菜等，多食用动物内脏和坚果类食品。注意控制盐分的摄入量。

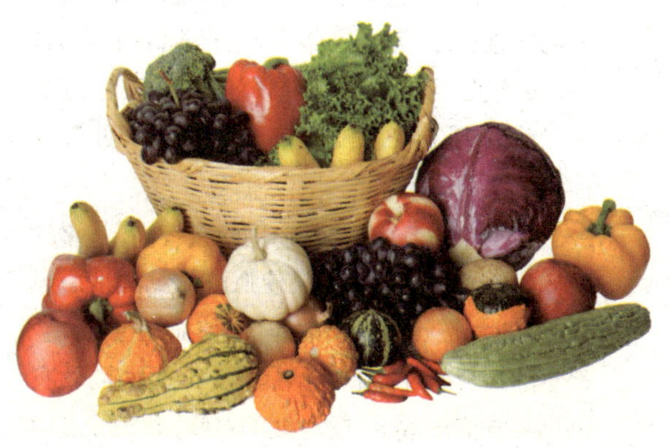

1 第8个月

胎儿发育仍较快营养需求量较大。应继续保证全面营养，多吃豆制品等，同时应限制对食盐的摄入量。在饮食安排上应采取少吃多餐的进食方式。

2 第9个月

在保证全面营养的同时，要限制钠的摄入，增加铁及维生素K的摄入，为分娩做好准备。

3 第10个月

胎儿即将出世，母体即将放下重负。应多吃富含维生素K、维生素C和铁的食物，如牛奶、紫菜、猪排骨、菠菜、豆制品、胡萝卜、鸡蛋等。

3. 合理安排孕晚期饮食

① 饮食要以量少、丰富、多样为主，一般采取少吃多餐的方式进餐，要适当控制进食的数量，特别是高蛋白、高脂肪食物，如果此时不加限制，过多地吃这类食品，会使胎儿生长过大，给分娩带来一定困难。

② 孕妇应选体积小、营养价值高的食物，如动物性食品，避免吃体积大、营养价值低的食物，如土豆、红薯，以减轻胃部的涨满感。应摄入足量的钙，孕妇在吃含钙丰富食物的同时，应注意维生素的摄入。

③ 脂肪性食物里含胆固醇量较高，过多的胆固醇在血液里沉积，会使血液的黏稠度急剧升高，再加上妊娠毒素的作用，使血压也升高，严重的还会出现高血压脑病，如脑出血等。饮食的调味宜清淡些，少吃过咸的食物，每天饮食中的盐量应控制在6克以下，适量饮水。

④ 孕妇要摄取足够的优质蛋白质和必需脂肪酸，但尿蛋白高的孕妇应限制蛋白质、水分和食盐的摄入，多吃植物性油。注意均衡营养，节制食盐的摄取，热量高的食物、甜食、米、面包等主食不要吃太多，要多吃含有优质蛋白质的蛋、牛奶、肉类以及大豆制品等，同时也要考虑食用含有其他营养成分的食物。

4. 多吃鱼可降低早产概率

研究发现，孕妇吃鱼越多，怀孕足月的可能性越大，出生时的婴儿也会较一般婴儿更健康、更精神。

研究人员推断，鱼肉对孕妇十分有益，因为它富含ω-3脂肪酸，这种物质有延长怀孕期、防止早产的功效，也能有效增加婴儿出生时的体重。

经常吃鱼的孕妇出现早产和生出低体重儿的可能性，要远远低于那些平时不吃鱼或很少吃鱼的孕妇。调查还发现，每周吃一次鱼，就可使从来不吃鱼的孕妇早产的可能性从7.1%降至1.9%。

5. 孕晚期补铜防胎膜早破

医学研究发现，孕妇体内缺铜会导致胎膜早破。据研究认为，胎膜是由羊膜和绒毛膜形成，羊膜中有胶原纤维和弹性物质，它们决定了羊膜的弹性、脆性和厚薄。胶原和弹性蛋白能为胎膜提供特殊的弹性和可塑性。近年来，随着对微量元素认识的加深，人们发现胎膜早破产妇的血清铜值均低于正常破膜产妇，说明胎膜早破与血清铜低水平有一定关系。如果孕妇体内铜水平过低，极易造成胎膜变薄、脆性增加、弹性和韧性降低，从而发生胎膜早破。

为预防胎膜早破和早产儿的出生，孕妇应多食用一些含铜量高的食物，如坚果类、海产品、动物肝脏、小麦、干豆、根茎蔬菜、牡蛎等。

6. 给胎儿补脑益智的七种坚果

坚果含有胎儿大脑发育所需的第一营养成分脂类(不饱和脂肪酸)，还含有15%～20%的优质蛋白质和十几种重要的氨基酸，这些氨基酸都是构成脑神经细胞的主要成分。所以多吃坚果宝宝更聪明。下面给孕妈妈介绍几种重要坚果：

坚果	功 效	推荐食用方法
杏仁	杏仁有降气、止咳、平喘、润肠通便的功效。对于预防孕期便秘很有好处。但是中医认为杏仁有小毒，不宜多食	如果你不喜欢吃纯杏仁，可以尝试一下带杏仁的巧克力
花生	蛋白质含量高达30%左右，其营养价值可与鸡蛋、牛奶、瘦肉等媲美，而且易被人体吸收。花生皮还有补血的功效	与黄豆一起炖汤，也可以和莲子一起放在粥里或是米饭里。最好不要用油炒
瓜籽	南瓜籽可以防治肾结石病；西瓜籽中医认为性味甘寒，具有利肺、润肠、止血、健胃等功效；葵花籽所含的不饱和脂肪酸能起到降低胆固醇的作用	大多是炒熟或煮熟了吃。不过在煮的过程中可以依据自己的口味加入香料或调味剂，可以有五香的、奶油的等等
核桃	补脑、健脑是核桃的第一大功效，另外其含有的磷脂具有增长细胞活力的作用，能增强机体抵抗力，并可促进造血和伤口愈合。另外，核桃仁还有镇咳平喘的作用。尤其是经历冬季的孕妈妈，可以把核桃作为首选零食	核桃可以生吃，也可以加入适量盐水，煮熟吃，还可以和薏仁、栗子等一起煮粥吃
松籽	含有丰富的维生素A和维生素E，以及人体必需的脂肪酸、油酸、亚油酸和亚麻酸，还含有其他植物所没有的皮诺敛酸。它不但具有益寿养颜、祛病强身之功效。还具有防癌、抗癌之作用	生着吃，或者做成美味的松仁玉米
夏威夷果	是一种原产于大洋洲的坚果，别名叫昆士兰果或澳洲胡桃。夏威夷果含油量高达60%～80%，还含有丰富的钙、磷、铁、维生素B_1、维生素B_2和氨基酸	夏威夷果可鲜食，但更多是加工成咸味或甜味的，也可作为糖果、巧克力和冰淇淋等的配料
榛籽	含有不饱和脂肪酸，并富含磷、铁、钾等矿物质以及维生素A、维生素B_1、维生素B_2、烟酸，经常吃可以明目、健脑	不想单吃榛子，可压碎伴在冰淇淋里或是放在麦片里一起吃

7. 孕晚期要补足蛋白质

孕期蛋白质的贮存量随着孕周的增长而逐渐增加，在孕一月时每日仅贮存0.6克，至妊娠后半期每日需贮存6~8克，以满足胎儿组织合成和快速生长的需要。

妊娠后半期蛋白质的补充要更充足，不仅胎儿生长需要蛋白质，而且孕妇本身也需要一定数量的蛋白质供给子宫、增大的乳房以及胎盘、羊水和血容量增加的需要。整个妊娠期母体增加蛋白质贮存约910克，其中约500克由胎儿积累，60克存于胎盘，其余部分存于母体非脂肪组织。如果孕妈妈蛋白质不足，不但会导致胎儿发育迟缓，而且容易引起流产或者发育不良，造成先天性疾病和畸形，同时产后母体也不容易恢复。实验结果表明，如果孕妈妈孕期缺乏蛋白质，新生儿体重、肝脏和肾脏重量就会降低，有的肾小球发育不良，结缔组织增多，肾功能出现不良。

我国营养学会建议，孕妇每日应较非孕妇增加蛋白质摄入量为：孕中期增加15克，孕晚期增加20克。以轻体力劳动的妇女为例，每日膳食蛋白质推荐摄入量为65克，怀孕后则孕中期应增至每日80克，孕晚期应达到每日85克。除数量保证外，其中动物性食品及豆类等优质蛋白质应至少占三分之一以上，以提高摄入蛋白质的营养价值。

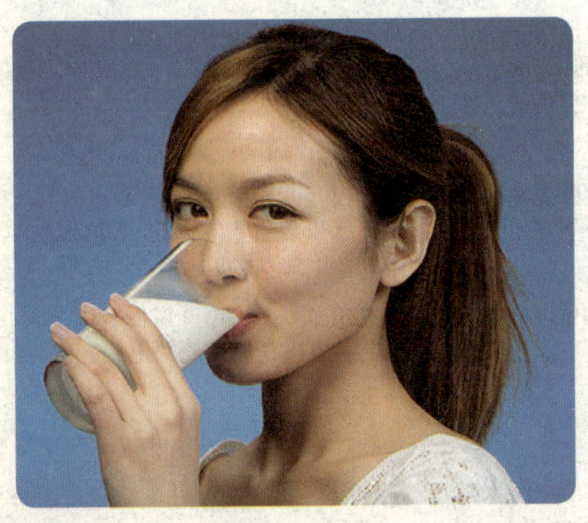

富含蛋白质的食物有牛肉、猪肉、鸡肉、鲤鱼、肝类、蛋、牛奶乳酪等，豆腐、黄豆粉、百叶、炒花生仁、绿豆、赤小豆、紫菜等植物性食物含蛋白质也较丰富。

如果孕妈妈能把以上的动物、植物食品结合食用，将是极好的蛋白质补充方法。

8. 孕晚期宜补充维生素K

维生素K是一组化学物质，能被人体利用来产生血浆中的凝血物质。维生素K还是影响骨骼和肾脏组织形成的必要物质，主要参与一些凝血因子的合成，有防止出血的作用，因此，维生素K有“止血功臣”的美称。它经过肠道吸收，在肝脏生产出凝血酶原及一些凝血因子而起到凝血作用。若孕妇(一般指患有肝病的孕妇)维生素K吸收不足，血液中凝血酶原减少，易引起凝血障碍，发生出血。孕妇妊娠期如果缺乏维生素K，就会增加流产的概率。胎儿即使存活，孕妇也会由于其体内凝血酶低下，易发生生产时大出血。

因此，孕妇应注意摄食富含维生素K的食物，以预防产后新生儿因维生素K缺乏而引起的颅内、消化道出血等。故孕妇在预产期前一个月，尤其要注意每天多摄食富含维生素K的食物，如菜花、白菜、菠菜、莴笋、芜菁叶、干酪、肝脏和谷类食物等，必要时可每天口服维生素K。这样可预防产后出血及增加母乳中维生素K的含量。

9. 含锌食物帮你自然分娩

最近，国外有研究表明，产妇分娩方式与其妊娠后期饮食中锌的含量有关，每天摄锌越多，其自然分娩的机会越大。

锌是人体必须的微量元素，对人的许多正常生理功能的完成起着极为重要的作用。据专家研究，锌对分娩的影响主要是可增强子宫有关酶的活性，促进子宫肌收缩，把胎儿驱出子宫腔。当缺锌时，子宫肌收缩力弱，无法自行驱出胎儿，因而需要借助产钳、吸引等外力，才能娩出胎儿，严重缺锌则需剖腹产。因此，孕妇缺锌，会增加分娩的痛苦。此外，子宫肌收缩力弱，还有导致产后出血过多及并发其他妇科疾病的可能，影响产妇健康。

在正常情况下，孕妇对锌的需要量比一般人多，除孕妇自身需要锌外，还得供给发育中的胎儿需要，孕妇如不注意补充，就极容易缺乏。所以孕妇要多进食一些含锌丰富的食物，如肉类中的猪肝、猪肾、瘦肉等；海产品中的鱼、紫菜、牡蛎、蛤蜊等；豆类食品中的黄豆、绿豆、蚕豆等；硬壳果类的是花生、核桃、栗子等，均可选择入食。特别是牡蛎，含锌最高，每一百克含锌为100毫克，居诸品之冠，堪称锌元素宝库。

10. 宜吃的各种食物

1. 多吃含有丰富胶原蛋白的食品，如猪蹄等，有助于增加皮肤的弹性。

2. 多吃鲫鱼、鲤鱼、萝卜和冬瓜等食物，有助于缓解水肿症状。

3. 多吃核桃、芝麻和花生等含不饱和脂肪酸丰富的食物，以及鸡肉、鱼肉等易于消化吸收且含丰富蛋白质的食物。

4. 多选用芹菜和莴苣等含有丰富的维生素和矿物质的食物。

5. 经常吃一些富含碘的食物，如海带和鱿鱼等。

11. 孕晚期饮食禁忌

1 盐

孕晚期由于身体负担增加，胎儿压迫下腔静脉、血液循环不好等原因，较前几个月更易出现浮肿的情况。最常见的是下肢浮肿，严重者可有大腿、腹部甚至全身水肿的情况。食盐中的钠会增加体内水分的潴留，加重浮肿的程度。因此，这个时期应适当限制盐的摄入量，以每日不超过6克为佳，如有浮肿及妊娠高血压，可限制食盐在3克之内更为安全。

2 高钙饮食

孕晚期钙需要量较多，但孕妇不能因此而盲目地大量补钙。食物中的钙稍多，其吸收率就会下降，一般不至于吃到孕妇高钙血症的程度，但如果是过量地加服钙片、维生素D等药物，就较有可能造成钙过量吸收，母亲易患肾、输尿管结石；对胎儿也可能产生危害，可能得高钙血症，胎儿出生后，囟门过早闭合、额骨变宽而突出，影响胎儿的头形、面形，甚至影响大脑发育。

3 高脂肪饮食

胎儿发育的最后一个月是胎儿皮下脂肪生长最快速的时期，如果孕妇饮食中脂肪含量过高，势必增加胎儿肥胖的程度，过胖的胎儿在出生时易难产，可能造成母婴双方出现产伤的不良后果。而且脂肪摄入多，会升高血脂，增加准妈妈的心脏负担，有些人在产前易有心慌、胸闷、气急等心脏过负的感觉出现。此外，虽然脂肪本身虽不会致癌，但长期多吃高脂肪食物，会使大肠内的胆酸和中性胆固醇浓度增加，这些物质的蓄积能诱发结肠癌，这些都不利于母婴的健康。

4 温热补品

孕妇由于周身的血液循环系统血流量明显增加，心脏负担加重，子宫颈、阴道壁和输卵管等部位的血管也处于扩张、充血状态。加上孕妇内分泌功能旺盛，分泌的醛固醇增加，容易导致水钠潴留而产生水肿、高血压等病症。再者，孕妇由于胃酸分泌量减少，胃肠道功能减弱，会出现食欲不振、胃部胀气、便秘等现象。这些，用中医的说法，统称为“内热”。怀孕期间由于代谢增加，孕妇易出现内热的情况。而在内热的基础上，如果准妈妈再经常服用温热性的补药、补品，包括一些温热性的食品(如人参、鹿茸、鹿胎胶、鹿角胶、桂圆、荔枝、胡桃肉、羊肉、狗肉等)，势必导致阴虚阳亢，气机失调，气盛阴耗，血热妄行，引起鼻出血、口干、口腔溃疡、脸上长痘痘等症状，还可能加剧孕吐、水肿、高血压、便秘等，甚至发生见红、流产或死胎等。

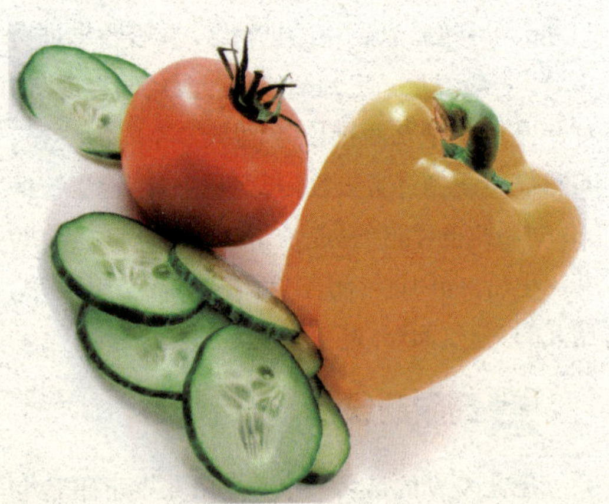

12. 临产前的营养要求

孕妇应多吃新鲜的瓜果蔬菜，可提供孕妇对维生素A、维生素C以及钙和铁的需求。另外，孕妇要多吃粗粮，少食精制的米、面，因为玉米、小米等粗粮含B族维生素和蛋白质比大米和面多；多吃谷类、花生等，因为这些食物中含有大量易于消化的蛋白质、B族维生素和维生素C、铁和钙质等；每天可加食1~2个鸡蛋，因为蛋类含有丰富的蛋白质、钙、磷和各种维生素；多晒太阳，使机体产生更多的维生素D，以保证胎儿骨骼生长的需要；注意多补充微量元素，如锌、镁、碘、铜等，在动物类食品、豆类、谷类、蔬菜中含有铁、锌、铜等，海味食品中含碘量高。

如果在此期间营养不良，孕妈妈往往会出现贫血、水肿、高血压等并发症。若发生水肿、高血压，应吃些红豆粥、冬瓜汤、鲤鱼汤等少盐、利尿的食物；若血红蛋白低，可多吃些蛋黄、猪肝、红豆、油菜、菠菜等含铁量高的食物；如出现小腹坠胀、宫缩频繁时，可服桂圆鸡蛋羹(以桂圆肉15克放入碗内，打鸡蛋1个，加凉水适量，蒸成蛋羹，食前加红糖少许，每日服1~2次)。此外，还应多吃大豆、虾皮、海带、粗纤维蔬菜、水果等。

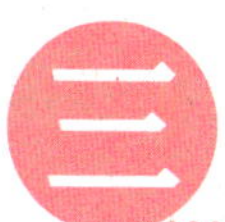

孕晚期营养食谱

1. 孕8月营养食谱

1 银鱼豆芽

原 料 银鱼20克、黄豆芽300克、鲜豌豆50克、胡萝卜丝50克。

制作过程

①银鱼焯水，沥干，豌豆煮熟；

②炒锅加油，葱花爆香，炒黄豆芽、银鱼及胡萝卜丝；

③略炒后加入煮熟的豌豆，可调成糖醋味。

功 效 银鱼含钙丰富，豆类也是植物中含丰富钙的食品，胡萝卜中有大量维生素A。红、黄、绿、白四色相间，定会令孕妈妈胃口大开。

2 鸭血豆腐汤

原 料 鸭血50克、豆腐100克、香菜、高汤、醋、盐、淀粉、胡椒粉等。

制作过程

①鸭血、豆腐切丝，放入煮开的高汤中炖熟；

②加醋、盐、胡椒粉调味，以淀粉勾薄芡，最后洒上香菜叶。

功效 豆腐是补钙高手，鸭血能满足孕妈妈对铁质的需要。酸辣口味不仅能调动妈妈的胃口，还能促进钙质的吸收。

3 双耳牡蛎汤

原 料 水发木耳、牡蛎各100克、水发银耳50克、料酒10克、葱姜汁20克、精盐3克、鸡精2克、醋1克、胡椒粉0.5克、高汤500克。

制作过程

①将木耳、银耳撕成小块。牡蛎入沸水锅中焯一下捞出；

②另在锅内加高汤烧热，放入木耳、银耳、料酒、葱姜汁、鸡精煮约15分钟；

③下入焯好的牡蛎，加入精盐、醋煮熟，加入胡椒粉调匀，出锅装碗即成。

功 效 味道鲜美，含有丰富的钙、铁、锌。

4 鸡肝枸杞汤

原 料 鸡肝4个、枸杞子30粒、八角1个、熟笋酌量、菠菜1棵、鸡汤7杯。

制作过程

①将鸡肝切成约半寸厚，放入煮滚的鸡汤内，放入姜汁，片刻后捞起，便可去除腥味；

②熟笋切成薄片；菠菜用加盐的滚汤烫至青色时捞起，切成段；

③放枸杞子和八角入汤内，煮30分钟，然后加入鸡肝和笋片同煮。煮片刻后加盐调味，以藕粉使之成胶粘，并加少许酒，最后加入菠菜和适量胡椒粉。

功 效 此汤有滋养补血之功效。

5 猪骨萝卜汤

原 料 猪骨500克、青萝卜700克、胡萝卜400克、蜜枣5个、陈皮1小块。

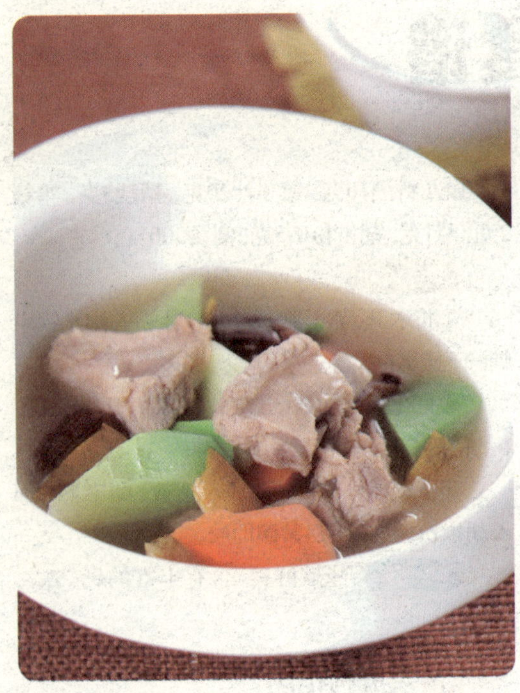

制作过程

①将青、胡萝卜去皮，切角块；陈皮浸开，洗刮净；

②猪骨用热水水过；

③待煲内水沸时，放下全部材料同煲3小时以上，用盐、生抽调味即成。

功效 此汤温胃消食，滋阴润燥。

2. 孕9月营养食谱

1 海带瘦肉汤

原料 水发海带100克、猪瘦肉50克、胡萝卜25克、花生油30克、酱油15克、精盐2克、花椒水、葱、姜、蒜、鸡汤(或水)各适量。

制作过程

①猪肉切成细丝，海带洗净，卷成卷切成细丝；

②葱、姜分别切成丝，胡萝卜去皮，切成细丝，蒜切片；

③炒锅上火，加水烧沸，把海带丝、胡萝卜丝分别焯一下，控干水分；

④炒锅置火上，放入花生油烧热，下葱丝、姜丝、蒜片炝锅，放入猪肉丝煸炒，至肉丝变白时，加酱油，加鸡汤(或水)、精盐、海带丝、胡萝卜丝，烧沸后撇去浮沫，调好口味，盛入汤碗内即成。

功效 补充蛋白质和微量元素。

2 银耳老鸽汤

原料 老鸽一只、干银耳50克、枸杞10粒、姜两片。

制作过程

①银耳放入水中浸软，去蒂，洗净沥干待用；枸杞泡软，洗净待用；

②鸽子洗净焯水，再洗净，切大件待用；

③烧开适量清水，放入鸽肉，枸杞和姜片，用中火煲约1小时到材料熟，加入银耳，再煲30～40分钟至汤浓，调味后即可盛上桌，趁热供饮食用。

功效 枸杞有补血、养心、安神的作用。

3 健康牛肉烩

原料 西兰花、黑木耳、瘦牛肉(牛里脊)、洋葱(少量)、山茶油(玉米油、葵花油、大豆油等均可)、干红葡萄酒、红糖、酱油、盐(最好是竹盐)、鸡精或蘑菇精。

制作过程

①牛肉切小片用红酒、红糖、酱油、鸡精、少量盐和黑胡椒腌30分钟；

②用少量山茶油和洋葱呛锅(热锅凉油)，放入牛肉、西兰花；

③待牛肉变色，加入适量腌牛肉的调料，翻炒均匀即可出锅。

功 效 西兰花是营养浓度最高的蔬菜，尤其是维生素A和β－胡萝卜素的含量更是所有蔬菜之首；经常食用黑木耳可以防治缺铁性贫血。

4 木耳茭白

原 料 茭白250克、水发木耳100克、盐3克、胡椒粉各1克、鲜汤20克、淀粉10克、泡辣椒碎5克、蒜片、姜片各10克、葱花15克。

制作过程

①茭白洗净，切成长4厘米的薄片；木耳洗净；

②将盐、胡椒粉、鲜汤、淀粉对成咸鲜芡汁；泡辣椒、葱分别切成马耳朵形；

③锅置火上，放油烧热，下泡辣椒碎、姜片、蒜片炒香，再放入茭白片、木耳炒至断生，放入葱花及咸鲜芡汁，待材料成熟收汁后，出锅装盘即成。

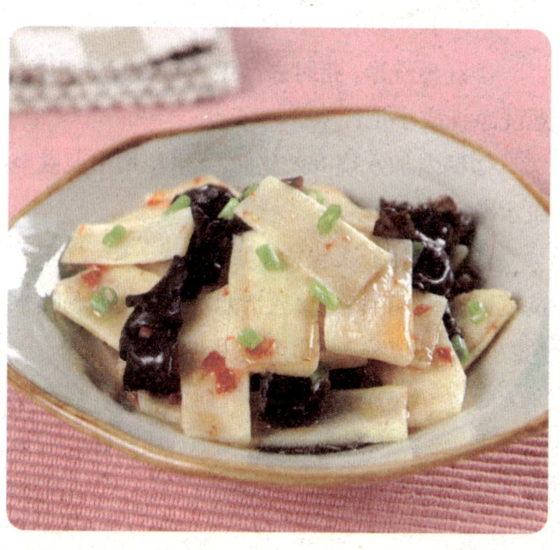

功 效 木耳是补血、降压佳品，尤其适宜血压偏高的孕妇食用。

5 炒绿豆芽

原 料 新鲜绿豆芽250克、植物油、盐、鸡精各适量。

制作过程

①将新鲜绿豆芽洗净，备用。

②将炒锅烧热后加入植物油，待油热后放入新鲜绿豆芽，略煸炒后加入盐、鸡精翻炒几次即可。

功 效 绿豆芽味甘无毒，能清暑热，调五脏、解诸毒、利尿除湿，常吃可以预防和清除水肿。

3. 孕10月营养食谱

1 空心菜粥

原 料 空心菜200克、粳米100克、精盐少许、清水适量。

制作过程

①空心菜择洗干净，切细；粳米淘洗干净；

②锅置火上，入适量清水、粳米，煮至粥将成时，加入空心菜、精盐，续煮至粥成。

功 效 粥稠，味清淡，爽滑。有清热、凉血、利尿、助产的作用。临产前食用能滑胎助产。

2 紫苋菜粥

原 料 紫苋菜250克、粳米100克、精盐、猪油各适量。

制作过程

①紫苋菜择洗干净，切成细丝；

②粳米淘洗干净，放入煮锅内，加清水适量置火上，煮至粥快熟时，入猪油、紫苋菜、精盐稍煮即成。

功 效 粥清香爽口。具有清热止痢、顺胎产的作用。

3 藕莲炖排骨

原 料 排骨500克、莲子200克、莲藕500克、料酒、盐、姜、葱适量。

制作过程

①排骨剁块洗净，入沸水煮20分钟后，撇去浮沫，捞出待用，莲藕刮皮切块，莲子洗净备用；

②砂锅加清水入莲藕煮沸，加入排骨和莲子，改用小火炖煮，入盐和料酒、姜、葱，炖约一小时，待骨烂肉酥菜熟即可。

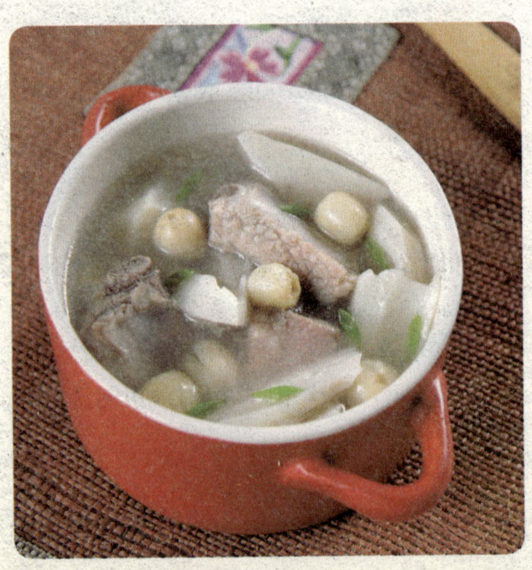

功 效 有补心益脾、止血安神作用。

4 小米面茶

原 料 小米面1000克、麻酱250克、芝麻仁10克、香油、精盐、姜粉各适量。

制作过程

①芝麻仁去杂，用水冲洗净，沥干水分，入锅炒焦黄色后擀碎，加入精盐拌和在一起；

②锅置火上入适量清水、姜粉，烧开后用小米面调成稀糊状倒入锅内，略加搅拌，开锅后盛入碗内；

③麻酱和香油调匀，用小勺淋入碗内，再撒入芝麻盐，即可食用。

功 效 咸香可口，补中益气、增加营养、助顺产。

5 红枣炖猪肘

原 料 大红枣、水发黄豆、猪肘、生姜、盐、冰糖、红糖、绍酒。

制作过程

①红枣洗净，猪肘去净毛，生姜去皮切片，葱洗净捆成小把；

②锅内加水烧开入猪肘、绍酒，用中火煮至血水净，捞起冲净；

③把猪肘放入盅内，加入生姜、葱、红枣、黄豆、冰糖、红糖、盐，入清水加盖，入蒸屉隔水炖2小时，去掉姜、葱即可使用。

功 效 和胃健脾、气血两补，对临产阴虚气弱、乏力、口干等症有功效，且有助产后恢复。

四 孕晚期身体不适的防治

1. 手指肿胀

孕晚期，许多孕妇会遇到手掌、手指、脚踝轻度肿胀的现象，这与体内的水、钠潴留有关。此时，最好做一些手部活动，并多抬高手臂，直到胎儿出生，肿胀消退。

一般来说，如果一天中到了傍晚才出现水肿，多半为正常现象。因为活动了大半天，水分集中在下肢，产生水肿是正常现象。但如果在早晨起床时，发现脸、手、脚出现水肿，甚至有全身性水肿，则需考虑为异常情形。另外如又发现体重快速增加(正常孕期体重增加，一星期不超过500克)，若一星期增加超过1000克以上，即要考虑到可能不是单纯的发胖，而有可能是病理性水肿，需要及时去医院就诊。

2. 胃灼热

不少妇女怀孕后时时觉得胃部麻乱，有烧灼感和口苦，有时烧灼感逐渐加重而变成烧灼痛。这些孕妇以往无胃炎、胃溃疡等胃痛病史，医学上称之为妊娠期胃灼热，这种烧灼样痛通常在妊娠晚期出现，分娩后消失。出现妊娠晚期胃灼热的主要原因是胃酸返流，刺激了食管下段的痛觉感受器引起。此外，妊娠时巨大的子宫对胃有较大压力，胃排空速度减慢，胃液在胃内滞留时间较长，也容易使胃酸返流到食管下段。

怎样防治胃灼热

轻微的胃灼热，孕妇大多可以耐受，不需服用药物。但应避免下列可能加重的诱发因素，如过饱、高脂肪饮食，吸烟、饮酒、喝咖啡、饮浓茶等。病情较严重的孕妇可服用一些降低胃酸的药物，如氢氧化铝片(胃舒平)等和减少胃酸返流的药物，但应在医生指导下服用，以免因服用不当而增加其他并发症。

3. 胸闷、消化不良

怀孕初期胸闷和消化不良的症状是由于早孕反应所引起的，但怀孕晚期则是因为子宫底增高，往上顶到胃部而引起的。

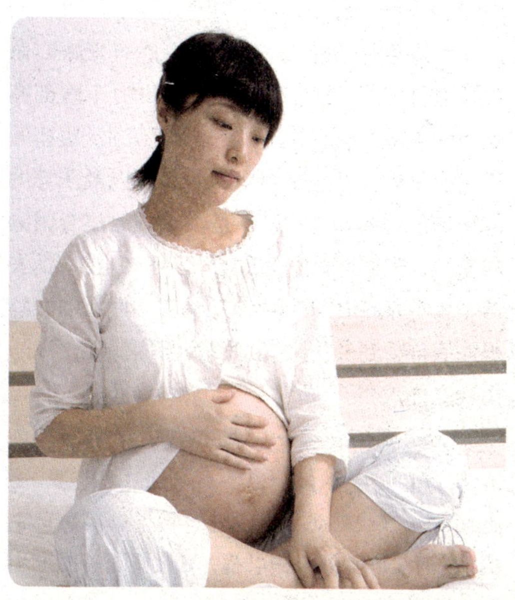

此种症状并非胃病。只要改变饮食习惯就会改善，平常多吃好消化的食物就能减轻消化不良的症状。

每天不固定只吃三餐，可以少量多餐，避免暴饮暴食。

4. 心悸

孕晚期，你的心跳大概每分钟会增加10下，而每一次的心跳所输送的血液也比以前多了30%。这些改变在怀孕中期达到高峰，所以你很可能会感觉到心脏负荷增加。很多孕妇在怀孕后半期甚至会感觉到心悸，尤其是在活动后或突然变换姿势时特别明显。

5. 腹痛

1 病理性腹痛

◇胎盘早剥

多发生在孕晚期，准妈妈可能有妊娠高血压综合征、慢性高血压病、腹部外伤。下腹部撕裂样疼痛是典型症状，多伴有阴道流血。腹痛的程度受早剥面积的大小、血量多少以及子宫内部压力的高低和子宫肌层是否破损等综合因素的影响，严重者腹痛难忍、腹部变硬、胎动消失甚至休克等。所以在孕晚期，患有高血压的准妈妈或腹部受到外伤时，应及时到医院就诊，以防出现意外。

胎盘剥离在怀孕晚期的发生概率率约为0.5%～1%，一般较好发于有高血压、抽烟、多胞胎和子宫肌瘤的孕妇身上。胎盘剥离所产生的痛，通常是剧烈的撕裂痛。虽然伴随有阴道出血，但也有些胎盘剥离的病人，会感受强烈腹痛却无阴道出血的情况，这是因为其出血处皆位于胎盘后方，且被封存于子宫中。当胎盘剥离超过50%时，通常会引起孕妇的凝血机制失常和胎儿死亡现象。

◇子宫先兆破裂

子宫破裂是指在妊娠晚期或分娩过程中子宫体部或子宫下段发生的破裂，是直接威胁产妇及胎儿生命的产科并发症。

没有开过刀的子宫，会发生破裂的机会极为罕见。但孕妇若有下列情况，即使子宫未开过刀，也有可能发生子宫破裂的情况，如：子宫有先天畸形的孕妇，在使用过量催生药物或产道有阻碍的情况下，子宫有可能会发生破裂。另外，侵蚀黏生性胎盘也有可能于怀孕中期引起子宫自然破裂。

子宫破裂较常发生于子宫曾有过伤口的病人，如：曾接受过剖腹产或子宫肌瘤切除术的孕妇，其子宫破裂的发生机率大约为2%。现今大部分的剖腹生产，都采用低位横向式伤口的开刀方式，其伤口相对较强，但亦有发生破裂的可能性。子宫破裂会因出血量大，而造成孕妇及胎儿双双发生休克、缺氧及死亡的可能。所以，子宫破裂也是造成孕妇死亡的常见因素之一。

由于子宫破裂的再发率很高，所以，对曾发生过子宫破裂的病人而言，建议实施结扎，以避免再次怀孕的可能。至于高风险的孕妇，则建议在产程开始前，即接受剖腹生产；对有可能发生子宫破裂的孕妇来说，待产时，持续地监测胎心音、注意腹痛及阴道出血等情况，都是极重要的指标。一旦怀疑是子宫破裂，则须立即进行剖腹生产、修补子宫及输血等项目，以争取对孕妇和胎儿有利的最佳时机。

子宫破裂常发生于瞬间，之前产妇感觉下腹持续剧痛，极度不安，面色潮红，呼吸急促，此时为先兆子宫破裂；子宫破裂瞬间撕裂样剧痛，破裂后子宫收缩停止，疼痛可缓解，随着血液、羊水、胎儿进入腹腔，腹痛又呈持续性加重，孕妇呼吸急促，面色苍白，脉搏细数，血压下降，陷于休克状态。

2 生理性腹痛

◇子宫增大压迫肋骨

随着宝宝长大，准妈妈的子宫也在逐渐增大。增大的子宫不断刺激肋骨下缘，可引起准妈妈肋骨钝痛。一般来讲这属于生理性的，不需要特殊治疗，采取左侧卧位有利于缓解疼痛。

◇假临产宫缩

到了妊娠晚期，可因假宫缩而引起下腹轻微胀痛，它常常会在晚上发作而于天明的时候消失，宫缩频率不一致，持续时间不恒定，间歇时间长且不规律，宫缩强度不会逐渐增强，不伴下坠感，白天症状有所缓解。假宫缩预示孕妇不久将临产，应做好准备，如保持充分的休息，多吃些能量高的食物如巧克力等。

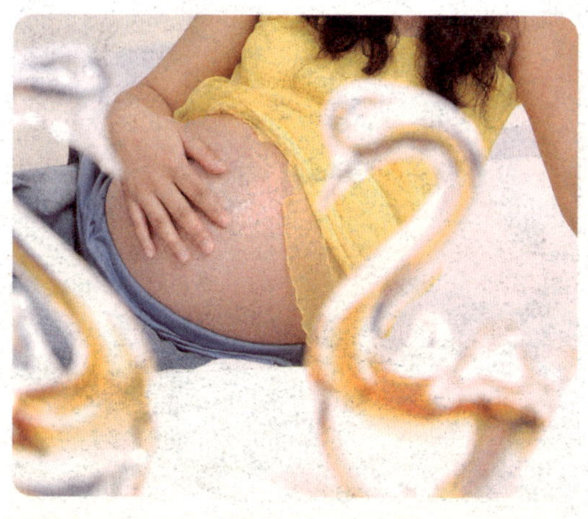

临产前的宫缩有节律性，每次宫缩都是由弱至强，维持一段时间，一般30～40秒，消失后进入间歇期，为5～6分钟。

◇胎动

胎动于28～32周间最显著。在20周时，每日平均胎动的次数约为200次，在32周时则增加为375次，每日的胎动次数可能介于100～700之间。自32周之后，胎儿逐渐占据子宫的空间，他(她)的活动空间也将越变越小，但是他(她)偶尔还是会很用力地踢你。当他(她)的头部撞在你骨盆底的肌肉时，你会突然觉得被重重一击。胎动可以自测：从妊娠28周起，每日早、中、晚3次卧床计数胎动，每次1小时，相加乘以4即为12小时胎动，若胎动≥30次/12小时或≤3次/小时为正常。

6. 下肢水肿

造成孕期下肢水肿的原因：

❶ 妊娠后，从6周开始血容量就逐渐增加，34周达到高峰，并在这个水平上一直维持到产后两周才恢复到孕前水平。血容量可比非孕期增加40%左右，所以血容量增加后，组织间液也会增加。

❷ 由于血液增加时，血浆的增加比血球的增加要多，所以，血液成分会相对稀释，血浆白蛋白的相对浓度也比非孕期时要低。而血浆白蛋白是维持血浆渗透压的主要成分。孕期血浆渗透压要比非孕期低。这样就使血流中的水分容易渗透到组织间液中，从而造成下肢水肿。

❸ 妊娠后子宫增大，使骨盆内压力增高，从而使下肢静脉血流受到影响。这也是下肢浮肿的重要原因之一。孕期浮肿如果休息或睡眠

后见轻，是属于生理性的，不必担心。

减轻下肢水肿的方法：

1 坚持低盐饮食，每日摄取的食盐量不要超过6克。

2 为协助下肢静脉回流，可穿医用中统弹力袜，尤其伴有静脉曲张者更应该穿着。

3 适当运动增加下肢肌肉力量，促进静脉回流。

4 坐位时，可在脚下垫一个小板凳，协助静脉回流。

5 晚上入睡前，做下肢按摩有助于消肿。

7. 痔疮

妊娠期的妇女容易发生痔疮，这是由于妊娠期盆腔器官的血管分布增多，子宫一天天增大，肛门直肠部位受到子宫压迫逐渐加重，阻碍静脉回流，痔静脉压力增高，高度曲张而引起痔疮。便秘时用力屏气排便，使痔静脉瘀血加重，也是促进痔疮发生发展的原因之一。

孕期痔疮患者十分为多见，治疗要及时、合理，否则就会造成更大的痛苦及严重的后果。痔疮防治注意事项如下：

1 孕期痔疮以保守治疗为主；

2 手术治疗最好在孕中期；

3 孕期痔疮重在预防。

8. 尿路感染

妇女的尿道较短而且直，仅有3～5厘米，阴道、肛门的分泌物、粪便等很容易污染尿道而发生感染。怀孕后，由于孕激素分泌增多，可使输尿管及肾盂的平滑肌蠕动减少，减缓尿液的流速。子宫右旋挤压右侧输尿管，膀胱的张力降低，导致尿液存留时间变长，因此细菌容易繁殖、感染。孕妇尿中的葡萄糖也有利于细菌的生长。这些因素都可以造成孕妇尿路感染，出现尿急、尿频、尿痛等症状，严重者可出现发热、腰痛及血尿等。

如果有条件，每一个月左右去医院做一次尿液检查，如果确诊患了尿路感染，即使在还没有出现尿频、尿急、尿痛的症状的时候，也务必做到早期彻底治愈。

如果不加以重视，任病情继续发展、恶化或反复发作，对孕妈妈和胎宝宝的健康都是极为不利的。

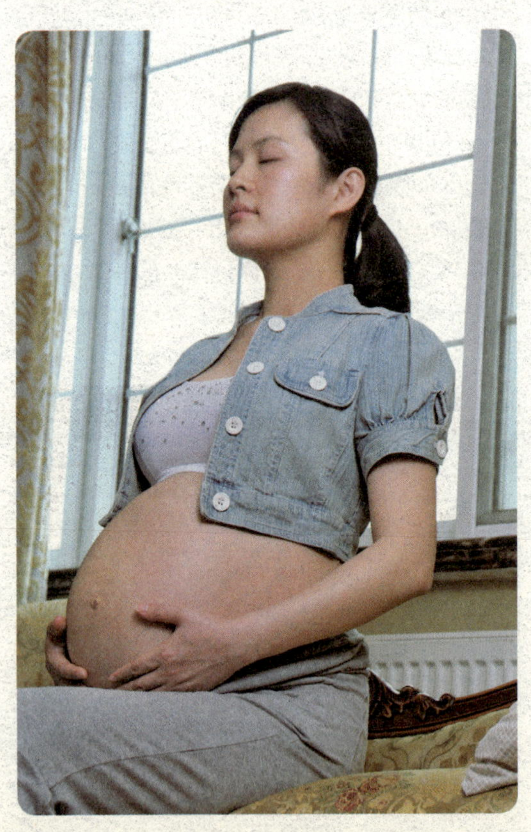

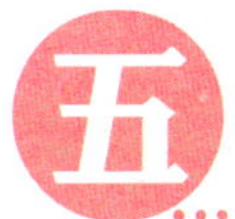

五 妊娠高血压综合征

1. 妊娠高血压综合征

妊娠高血压综合征(简称妊高征),是妊娠期妇女所特有而又常见的疾病,以高血压、水肿、蛋白尿、抽搐、昏迷、心肾功能衰竭,甚至发生母子死亡为临床特点。妊娠高血压综合征按严重程度分为轻度、中度和重度,重度妊娠高血压综合征又称先兆子痫和子痫,子痫即在高血压基础上有抽搐。

2. 妊高征的病因

1 子宫胎盘缺血

多胎妊娠,羊水过多,初产妇,子宫膨大过度,腹壁紧张等,都会使宫腔压力增大,子宫胎盘血流量减少或减慢,引起缺血缺氧,血管痉挛而致血压升高。也有人认为,胎盘或蜕膜组织缺血缺氧后,可产生一种加压物质,引起血管痉挛,使血压升高。

2 免疫与遗传

临床上经产妇妊高征较少见。妊高征之女患妊高征者较多。有人认为妊高征的发生与孕妇隐性基因或隐性免疫反应基因有关。

3 前列腺素缺乏

前列腺素类物质能使血管扩张,一般体内加压物质和降压物质处于平衡状态,使血压维持在一定水平。血管扩张物质前列腺素减少了,血管壁对加压物质的反应性增高,于是促使血压升高。

3. 妊高征对母体和胎儿的影响

1 对母体的影响

妊娠高血压综合征易引起胎盘早期剥离、心力衰竭、凝血功能障碍、脑出血、肾功能衰竭及产后血液循环障碍等。而脑出血、心力衰竭及弥散性血管内凝血为妊娠高血压综合征患者死亡的主要原因。

2 对胎儿的影响

重度妊娠高血压综合征是早产、宫内胎儿死亡、死产、新生儿窒息和死亡的主要原因。孕妇病情愈重,对胎儿的不良影响就愈大。

4. 家庭自检妊高征

1 轻度妊高征

主要表现为血压轻度升高,可能伴有轻度水肿和微量蛋白尿。此阶段可持续数日至数周,可逐渐发展或迅速恶化。

① 水肿:是妊高征最早出现的症状。开始时仅表现为体重增加(隐性水肿),以后逐渐发展为临床可见之水肿。水肿多从踝部开始,逐渐向

上发展，按其程度分为四级，以“+”表示。

(+) 小腿以下呈凹陷性水肿，经休息后不消退；

(++) 水肿延及至大腿；

(+++) 水肿延及至外阴或腹部；

(++++) 全身水肿，甚或有胸腹水。

2 高血压：妊娠20周前血压不高，妊娠20周后血压升高达130/90mmHg以上，或较基础血压升高30/15mmHg。

3 蛋白尿：出现于血压升高后，无或微量。

2 中度妊高征

血压进一步升高，但不超过160/110mmHg，尿蛋白增加，伴有水肿，可有头晕等轻度自觉症状。

3 重度妊高征

血压超过160/110mmHg，尿蛋白++++以上，水肿程度不等，出现头痛、眼花等自觉症状，严重者抽搐、昏迷。重度妊高征包括先兆子痫及子痫。

1 先兆子痫：除以上三种主要症状外，出现头晕、头痛、视觉障碍、上腹不适、胸闷及恶心呕吐等，表示颅内病变进一步发展。此时血压多在160/110mmHg以上，水肿更重、尿少、尿蛋白增多，随时可能发生抽搐，应积极治疗，防止发生子痫。

2 子痫：在上述各严重症状的基础上，抽搐发作，或伴有昏迷。少数患者病情进展迅速，子痫前期症状可并不显著，而骤然发生抽搐，发生时间多在孕晚期及临产前，少数在产时，更少的还可在产后24小时内发生。

5. 易患人群

1 年轻初产妇及高龄初产妇。

2 体型矮胖者。

3 发病时间一般是在妊娠20周以后，尤其在妊娠32周以后最为多见。

4 营养不良，特别是伴有严重贫血者。

5 患有原发性高血压、慢性肾炎、糖尿病合并妊娠者，其发病率较高，病情可能更为复杂。

6 双胎、羊水过多及葡萄胎的孕妇，发病率亦较高。

7 冬季与初春寒冷季节以及在气压升高的条件下，均易于发病。

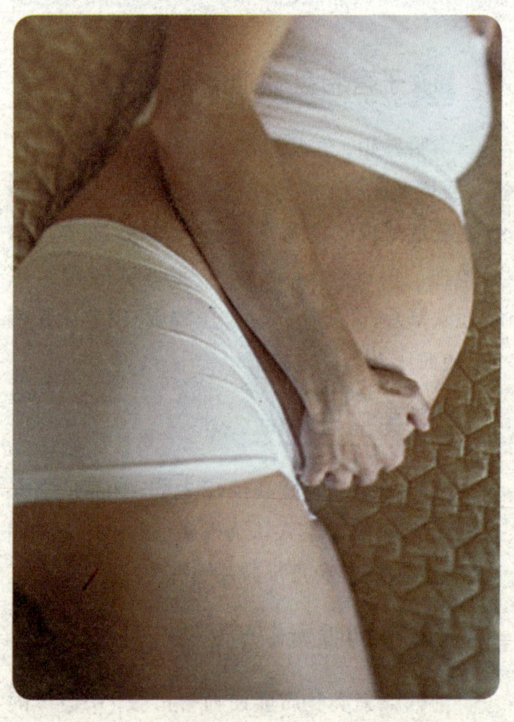

8 有家族史，如孕妇的母亲有妊高征病史者，孕妇发病的可能性较高。

6. 妊高征的预防

妊娠高血压综合征，简称妊高症，是怀孕5个月后出现高血压、浮肿、蛋白尿等一系列症状的综合征，严重时会出现抽搐、昏迷甚至死亡。它严重地威胁着母胎的生命安全。由于发病原因尚不清楚，因此难以完全避免。但孕妈妈可以在孕期做好预防工作。

◇实行产前检查，做好孕期保健工作

妊娠早期应测量1次血压，作为孕期的基础血压，以后定期检查，尤其是在妊娠36周以后，应每周观察血压及体重的变化、有无蛋白尿及头晕等自觉症状。

◇加强孕期营养及休息

加强妊娠中、晚期营养，尤其是蛋白质、多种维生素、叶酸、铁剂的补充，对预防妊娠高血压综合征有一定作用。因为母体营养缺乏、低蛋白血症或严重贫血者，其妊高征发生率增高。

◇重视诱发因素，治疗原发病

仔细想一想家族史，孕妇的外祖母、母亲或姊妹间是否曾经患过妊高征，如果有这种情况，就要考虑遗传因素了。孕妇如果孕前患过原发性高血压、慢性肾炎及糖尿病等均易发生妊高症。妊娠如果发生在寒冷的冬天，更应加强产前检查，及早处理。

7. 妊高征的饮食调理

发现自己患有妊娠高血压疾病，孕妈妈也不用过分紧张，可通过“1减少、2控制、3补充”的合理饮食来进行调理。

减少动物脂肪的摄入

患有妊娠高血压疾病的孕妈妈应减少动物脂肪的摄入，炒菜最好以植物油为主，每日20～25克。饱和脂肪酸的供热能应低于10%。

控制钠盐的摄入

钠盐在防治高血压中发挥着重要作用。若每天食入过多的钠，会使血管收缩，导致血压上升，因此患有妊娠高血压疾病的孕妈妈应每天限制在3～5克以内。同时，还要远离含盐量高的食品。

补充蛋白质

重度妊娠高血压的孕妇因尿中蛋白丢失过多，常有低蛋白血症。因此，应及时摄入优质蛋白，如牛奶、鱼虾、鸡蛋等，以保证胎儿的正常发育。每日补充的蛋白质量最高可达100克。

补充含钙丰富的食物

患妊娠高血压的孕妇最好多吃含钙丰富的食品，如奶制品、豆制品、鱼虾、芝麻等，也可适当补充钙剂。若为低钙血症，每天的钙摄入量可达2000毫克。

补充锌、维生素C和维生素E

患妊娠高血压疾病的孕妇，血清锌的含量较低，因此，膳食中若供给充足的锌能够增强孕妈妈身体的免疫力。另外，维生素C和维生素E能抑制血中脂质氧化的作用，降低妊娠高血压疾病的反应，因此也需要适当补充。

六 孕期糖尿病的食疗方案

1. 什么是孕期糖尿病

孕期糖尿病是指，确定妊娠后，若发现有各种程度的糖耐量减低或明显的糖尿病症状，不论是否需用胰岛素或仅使用饮食治疗，也不论分娩后这一情况是否持续，均可认为是孕期糖尿病。

孕期糖尿病是糖尿病的一种特殊类型。

孕期糖尿病易造成巨大儿、胎宝宝窘迫、胎死宫内，新生儿易发生呼吸窘迫综合征、低血糖、高胆红素血症、红细胞增多症及低血钙等，严重威胁孕妇及胎宝宝的健康。

2. 孕期糖尿病应注意的问题

孕期糖尿病是妊娠并发症中常见的一种，发病率高，病情变化快，与日常饮食、起居关系密切。对于曾经有过糖尿病史的孕妈妈来说，要避免孕期糖尿病带来不良后果，请孕妈妈注意以下几方面：

1. 多学习、了解糖尿病基本知识。
2. 要学会自行检验。
3. 学会自己调整胰岛素及饮食数量。
4. 特别注意清洁卫生。
5. 生活要有规律。

3. 糖尿病妈妈的饮食原则

注意热量需求 妊娠早期不需要特别增加热量，中、晚期必须依照孕前所需的热量，再增加300千卡/天。

注意餐次分配 为维持血糖值平稳及避免酮血症的发生，餐次的分配非常重要。因为一次进食大量食物会造成血糖快速上升，且母体空腹太久时，容易产生酮体，所以建议少量多餐，将每天应摄取的食物分成5~6餐。

摄取正确糖类 摄取糖类是为提供热量、维持代谢正常，并避免酮体产生。不应误以为不吃淀粉类食物可控制血糖或体重，而完全不吃饭；而是应尽量避免加有蔗糖、砂糖、果糖、葡萄糖、冰糖、蜂蜜、麦芽糖的含糖饮料及甜食。

注重蛋白质摄取 妊娠中期、晚期每天需增加蛋白质的量各为6克、12克，其中一半需来自高生理价值蛋白质，如：蛋、牛奶、深红色肉类、鱼类及豆浆、豆腐等黄豆制品。最好每天喝至少两杯牛奶，以获得足够钙质，但千万不可以牛奶当水喝，以免血糖过高。

油脂类要注意 烹调用油以植物油为主，减少油炸、油煎的食物，以及动物的皮、肥肉等。

多摄取纤维质 在可摄取的份量范围内，多摄取高纤维食物，如：以糙米或五谷米饭取代白米饭、增加蔬菜的摄取量、吃新鲜水果而勿喝果汁等，如此可延缓血糖的升高，帮助控制血糖，也比较有饱足感。

4. 调理糖尿病的食谱

1 红烧栗子山药

原 料 栗子20颗、淮山药20克、熟地黄5克、鸡肉250克、冬菇5只。

制作过程

①鸡肉切丝，加入腌料拌匀，约腌20分钟，泡嫩油捞起；

②栗子去壳、去皮，与淮山药同浸水中约15分钟；

③冬菇浸软去蒂，洗净后切丝，用油、盐、糖少许拌匀；

④烧红油锅，炒热淮山药、栗子及冬菇，然后加入地黄、鸡肉等同煮，再加一杯半水，加盖至栗子熟至软，加入辅料兜匀，至汁液将干时，加入湿淀粉即成。

功 效 淮山药，可补虚弱体质，有益于肠胃、肾脏，地黄有滋养强壮、补血之功效，适于糖尿病人食用。

2 红烧鳝鱼

原 料 鳝鱼半斤、植物油、黄酒、酱油、大蒜头适量、葱花少许。

制作过程

①鳝鱼活杀，去内脏、洗净，切成3厘米长的小段；

②大蒜头半只，连皮打碎，去皮备用；

③起油锅，放植物油三匙。旺火烧热后，先入大蒜头，随即倒入鳝鱼段，翻炒三分钟，加黄酒二匙。再焖炒三分钟，待发出酒香后，加细盐一匙，酱油三匙，冷水一大碗。继续焖烧20～30分钟，至汁水快干时，撒入葱花，盛碗。

功 效 有补虚益气，去风寒湿，通血脉，降血糖等功能。

3 土茯苓猪骨汤

原 料 猪脊骨500克、土茯苓50～100克。

制作过程

猪骨打碎，加水熟汤约2小时，去骨及浮油，入土茯苓，再煎至500毫升，去渣，每日1剂，分2次服。

功 效 补阴益髓，适用于糖尿病之症属下消者。

4 猪胰蚌肉汤

原 料 猪胰200～300克、新鲜蚌肉500克、植物油、黄酒、细盐适量。

制作过程

①将猪胰洗净，滤干，切块。活河蚌去壳，取出蚌肉，洗净滤干，切块；

②起油锅，放植物油2匙，用中火烧热油后，倒入蚌肉，翻炒5分钟，加黄酒1匙，再改用小火慢煨2小时，然后加细盐半匙，继续慢煨1小时，直至蚌肉软烂，离火。每日2次，每次1小碗，饮汤。也可佐膳食。

功 效 清肺胃之火，适用于糖尿病属中消症。

5 山药黄连天花粉汤

原 料 淮山药30克、黄连6克、天花粉15克。

制作过程

水煎，取汤温服，每日1剂。

功 效 补益脾肾，止渴减食，适用于糖尿病以食多饮多为主症者。

七 孕晚期的几种危险情况

1. 早产

什么是早产

早产是指在满28孕周至37孕周之间(196～258天)的分娩。文献报道早产占分娩数的5%～15%。在此期间出生的体重1000～2499克、身体各器官未成熟的新生儿，称为早产儿。

早产儿死亡率国内为12.7%～20.8%，国外则胎龄越小、体重越低，死亡率越高。死亡原因主要是围生期窒息、颅内出血、畸形。早产儿即使存活，亦多有神经智力发育缺陷。

中国早产占分娩总数的5%～15%，约15%早产儿于新生儿期死亡，近年来由于早产儿治疗学及监护手段的进步，其生存率明显提高，伤残率下降。

国外学者建议将早产定义事件上限提前到妊娠20周。因此，防止早产是降低围生儿死亡率和提高新生儿素质的主要措施之一。

引起早产的原因

胎儿胎盘方面：

1. 前置胎盘和胎盘早期剥离。
2. 羊水过多或过少、多胎妊娠。
3. 胎儿畸形、胎死宫内、胎位异常，如横产，尤其头朝上、脚朝下的情况，容易在未出现生产征兆之前破水，故可能早产。
4. 人工生殖与多胎妊娠，如双胞胎因子宫胀大很快，容易早产。
5. 遗传或染色体异常问题，如受精卵的异常。若情况严重，将导致流产，轻度的话，则早产。有时也可能产生胎儿畸形化的足月产。
6. 胎膜早破、绒毛膜羊膜炎。
7. 胎儿子宫内生长迟滞。

孕妇方面：

1. 生殖系统的异常(例如双角子宫、子宫颈长度过短、纵隔子宫)、子宫颈松弛、子宫肌瘤等。
2. 合并急性或慢性疾病，如病毒性肝炎、急性肾炎或肾盂肾炎、急性阑尾炎、病毒性肺炎、高热、风疹等急性疾病；心脏病、糖尿病、严重贫血、甲状腺功能亢进、高血压病、无症状菌尿等慢性疾病。
3. 并发妊娠高血压综合征。
4. 吸烟、吸毒、酒精中毒、重度营养不良等。
5. 其他，如长途旅行、气候变换、居住高原地带、家庭迁移、情绪剧烈波动等，加重精神体力负担；腹部直接撞击、创伤、性交或手术操作刺激等。

哪些孕妈妈易早产

1. 怀孕时年龄小于18岁或大于40岁；
2. 孕前体重过轻；
3. 怀孕时体重超过80公斤；
4. 两次怀孕间隔时间太短（一般是指产后半年内再孕）；

5 曾发生过早产、早发阵痛、妊娠早期或中期流产；

6 曾罹患肾盂肾炎；

7 曾有“子宫颈闭锁不全”的现象；

8 曾有不良的产科病史。

早产的临床表现

如果你在孕中期、孕晚期(37周以前)出现以下任何症状，要立即到医院就诊：

1 阴道分泌物增多，或分泌物性状发生改变，性状改变指分泌物变成水样、粘液状或带血色(即使仅仅是粉红色或淡淡的血迹)。

2 出现阴道流血或点滴出血。

3 腹部疼痛，类似月经期样的痛，或者1小时内宫缩超过4次(即使是宫缩时没有疼痛的感觉)。

4 盆底部位有逐渐增加的压迫感(你的宝宝向下压迫的感觉)。

5 腰背部疼痛，特别是在你以前没有腰背部疼痛史的情况下。

如何应对早产

1 一旦发现产兆，先放松心情(如深呼吸、听音乐)、卧床观察与休息(最好左侧卧)、补充水分，或打电话到医院询问。

2 若有落红及破水现象，应立刻就医。

3 若使用以上方法经过半小时都无法改善的话，应立刻到附近设有“新生儿加护病房”的医院就诊(因为若早产儿出生后再转院，会错过急救黄金时间)，以便及早提供最完善的检查、确定治疗方向及必要的处理，缓解早产危机。

2. 胎位异常

什么是胎位异常

胎位异常一般指妊振30周后，胎儿在子宫体内的位置不正，较长见于腹壁松弛的孕妇和经产妇。胎位异常包括臀位、横位、枕后位、颜面位等。以臀位多见，而横位危害母婴最严重。由于胎位异常将给分娩带来程度不同的困难和危险，故及早纠正胎位异常，对难产的预防有着重要的意义。

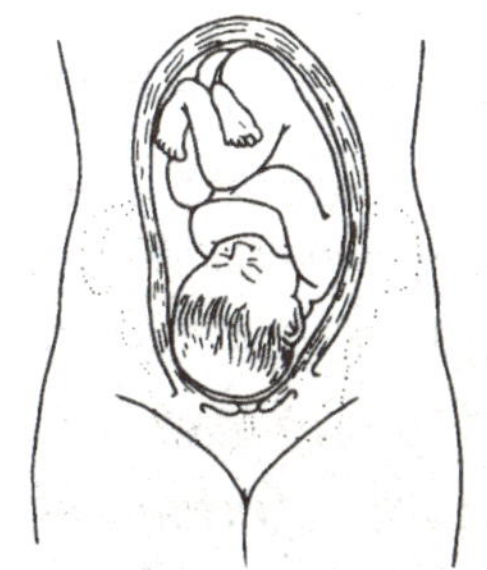

(1)纵产式－头先露，即头位，并非所有头位都属正常胎位

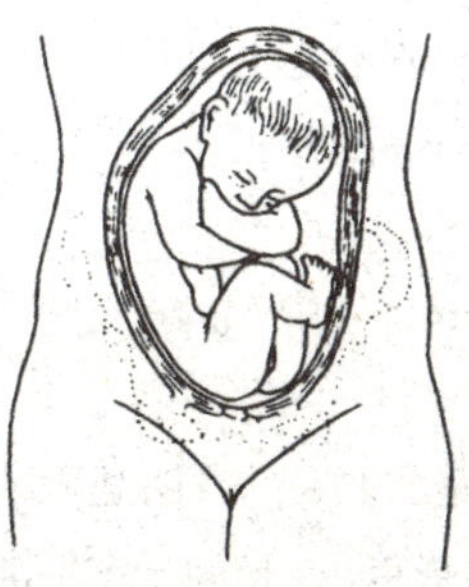

(2)纵产式－臀先露，即臀位，属异常胎位

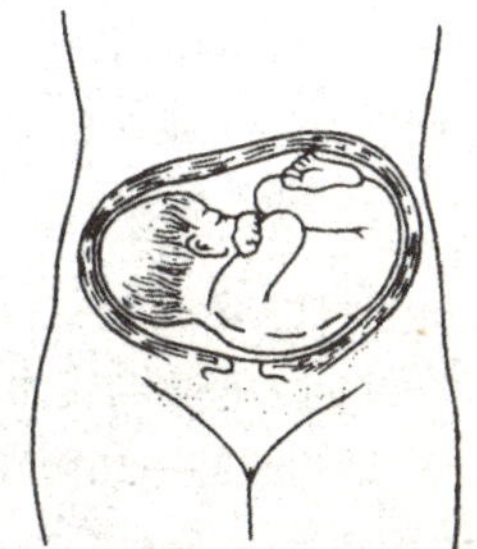

(3)横产式－肩先露，即横位，属异常胎位，最危险

怎样发现胎位异常

在孕期常见的胎位异常有臀位、横位、头位异常。

胎位异常分娩者对母亲及胎儿都有很大的威胁，是造成难产和围产儿死亡的重要原因之一。因此，早期发现异常胎位，应及时给予矫正，可降低难产发生率，从而也降低了围产期孕妇及胎儿的死亡率。

具体方法 孕妇要及时去医院进行孕期检查，医生通过四步手法来确定胎位是否异常。

怎样矫正胎位异常

若发现胎位异常，在孕30周前胎位可以自行转位而成正常，孕妈妈不必过于担心。但若30周后不能自动复位者，应加以矫正。方法如下：

◇ 胸膝卧位

做前应解小便，松腰带，必要时于半小时前服舒喘灵4.8毫克，以增加成功率。在医生的指导下正确执行，每次15分钟，每日早、晚各一次，一周后复查。

◇ 侧卧位转位法

孕妇夜间睡觉时，身体卧位胎儿身体肢侧，利用重力的关系使胎头进入骨盆。

◇ 艾灸至阴穴

每日一次，每次15分钟，一周后复查。

◇ 改良外倒转术

适用于32～36周妊娠的转位。方法是术前30分钟先口服舒喘灵4.8毫克，以松弛子宫平滑肌，然后进行腹壁阴道双合倒转术，转位成功后用腹带加以固定。手术要慎重，严格筛选适应征和禁忌征。

3. 胎盘早剥

什么是胎盘早剥

妊娠20周后或分娩期，正常位置的胎盘在胎儿娩出前，部分或全部从子宫壁剥离，称为胎盘早剥。胎盘早剥是妊娠晚期的一种严重并发症，具有起病急、进展快等特点，若处理不及时，可危及母胎生命。国内报道的发生率为4.6‰～21‰，国外的发生率为5.1‰～23.3‰。

发生率高低与分娩后是否仔细检查胎盘有关。有些轻型胎盘早剥于临产前可无明显症状，只在产后检查胎盘时，发现早剥处有凝血块压迹，此类患者易被忽略。

胎盘早剥的类型见下图。

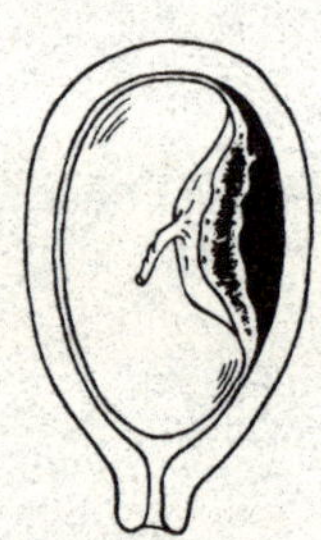

(1)隐性剥离

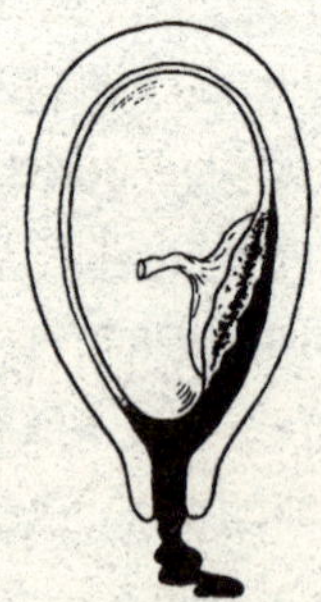

(2)显性剥离

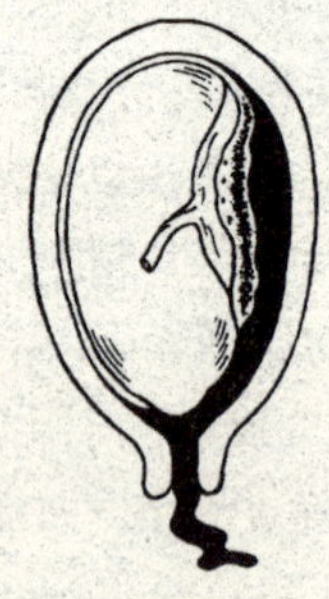

(3)混合剥离

胎盘早剥的原因

胎盘早剥的发病机理尚未完全阐明，其发病可能与以下因素有关。

◇ 血管病变

胎盘早剥孕妇并发重度妊高征、慢性高血压及慢性肾脏疾病，尤其已有全身血管病变者居多。当底蜕膜螺旋小动脉痉挛或硬化，引起远端毛细血管缺血坏死以致破裂出血，血液流至底蜕膜层形成血肿导致胎盘自子宫壁剥离。

◇ 机械性因素

外伤(特别是腹部直接受撞击或摔倒腹部直接触地等)、行外倒转术矫正胎位、脐带过短或脐带绕颈在分娩过程中胎先露部下降，均可能促使胎盘早剥。此外双胎妊娠的第一胎儿娩出过快或羊水过多于破膜时羊水流出过快，使子宫内压骤然降低，子宫突然收缩也可导致胎盘自子宫壁剥离。

◇ 子宫静脉压突然升高

妊娠晚期或临产后，孕产妇长时间取仰卧位时，可发生仰卧位低血压综合征此时由于巨大的妊娠子宫压迫下腔静脉，回心血量减少，血压下降而子宫静脉却瘀血，静脉压升高，导致蜕膜静脉床瘀血或破裂导致部分或全部胎盘自子宫壁剥离。

胎盘早剥常见于哪些情况

临床观察发现，胎盘早剥与先兆子痫、慢性高血压和慢性肾炎有一定关系。因为全身小血管痉挛或硬化，引起远端毛细血管缺血、坏死，以及破裂、出血，形成血肿，使胎盘与子宫壁分离。

此外，外伤、腹部受到撞击、外倒转术，脐带过短，或者脐带绕颈使脐带相应过短，以及子宫内压骤然下降，如羊水过多孕妇破水时，大量羊水短时间内流出，均可能引起胎盘与子宫壁分离。

胎盘早剥时，胎儿娩出前胎盘后的出血会导致胎儿大量失血，危及胎儿生命，同时由于宫内大量出血，其阴道出血量与实际出血量不成正比，当孕妇出现贫血、脉搏加快等休克症状时，往往病情已经很严重，因而对母胎极端不利。

为防止胎盘早剥的发生，孕妇应做好产前检查，及时发现，治疗合并症。此外孕妇在妊娠期要注意安全，避免腹部受撞击。对于羊水过多者或人工破水时，医护人员的操作要小心、缓慢，以防腹压骤降发生意外。

怎样预防胎盘早剥

胎盘早剥的发生对母子生命威胁很大，易诱发产后出血、子宫胎盘卒中、弥漫性血管内凝血(DIC)、急性肾功能衰竭等危害生命并发症。

那么怎样预防胎盘早剥呢？专家提醒：孕期积极预防胎盘早剥具有十分重要的现实意义，为了有效预防胎盘早剥的发生应注意以下几点：

1. 妊娠晚期避免仰卧及腹部外伤。
2. 处理羊水过多或双胎分娩时避免宫腔压力骤然降低。
3. 胎位异常者，作外倒转术纠正胎位时，操作必须轻柔。
4. 加强产前检查，积极预防及治疗妊高征。对合并慢性高血压、慢性肾炎等高危妊娠者加强管理。

4. 前置胎盘

什么是前置胎盘

胎盘的正常附着处在子宫体部的后壁、前壁或侧壁。如果胎盘附着于子宫下段或覆盖在子宫颈内口处，位置低于胎儿的先露部，称为前置胎盘。

前置胎盘是妊娠晚期出血的主要原因之一，为妊娠期的严重并发症。多见于经产妇，尤其是多产妇。

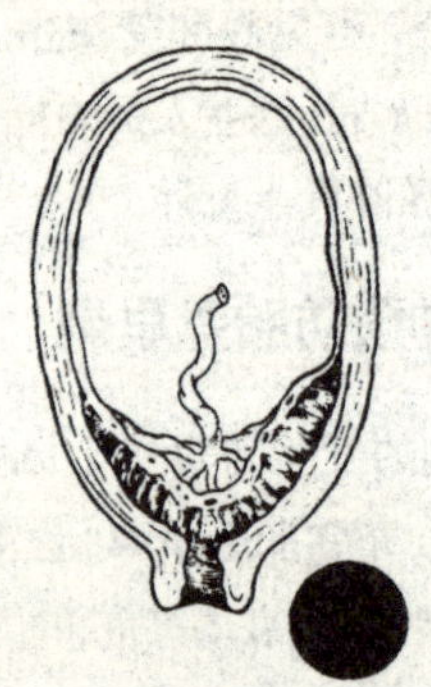

(1)完全性前置胎盘

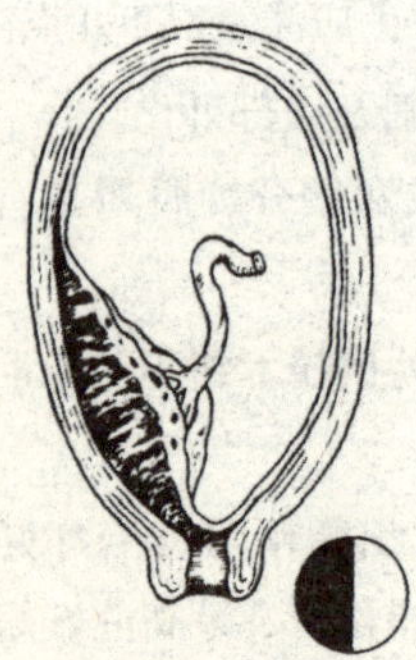

(2)部分性前置胎盘

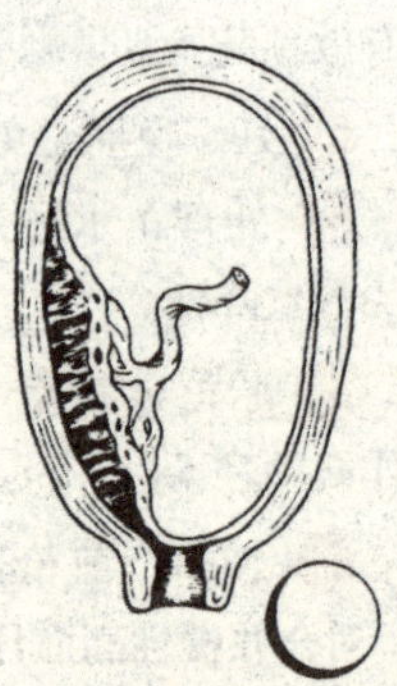

(3)边缘性前置胎盘

前置胎盘的诊断

产前诊断的时间不宜过早，最佳时间为28~30周左右。

◇ 产前诊断

B型超声断层图像可清楚看到子宫壁、胎头、宫颈和胎盘位置，并根据胎盘边缘与子宫颈内口的关系可以进一步明确前置胎盘的类型。胎盘定位准确率达95%以上，并且可以重复检查，近年来国内外都已采用，基本取代了其他方法。

◇ 出血诊断

妊娠晚期突然发生无痛性反复阴道出血，即可疑为前置胎盘，如出血早，量多，则完全性前置胎盘的可能性大。

◇ 产后诊断

产前如有出血，分娩后仔细检查娩出的胎盘。前置部分的胎盘有陈旧血块附着呈黑紫色，如这些改变在胎盘的边缘，而且胎膜破口处距胎盘边缘小于7cm则为低置胎盘。

前置胎盘对母胎的影响

◇ 对胎儿的影响

胎儿发育缓慢　因为前置胎盘会引起胎盘供血不足，使胎儿吸收不到充足的养分而发育受限。

胎位不正　如果胎盘堵住子宫口的话，宝宝就不能安稳地以头朝下的姿势固定住。容易引起横位或臀位。

早产及围产儿死亡率增高　前置胎盘出血大多发生于妊娠晚期，容易引起早产。前置胎盘围产儿的死亡率亦高，可因产妇休克，使胎儿发

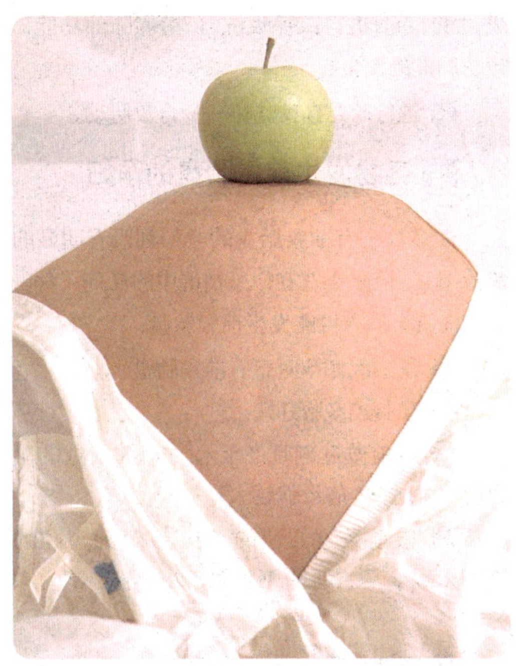

生宫内窘迫、严重缺氧而死于宫内，或因早产生活力差，出生后死亡。

◇ 对母亲的影响

产后出血 分娩后由于子宫下段肌肉组织非薄收缩力较差，附着于此处的胎盘剥离后血窦一时不易缩紧闭合，故经常会发生产后出血。

植入性胎盘 胎盘绒毛因子宫蜕膜发育不良等原因可以植入子宫肌层，前置胎盘偶见并发植入性胎盘，胎盘植入于子宫下段肌层，使胎盘剥离不全而发生大出血。

产褥感染 前置胎盘的胎盘剥离面接近宫颈外口，细菌易从阴道侵入胎盘剥离面，又加以产妇贫血，体质虚弱，故易发生感染。

前置胎盘的处理方法

绝对卧床休息，避免引起子宫收缩，定期产检，出血早就医。

◇ 期待疗法

妊娠36周前，胎儿体重小于2500g，阴道出血量不多，孕妇全身情况好，胎儿存活者，可采取此法。

1. 卧床休息；抑制宫缩；纠正贫血，必要时输血；抗菌素预防感染；促进胎肺成熟。
2. 如B超检查、胎儿成熟度检查等，如大量出血、反复出血，或临产时，酌情终止妊娠。

◇ 自我护理

1. 绝对卧床休息，选用高蛋白、高热量、高维生素、含铁丰富的食物；
2. 尿频时注意宫缩及阴道出血情况；阴道似破水流液时要注意鉴别是否为出血；
3. 左侧卧位，自数胎动，定时听胎心，间断吸氧；
4. 产前检查胎位动作要轻，避免刺激宫缩诱发阴道出血；

◇ 终止妊娠法

适于入院时大出血、休克、前置胎盘期待疗法中又发生大出血、休克、或临近预产期反复出血、或临产后出血较多，都需要采取积极的措施终止妊娠。终止妊娠的方式有二：

剖宫产术 剖宫产术可以迅速结束分娩，于短时间内娩出胎儿，可以缩短胎儿宫内缺氧的时间，增加胎儿成活机率，对母子较为安全。此种方式是处理前置胎盘的主要手段。术中注意选择子宫切口位置，尽可能避开胎盘。

由于子宫下段的收缩力差，胎儿娩出后，胎盘未立即娩出，须及时作徒手剥离，同时注射麦角制剂增强子宫下段收缩及按摩子宫，减少产后出血量。如有胎盘植入须作子宫切除方能止血。

阴道分娩 决定阴道分娩后，行手术破膜，破膜后胎头下降，压迫胎盘，达到止血的目的，并可促进子宫收缩。（此法仅适用于边缘性前置胎盘而胎儿为头位。）

前置胎盘的预防

1. 孕妇应减少活动，卧床休息以左侧卧位为宜，如有腹痛、出血等不适症状，应立即就医。
2. 避免进行增加腹压的活动，如用力排便、频繁咳嗽、下蹲等，避免用手刺激腹部，变换体位时动作要轻缓。
3. 保持外阴清洁，会阴部垫卫生清洁垫，勤换内裤，预防感染。
4. 饮食应营养丰富、全面。多食含铁量较高的食物，如枣、瘦肉、动物肝脏等，预防贫血。长期卧床为避免便秘应增加蔬菜水果的摄入，养成定时排便的习惯。
5. 长期卧床者应适当肢体活动，家属可协助给予下肢按摩，以预防肌肉萎缩，防止血栓形成。同时每日进行深呼吸练习，锻炼肺部功能，预防肺炎的发生。
6. 进行胎儿自我监护——自数胎动。

容易发生前置胎盘的孕妇

大多数患有前置胎盘的孕妇都没有明显的危险因素。但如果存在以下情况中的任何一种，那么你就会更有可能发生前置胎盘：

1. 在上次怀孕时患有前置胎盘。
2. 双胎或多胎妊娠。
3. 以前做过剖腹产手术（你以前做过的剖腹产手术越多，危险就越大）。
4. 以前做过其他的子宫手术（如宫腔的诊刮术或者子宫肌瘤剔除术、人工流产刮宫术等）。
5. 吸烟。
6. 子宫内膜有炎症。
7. 使用可卡因。
8. 生的孩子越多，年龄越大，患有前置胎盘的危险也就越大。

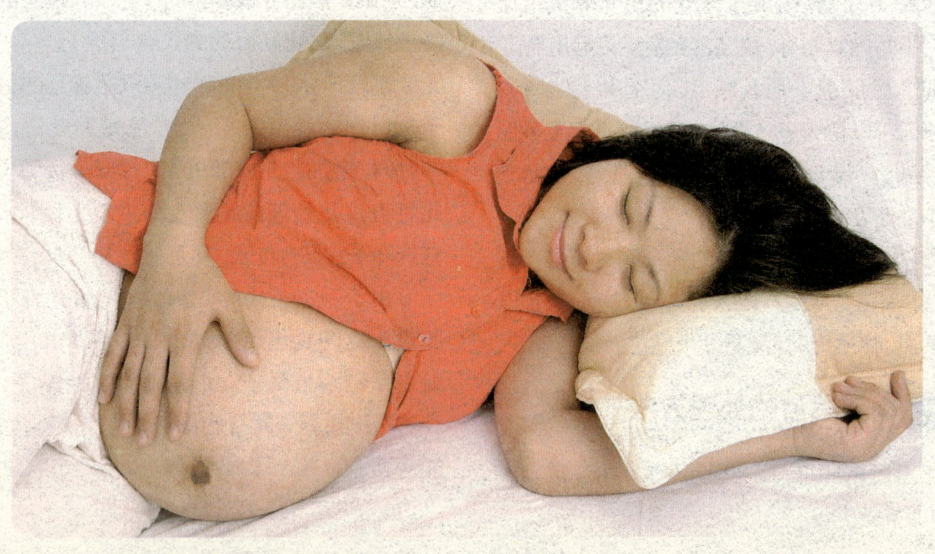

八 孕晚期的性生活

1. 孕晚期可以过性生活吗

孕晚期，孕妇的腹部突然膨胀起来，腰痛，懒得动弹，性欲减退。此阶段胎儿生长迅速，子宫明显增大，对任何外来刺激都非常敏感。子宫在孕晚期容易收缩，因此要避免给予机械性的强刺激。夫妻间应尽可能停止性生活，以免发生意外。

2. 孕晚期性生活姿势

在孕晚期，女性庞大的腹部让很多姿势都变得别扭。这时可以更多考虑后入式，如女性侧躺，或双手扶床采取跪姿，先生从后进入，这样他在做爱的同时还可帮助妻子按摩背部(怀孕后期女性常常会背痛)。

3. 孕晚期性生活会导致早产吗

在我国，对孕晚期的夫妻提倡尽可能停止性生活，以免发生意外。有关专家教授提出，妊娠晚期的性生活并不会诱发早产、胎膜早破、阴道感染，即便是双胎妊娠，晚期的性行为也不会增加早产的可能。

4. 孕晚期性生活要注意事项

1. 孕期阴道分泌物增多，抵抗力下降，性交前，夫妻双方应清洁外阴，保持卫生。
2. 性交前的密切接触阶段，丈夫可以抚摸刺激阴蒂、阴唇，但不要将手指伸入阴道，以免损伤阴道，造成细菌感染。
3. 性交时间、强度要适当，动作要和缓，避免过强刺激；持续时间相应缩短(1～3分钟)。
4. 妊娠晚期性生活会造成胎膜早破，所以妊娠28～32周间，性生活次数应减少，强度减弱，姿势以不压迫腹部位原则。
5. 妊娠32周后则应禁止性生活。
6. 关心体谅妻子，尊重妻子，严禁强行性交。

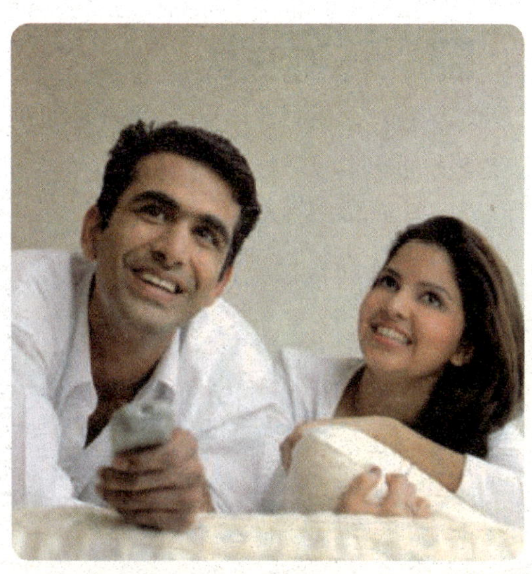

九 准爸爸课堂

1. 让孕妈妈拥有良好的心情

1 给孕妈妈和胎宝宝讲故事

随着怀孕时间的增加，孕妈妈会觉得越来越难找到一个舒服的体位睡觉。但如果你在妻子睡觉之前能给她讲一个故事的话，就可以分散她的不适感，同时还是孕期胎教的好办法。

2 一起做运动

妻子的快乐只是在于你能够跟她一起分享，所以准爸爸应多抽出时间陪妻子做运动。

3 偶尔玩点儿小浪漫

给她写一封信，告诉她20项你爱她的理由等等。

4 给她买新的衣服

无论她有多少衣服，但是你给她买新的总能给她带来惊喜。将其放在一个礼盒中并在上面写上一些甜蜜的话。

5 帮她剪指甲

帮她剪指甲不属于极具创意的方法，但看到丈夫能够为自己做这种事情她肯定会很开心。

6 当一个好厨师

其实最重要的是你的努力，而不是结果。所以如果你的厨艺不精的话，也可以来个简单的晚餐。

2. 陪妻子娱乐

准爸爸主动为妻子每日播放几次音乐，每次15～30分钟。

除了音乐外，丈夫还可陪妻子作画、观赏摄影展、画展，养花，养鱼，观看艺术表演，以提高艺术修养。

同时，丈夫应鼓励妻子加强“专业”学习，培养妻子多方面的兴趣。

妻子妊娠以后，难免有惰性心理，而丈夫的责任就是要千方百计地把这种惰性心理加以转化，特别是在妊娠晚期还可与胎儿一起学习，如看儿童读物，读读外语等。

3. 稳住分娩前妻子的烦躁

妊娠晚期，孕妇对分娩的恐惧与焦虑逐渐增加，还考虑着有关分娩疼痛、产伤、胎儿健康、母亲的责任及母子关系的变化等一系列问题。这时期你可以和妻子一起读读书，做一些手工，适当的运动，以及做一些智力游戏，这样不仅能使妻子心胸开阔，还是不错的胎教课。

4. 准备入院必需品

一般，准妈妈都需要事先住进医院等待分

娩，从分娩、出生到产后的护理，大约需要1个星期左右的时间，很多医院会准备一些必要的物品，但是对于准妈妈来说这是不够的，还需要根据实际的情况准备一些住院用品和婴儿用品。

在分娩医院确定下来以后，准爸爸需要事先确认医院里有什么必备用品，除此之外的东西准爸爸要悉心准备并整理好，放入旅行袋或者准妈妈的专用包中备用。称心的衣服和物品能够让准妈妈更舒心地度过分娩期，准爸爸入院前的准备是很有意义的。

准爸爸经常跟胎儿对话，陪妻子娱乐，还要努力稳住分娩前妻子的烦躁。

5. 准爸爸陪产

准爸爸进产房陪产，有以下好处：

准爸爸能给准妈妈精神上的支持，有效地消除临产妇的恐惧、紧张等情绪，产后出血减少，且缩短产程，孩子发生窒息等不适症状也会得到有效缓解。

在准妈妈发生阵痛时，准爸爸可以帮助准妈妈进行按摩，减轻阵痛的不适。还可以给准妈妈以精心的照顾：喂饭、擦脸、按摩、讲故事、唱歌、放音乐等等，减轻准妈妈的痛苦。

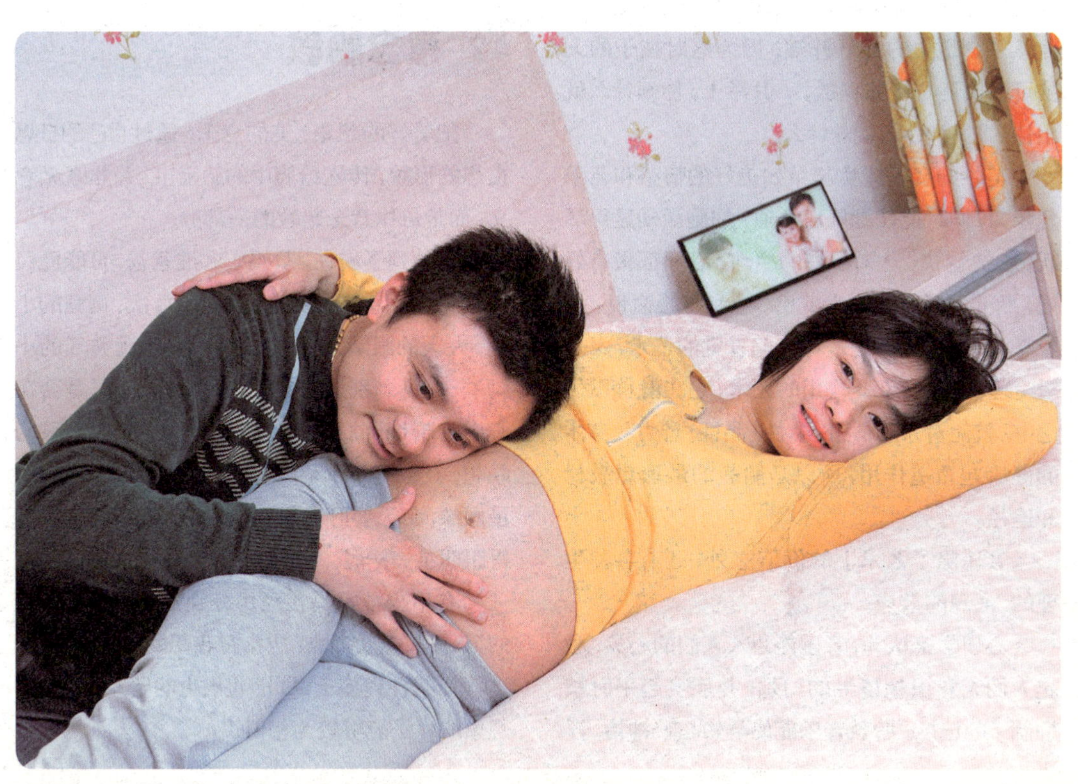

十 孕晚期的胎教课

1. 音乐胎教

国外专家经研究发现，人的左半边大脑管逻辑思维以及语言能力和分析、判断能力；右半边大脑管形象思维以及感情和直觉能力。一般右半边大脑发达的人创造力较强，如画家米开朗琪罗、达·芬奇、发明家爱迪生等一些伟大的艺术家、发明家都有右脑比左脑发达的现象。

音乐训练有助于开发促进人的右脑、增强人的创造力，所以对胎儿进行音乐胎教是一种直接培养孩子音乐素养、兴趣的好方法，也是培养孩子创造力的最好开端。因为这时孩子的大脑可以说还是一张白纸，一片净土，你画什么就出什么图，种什么就长什么。

美妙的音乐能唤起孕妇美好的情感和艺术想象力，同时能使她气血畅通、细胞活动显得活跃、心情愉快，这对孕妇的生理、心理都极有好处，胎儿同时也会产生共鸣，感到身心愉悦，从中受益。由于音乐是一种依赖直觉的艺术，又是对生理、心理有双重作用的艺术，它在潜移默化之中，就能对人的情绪、个性、品性、智力和身体的健康起塑造作用，所以是胎教的最理想教材和途径。

音乐除了艺术上的价值之外，还有各种生理的、心理的效应。

心理学家认为，音乐能渗入人们的心灵，激起人们无意识超境界的幻觉，并能唤起平时被抑制了的记忆。胎教音乐能使孕妇心旷神怡，浮想联翩，从而改善不良情绪，产生良好的心境，并将这种信息传递给腹中的胎儿，使其深受感染。同时，优美动听的胎教音乐能够给腹中躁动的胎儿留下深刻的印象，使他朦胧地意识到，世界是多么和谐，多么美好。

在生理作用方面，胎教音乐通过悦耳怡人的音响效果对孕妇和胎儿听觉神经器官的刺激引起大脑细胞的兴奋，改变下丘脑递质的释放，促使母体分泌出一些有益于健康的激素如酶、乙酰胆碱等，使身体保持极佳状态，促进腹中的胎儿健康成长。

2. 意念胎教

把美好的想象、美的意念，通过自己的日思夜想的形貌，传递给腹中的胎宝宝，并非毫无意义，而是母体意念胎教的一部分。

怀孕到了现在，孕妈妈和准爸爸，可能已经把腹中的胎宝宝小模样想象了千百次：圆圆的小脸，大大的眼睛，胖乎乎的小手，玲珑秀气的小脚丫……见到别人的宝宝的可爱样子，更是会在心中暗暗地为腹中宝宝设计形象，产生无限的联想。还会有不少孕妈妈，在室内挂起大幅的明星画像，每天要盯着看很久，希望未来的宝宝长得跟明星一样靓、一样帅。

有不少孕妈妈在经历分娩后，看到新生儿的第一眼，就会断言：宝宝跟我想的一模一样。

在某种程度上说，即将出生的胎儿，与母亲想象的样子能够较为相似。

因为母亲与胎儿，在心理上和生理上有着信息的沟通，从胎教的角度看，孕妈妈的想象，是母体胎教意念构成的重要因素，天久日久把想象转化、渗透到胎儿的身心感应中。

3. 抚摸胎教

抚摸胎教是促进胎宝宝智力发育、加深父母与胎宝宝之间情感联系的有效方法。特别是在临近分娩的孕晚期，父母在抚摸胎宝宝的时候谈谈心，交流一下感情，憧憬一下宝宝出生后的美好生活，营造出温馨、甜蜜的气氛，这样有利于加深一家三口的感情。

胎宝宝在父母的爱抚下，更加向往着外面的世界，想着赶紧出来与父母见面。因为这时候的胎宝宝已经是有知有觉的小人儿了，孕妈妈的腹壁已经很薄，而宝宝又已经大到几乎贴近子宫壁，因此，胎宝宝对外界的刺激和感受是相当灵敏的，他能强烈地感受到父母的安抚，并做出相应的反应，比如拳打脚踢，或者静静地吸吮着自己的小手指，倾听父母的谈话，享受着父母的爱抚。

要注意的是，进行抚摸胎教时动作一定要轻柔，如果有不良产史的孕妈妈(比如流产、早产、产前出血等)，则不适合采用抚摸胎教的方式。

4. 运动胎教

妊娠最后2个月，不宜进行剧烈运动，以免早产。但运动胎教还是要继续进行，可以经常做一做放松运动。

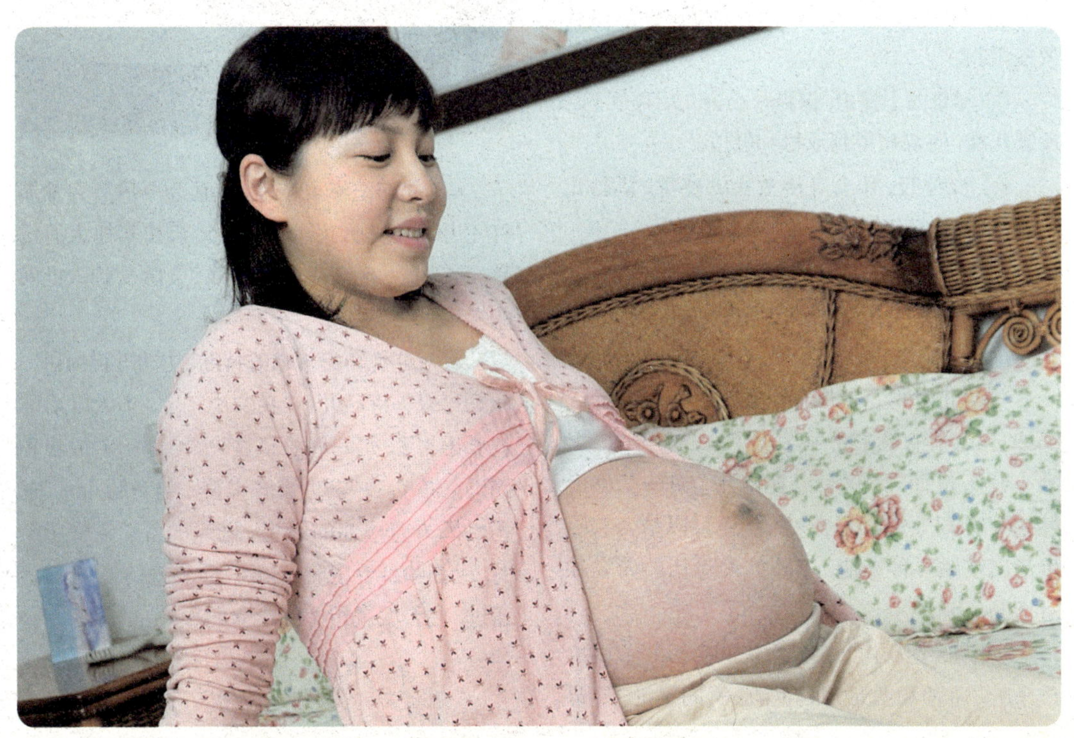

学会放松，有助于保持健康、顺利分娩，同时享受与胎儿共处的每一刻。

可以每次拿出20分钟时间，找到自己肌肉紧张和放松的区别。然后，做几项放松身心的运动：

1 戴上耳机，调暗灯光，坐在舒适的椅子上或躺下。孕晚期不能平躺，可以用垫子支撑住腰腹部或侧卧。

2 用一段时间，平静下来，脑子里什么都不想。

3 伸展脚趾，感受到牵拉力，然后慢慢放松，再摇几下。

4 用力绷紧双膝和大腿肌肉，保持几秒钟，然后再放松，让大腿向两侧摆动。

5 轻轻地适当绷紧腹肌，给胎儿一点儿紧缩力量，然后尽量放松，使胎儿活动空间加大。

6 握紧拳头，保持一小段时间，然后尽量放松手指。

7 尽量向上提肩，保持一小会儿后再放下，反复几次，使双肩得到放松和舒适。

8 深呼吸，体会身体放松的感觉，让胎儿在越来越拥挤的空间中得到更多的氧气。

5. 对话胎教

与胎儿对话，是训练听觉能力和建立母子(或父子)亲情的最主要手段。

妊娠晚期，不仅可以在前几个月的基础上继续有计划地继续进行对话，还可以结合实际生活出现的各种事情，不断扩大对话的内容和对话的范围。

可以把生活中的每个愉快的生活环节讲给孩子听，通过和胎儿共同生活、共同感受，使母子、父子间的纽带更牢固，并且为今后智力发展打下基础；使胎儿对母亲、父亲和其他人有信赖、安全感，生活适应能力强，会感受到人世间的幸福。

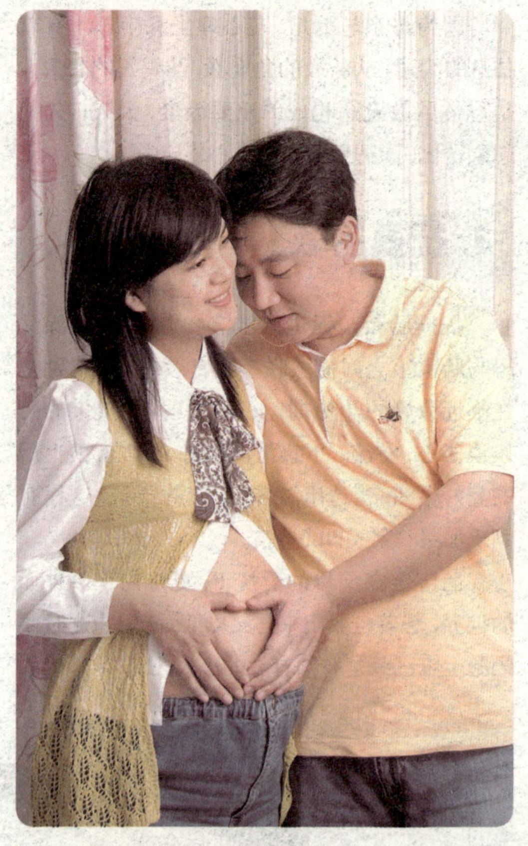

针对分娩即将来临的特点，主动进行沟通。比如可以告诉胎儿：“我的小宝宝，不久以后你就要出来了，妈妈好盼望这一天。你一定很想和妈妈见面了，是吗？”或者夫妻一起对胎儿说“爸爸妈妈为迎接你的诞生，已经准备了整整10个月。外面的世界很美丽，你一定喜欢的。”等等。通过对话，促进情感的建立和心灵的沟通。

分娩篇

痛楚的幸福

一、有关分娩
二、自然产和剖宫产
三、其他分娩方式
四、异常分娩
五、临产准备
六、分娩三产程
七、准爸爸课堂

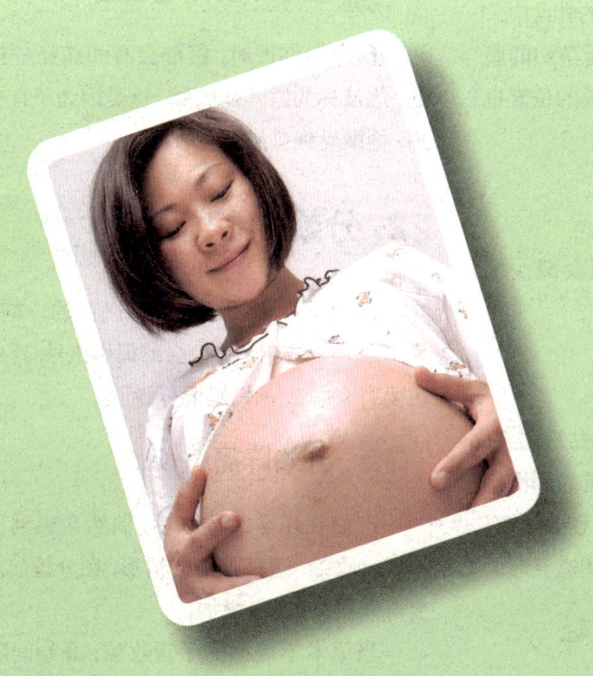

一 有关分娩

1. 分娩先兆

随着预产期的临近，孕妇总是会担心什么时候分娩、会出现什么样的症状等问题。开始分娩的预兆分为多种，一般表现为子宫黏液性出血(见红)、阵痛或破水，但也会因人而异，要做好充分的准备。一般分娩的先兆有几下几点：

1 胎儿下降到骨盆

临近预产期，孕妇首先会感觉到，原来在产妇肚脐周围的胎儿开始缓缓滑到产妇的骨盆中。

这时产妇会有下坠感，从外表看孕妇的腹部呈下垂状，被子宫顶着的胃和横隔膜的位置也会下降，呼吸也相应变得轻松许多。

2 胎动明显减少

胎儿的头部进入骨盆内固定后会减少活动，因此，这时产妇感觉胎动减少。

3 阴道分泌物增多

将临盆时，阴道和宫颈部分泌的黏液增多，此类黏液起到帮助胎儿顺利通过产道的润滑剂作用。随时检查分泌物颜色、气味有无异样，有异味或发痒时，应向医生咨询是否为阴道炎症。

4 胃部、胸部的压迫感减轻

到了预产期，胎头进入骨盆，这时原来感觉被顶上去堵着胸部的子宫体的压迫感消失了。另外，胃的周围感觉也很舒畅，食欲增加，呼吸也很轻松。此时应避免暴食而导致妊娠高血压疾病。

5 尿频

胎头入盆后，膀胱受胎儿的压迫。

胎儿位置下滑，头部压迫产妇膀胱，产妇会经常感到尿意。一有尿就想排泄，但到了厕所又排不出来或排出一点点，过不一会儿又有尿意，尤其是临近分娩，每晚排尿次数会超过2~3次。

6 腹部不规律地收缩

预产期临近时，腹部会有如痛经一样的感觉，这被称为假阵痛收缩，这是因为子宫变得敏感，稍微受到刺激就会收缩。

2. 分娩时的讯号

怀胎十月，终于到了令人兴奋的一刻，宝宝要出世了！宝宝出生时，会给妈妈讯号，这些讯号主要有3项，表示妈妈要分娩了！

1 开始阵痛

产妇在怀孕20周以后，偶然会感到子宫的不规律收缩，这种收缩的情形，在分娩前几天会变得强烈，频率也增加。

当原本不规律的子宫收缩，开始间隔一定时间，反复出现，这就是阵痛，最初阵痛每隔20~30分钟出现一次，孕妇会感到腹部紧绷或下坠感，维持时间为10～20秒，每次阵痛间隔会渐渐缩短，持续时间会变长。在开始阵痛前后，子宫颈渐渐变短张开，可见夹着血液的分泌物出现。如果是初次生产，由开始阵痛至胎儿诞生为止，大约要花十多个小时，所以不必慌张入院。

2 见红

当宫颈扩张后，原先封堵宫颈的黏液栓从阴道排出，通常不止一块，呈粉红色，称“见红”。这是由于宫颈管扩张、宫颈内膜血管的破裂造成的。许多孕妇没有见红现象，但有些孕妇在妊娠早期和分娩过程中有这种现象。分娩前的见红，和平日的出血不同，表现为黏液状出血，容易区分。不过也因人而异，有见红后很长时间才开始阵痛的孕妇，也有不出现见红现象的产妇，出现见红时要及时就医。

3 破水

当胎儿头向下压迫羊膜囊时，就会造成破水(通常是在分娩时破膜。胎儿娩出后，胎膜仍然完整未破的情况罕见)。羊水会突然涌出来，但通常是慢慢地流出来。羊水无味透明，或呈乳白色，有些产妇误以为是小便失禁。

通常是在破水后12～24小时之内分娩，如孕妇破水，最好去医院就医，以预防感染。

3. 及早入院的情况

1. 发生胎膜早破，虽未临产也应住院。
2. 自觉胎动明显异常者(过多或过少)。
3. 围产检查发现胎心异常或脐血流异常者。
4. 产前有阴道出血者。
5. 有并发症和合并症的孕妇。如妊娠高血压疾病、妊娠期糖尿病、妊娠合并心脏病等。
6. 确诊为前置胎盘，不出血也应提早住院。
7. 超过预产期1周，但无任何临产迹象者。
8. 产检发现羊水过多或过少者。
9. 胎位不正或骨盆狭窄。事先已决定做选择性剖宫产者，应在预产期前1～2周入院。
10. 双胎或多胎妊娠，至少提前1～2周入院。

一般情况下，无并发症的孕妇，不需要提前入院，等临产后再住院，以免休息不好或受一些不必要的刺激，同时也可减轻经济负担。

4. 产程长短有个体差异

产程是指从规律性子宫收缩到胎儿、胎盘的娩出。一般初产妇约须12～16小时，经产妇则须6～8小时。产程长短具有个体差异，骨盆腔状况良好，胎儿大小适中，产程长短取决于下列因素：

产妇的精神状况

精神状态对分娩影响很大。过度紧张，会导致子宫收缩不协调，子宫颈口不易扩张，也可能影响产妇宫缩间歇的休息，容易疲劳，造成产程延长。

产妇的年龄

年龄超过35岁的高龄初产妇，机体软组织弹性较差，子宫颈口不易扩张或扩张较慢，阴道、外阴亦扩张较慢会延长产程。

子宫颈口与骨盆底组织的松弛程度

经产妇的子宫颈和骨盆底组织较初产妇松软，其子宫口开得快，产程也会较短。

胎儿在骨盆里的位置

正常胎位是枕前位，不会延长产程。其他胎位，娩出则会较困难，导致产程延长。通常预产期前一个月，胎头就会进入骨盆，如果胎头延期不入骨盆，会使分娩变得困难，使产程延长。

5. 胎儿娩出时的运动规律

每位孕妇的身体是有差异的，因此，就造成了怀孕与分娩过程的不同，不过大部分孕妇都依循一定的规律进行，即顺产。下面以枕前位为例，说明胎儿在生产过程中的运动规律。

在妊娠38周既临盆末期，胎头进入骨盆腔，此时胎儿后脑勺(枕部)与背部，朝向母体左前方或右前方。

临产后随着胎头的下降，胎头慢慢内回旋，使枕部转向前面，颜面朝后。

继续下降，当胎头通过耻骨弧下缘，胎儿就会抬头(仰伸)生出胎头，胎头生出来后，胎头不但要恢复到原来的位置，还继续向侧方转动，使胎儿脸朝左或朝右，这时在助产士的帮助下，生出前肩膀，然后生出后肩膀，随之胎儿身体与四肢就紧跟着生出了。

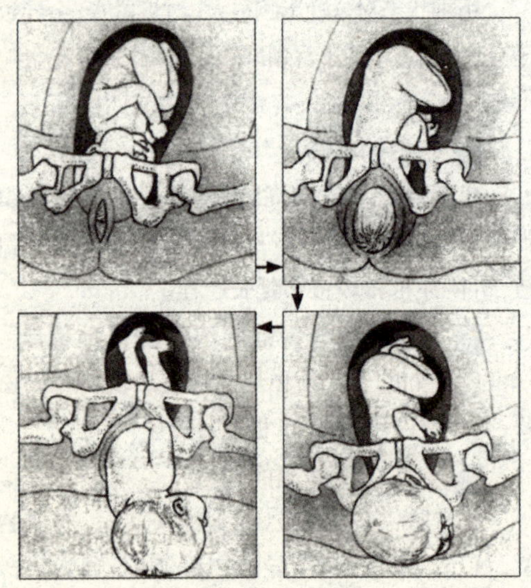

胎儿娩出过程图

6. 分娩的全过程

临床把分娩分为三个阶段，即三个产程。

第一产程

所需时间最长，从出现有规律的子宫收缩开始，直到子宫颈口开全为止。子宫收缩时，产妇一般会感到子宫变硬，小腹或腰部有疼痛和下坠感。由于产妇无法感觉子宫颈口张开程度，所以需要医生检查判断。在子宫颈口接近开全或开全时，胎膜往往自然裂，俗称破浆胞，随之有清亮、透明、混有胎脂的羊水流出。

第二产程

时间较短，从子宫颈口开全至胎儿娩出为止。胎儿随着强力而频繁的宫缩逐渐下降，当胎先露达骨盆底部压迫直肠时，产妇腹部肌肉会协助子宫肌肉，共同把胎儿推出子宫。

第三产程

宝宝出生后，医生用夹子夹紧脐带，然后把脐带剪断。再经过几次宫缩，胎盘就会和胎膜一同被挤出产道。胎儿娩出后，子宫体积随之缩小，当子宫再度收缩时，胎盘便自子宫壁剥离，并随子宫收缩而排出。

二 自然产和剖宫产

1. 自然分娩的好处

分娩时腹部的阵痛可使孕妈妈大脑中产生内啡肽，这是一种比吗啡作用更强的化学物质，可给产妇带来强烈的快感。因为分娩在展示妊娠结出的硕果的同时，也是女性在一生中不可多得的"享受痛苦"的时刻，"十月怀胎，一朝分娩"，就是这个意思。

另外产妇的垂体还会分泌一种叫催产素的激素，这种激素不但能促进产程的进展，还能促进母亲产后乳汁的分泌，甚至在促进母儿感情中也起到一定的作用。

临产时随着子宫有节律的收缩，胎宝宝的胸廓受到节律性的压力。这种节律性的变化，使胎宝宝的肺迅速产生一种叫做肺泡表面活性物质的磷脂，因此出生后的婴儿，其肺泡弹力足，容易扩张，很快建立自主呼吸。

在阴道自然分娩过程中，胎宝宝有一种类似于"获能"的过程。自然分娩的婴儿能从母体获得一种免疫球蛋白IgG，出生后机体抵抗力增强，不易患传染性疾病。

在分娩时，胎宝宝由于受到阴道的挤压，呼吸道里的黏液和水分都被挤压出来，因此，出生后患有"新生儿吸入性肺炎"、"新生儿湿肺"的几率相对减少；另外随着分娩时胎头受压，血液运行速度变慢，相应出现血液充盈、使呼吸中枢兴奋，建立正常的呼吸节律。

2. 自然分娩的缺点

1 产前阵痛，阴道松弛，子宫膀胱脱垂后遗症，会阴伤害甚至感染，外阴血肿等。

2 产后会因子宫收缩不好而出血，若产后出血无法控制，需紧急剖腹处理，严重者需切除子宫，甚至危及生命。

3 产后感染或发生产褥热，尤其是早期破水、产程延长者会发生急产(产程不到两小时)。尤其是经产妇及子宫颈松弛的患者，胎儿难产或母体精力耗尽，需以产钳或真空吸引协助生产时，会引起胎儿头部肿大。

4 胎儿过重，易造成肩难产，导致新生儿锁骨骨折或臂神经丛损伤。

5 羊水中产生胎便，导致新生儿胎便吸入症候群。胎儿在子宫内发生意外，如脐绕颈、打结或脱垂等现象。毫无预警地发生羊水栓塞。

3. 自然分娩需要做的准备

分娩前准备越充分，越周密，越有利于自然分娩。对多数孕妇来讲，从家人、同事、朋友以及邻居那里都会听到要准备些什么东西。但这些往往是"硬件"准备，除此之外，还应做好"软件"的准备工作。

1 在孕前、孕期，孕妇要了解分娩的相关知识，如看一些生育方面的科普书籍，参加孕妇

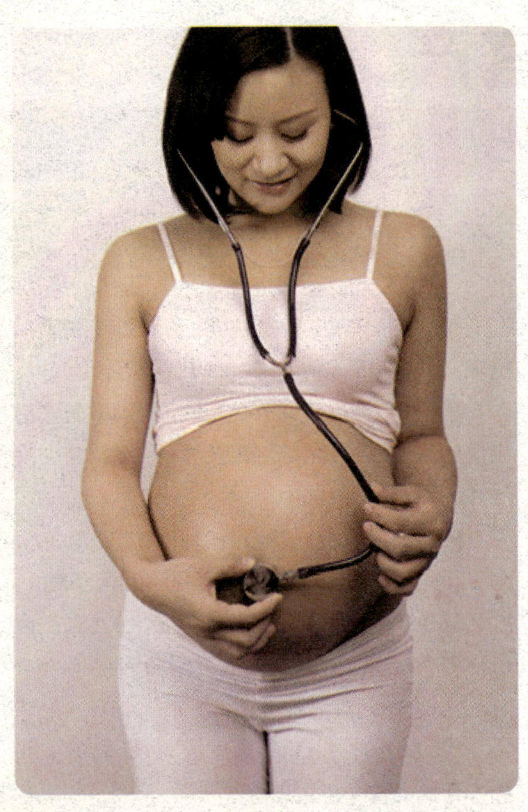

学校听课，与已经分娩过的母亲们交谈，与医护人员交流等。

② 定期做好产前检查，对自己的妊娠过程自然分娩的概率有所了解，与医生多交谈，多询问。

③ 与你的老公一起进行自然分娩的一些运动，包括拉梅兹呼吸运动，拉梅兹按摩镇痛及一些有助于分娩的辅助肌的锻炼等。

④ 要了解何种情况下必须去医院，认识临产的现象，也可以记下医生的电话，有情况及时询问，以免延误去医院的时机。

⑤ 要为去医院的路线，交通工具做好准备。计算好医院离家有多远，乘什么交通工具去医院，在上下班时间交通拥挤时，从家大约需多长时间到达医院，最好预先演练一下去医院的路程和时间。另外还要准备备用方案，以便当第一条路堵塞或交通工具出问题时选择，也能尽快到达医院。

⑥ 预先安排好工作和生活。如请人帮助照料宠物和料理家务，请同事帮助做一些工作，并事先与上司和同事打好招呼。

4. 什么是剖宫产

通俗地说，剖宫产是产妇在分娩过程中，由于产妇及胎儿的原因无法使胎儿自然娩出而由医生采取的一种经腹切开子宫取出胎儿及其附属物的过程。

剖宫产手术的实施降低了孕产妇及围产儿的死亡率，对困难的产钳和臀位产造成的产伤及新生儿并发症明显减少。但剖宫产有弊也有利，在医学上有严格的适应症。它是绝对不能代替阴道分娩的。

5. 慎重选择剖宫产

剖宫产手术，除了麻醉方面的风险外，还可能在术中或术后出现一些相应的并发症。此外，剖宫产还可能对新生宝宝和孕妈妈产生一系列的伤害。

对宝宝的伤害

锁骨骨折 见于小儿前肩娩出不充分时，即急于抬后肩，使前锁骨卡在子宫切口上缘，造成骨折。

股骨或肱骨骨折 股骨骨折多见于臀位，是因为术者强行牵拉下肢所致。肱骨骨折则是术者强行牵引上臂所致。

颅骨骨折 多见于小儿已进入骨盆入口较深的部位，或胎位异常，娩头时术者在胎头某一局部用力过猛。

软组织损伤 在切开子宫时，由于宫壁过薄或术者用力过猛，致使器械划伤胎宝宝的先露部位。

对妈妈的伤害

膀胱损伤 多见于分离膀胱层次时有误，或剖宫产术后再孕时，子宫切口瘢痕与膀胱粘连造成的损伤。

肠管损伤 如患者曾有过开腹手术或炎症造成肠管粘连，剖宫产时，易将肠壁误认为腹膜，造成误伤。

子宫切口裂伤漏缝而致产后大出血 剖宫产手术中常会出现切口延裂，边缘不齐，缝合时止血不完全，术后出现腹腔内出血。

后期疼痛剧烈 虽然避免了自然分娩的剧痛，但术后疼痛绝不亚于分娩时的疼痛，而且手术后的恢复比较缓慢，不同于阴道分娩宝宝生下来后疼痛消失，而是随着麻醉药作用渐渐消退，一般在术后几小时便开始感觉疼痛。此时，医生会安排术后镇痛，多数情况下不需要再用其他止痛药物。过量应用镇痛药物会影响肠蠕动功能的恢复。

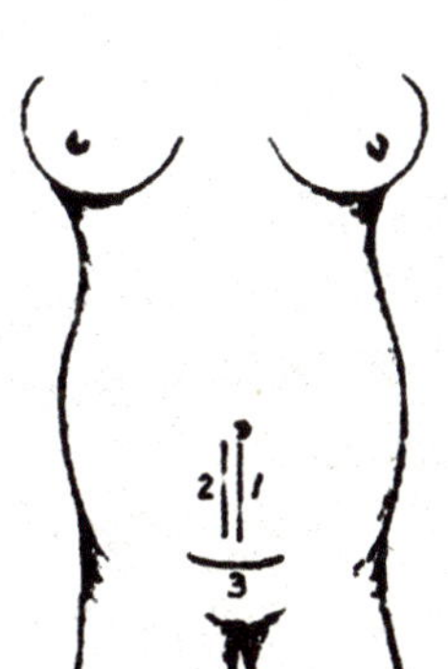

◎剖宫产手术伤口有两个：一个在子宫上，一个在腹部。

◎目前医学界在子宫上动刀全是横切口的，位于子宫下部。腹部则有横刀与竖刀之分。

◎一般能横刀就横刀，因为横切顺着肌肉组织，刀口康复速度快，疤痕较小，也更美观。

◎少数紧急情况下需要选择纵切口手术。纵切口更适合高危产妇。

6. 必须做剖宫产的情况

分娩前

1. 胎宝宝过大造成头盆不称，产妇的骨盆口无法容纳胎头；
2. 超过预产期2周仍未分娩；
3. 胎位异常，如胎宝宝臀位、横位；
4. 胎盘早剥或前置、脐带脱垂；
5. 孕妈妈的健康状况不佳。分娩时可能出现危险情况，如骨盆狭窄或畸形；患有严重的妊娠高血压综合征等疾病，无法自然分娩，高龄产妇初产、有过多次流产史或不良产史及其他因素。

分娩时

1. 胎宝宝的腿先娩出；
2. 分娩过程中，胎宝宝出现缺氧，短时间内无法通过阴道顺利分娩；
3. 分娩停滞：宫缩异常或停止，又无法用宫缩药物排除；
4. 下降停滞：胎宝宝的头部或臀部没有进入产道；
5. 胎宝宝窘迫：临产时胎宝宝心音发生病态改变，或血液化验显示过度酸化，胎宝宝严重缺氧。无法以自然方法进行快速分娩；
6. 胎膜破裂延迟：已超过24~48小时，分娩仍未开始。

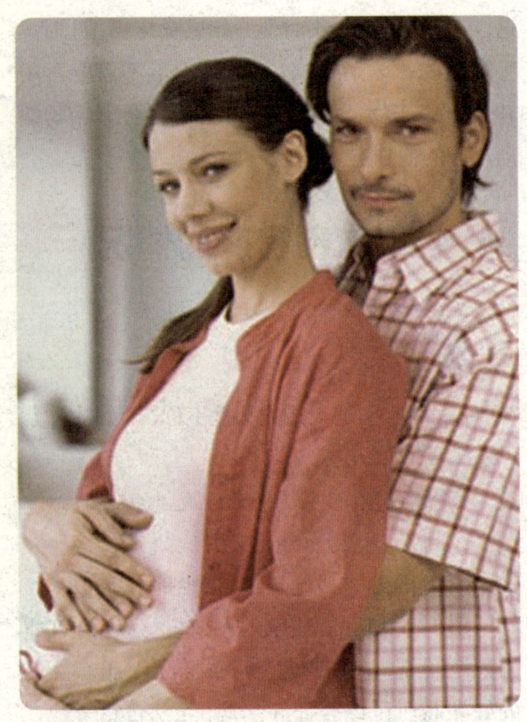

7. 剖宫产对母婴的不利因素

1 对母亲的不利因素

① 剖宫产是一种手术，有可能出现手术并发症。手术中可能出现麻醉意外、出血、膀胱及输尿管、肠管的损伤。术后可能出现发热、腹胀、刀口出血、血肿、刀口感染、肠粘连等。

② 腹壁刀口易发生子宫内膜异位症。

③ 剖宫产会给产妇子宫留下永久性疤痕，这种子宫医学上称“疤痕子宫”，疤痕子宫在2年内再妊娠容易发生胎盘植入、胎盘粘连，分娩时易发生子宫破裂、胎盘破裂、胎盘剥离不全，避孕失败进行人工流产时易发生子宫穿孔。

2 对婴儿的不利因素

① 对婴儿来说，由于没有经过产道挤压，婴儿肺没有经过锻炼，出生后不易适应外界环境的骤变，易发生新生儿窒息、呼吸窘迫综合症、吸入性肺炎。

② 剖宫产手术增加了婴儿感染的机会，使之患病率明显增加，甚至给孩子带来生命危险。

滥用剖宫产实在是弊多利少。作为医生，必须严格掌握剖宫产指征。孕妇要消除对剖宫产的迷信心理。

8. 剖宫产比自然产的孩子聪明吗

目前社会上流行一种说法，认为剖宫产的孩子因出生时不受产道挤压，格外聪明。不少产妇及家属即使有经阴道分娩的条件，也竭力要求剖宫产。宁可自己挨一刀，来换取一个聪明的孩子，希望将来自己的孩子是个神童、天才。

其实，孩子是否聪明、其智力的高低，取决于遗传、脑神经发育、后天的教育及是否受到疾病的影响等因素，而与其出生方式无关。对婴儿来说，剖宫产没有经过产道的挤压，特别是肺部未得到锻炼，在出生后肺部就显得被动和不自然，这是非常不利的。据统计，剖宫产婴儿 发生呼吸窘迫综合症吸入性肺炎的比率明显高于自然分娩的婴儿。剖宫产手术还增加了婴儿感染的机会，使之患病率明显增加，甚至带来生命的危险。

当然剖宫产作为一种助产方式，可迅速解决难产等问题，从而保全产妇及孩子性命，也可以避免难产对孩子造成的种种伤害。

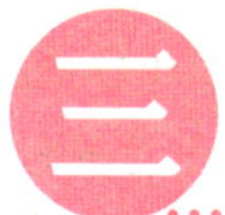

其他分娩方式

1. 什么是无痛分娩

我们通常所说的“无痛分娩”，在医学上其实叫做“分娩镇痛”，即用各种方法使分娩时的疼痛减轻甚至使之消失。分娩时，子宫收缩，子宫血管就会受到压迫，这样就造成了子宫缺血。子宫颈口开大的时候，肌肉会变薄、韧带会拉伸，肌肉韧带的神经末梢理所当然发生变化。而且，生产时胎儿对母亲产道也会产生压迫，这些都会使产妇感到分娩时剧烈疼痛。

目前通常使用的分娩镇痛方法有两种：一种方法是药物性的，是应用麻醉药或镇痛药来达到镇痛的效果，这种就是我们现在所说的无痛分娩。

另一种方法是非药物性的，是通过产前训练、指导子宫收缩时的呼吸等来减轻产痛；分娩时按摩疼痛部位或利用中医针灸等方法，也能在不同程度上缓解分娩时的疼痛，这也属于非药物性分娩镇痛。

2. 无痛分娩的两种麻醉法

脊椎硬膜外麻醉

自然分娩及剖宫分娩均可使用此方法。麻醉时，孕妇需侧卧在产床，弯腰、消毒背部，找出腰椎第三及第四节，以细针刺入硬膜外腔，再插入一条细小导管，通过导管注入止痛药。

脊髓麻醉法

施行前先要消毒背部，然后经幼针在脊椎空间注射麻醉药入脊椎腔，与前述的方法不同，这方法没有使用细小导管，而麻醉药只打一次，麻醉效果维持约2小时，所以，这方法只适用于剖宫分娩。

3. 无痛分娩的优缺点

优点

1. 最有效，最能消痛。
2. 10～15分钟药力便生效，速度快。
3. 只做下半身麻醉，产妇可保持清醒。相比全身麻醉，不会令产妇昏迷，所以不易有吸入性肺炎。
4. 不会对宝宝产生副作用，注射止痛针或全身麻醉所用的药物是吸收进入血液内，经胎盘会影响宝宝，抑制宝宝及妈妈的呼吸；若呼吸受抑制，出生后可能会不哭、不能正常呼吸，需要用兴奋呼吸中枢的药物才可回复。

缺点

1. 止痛时，下半身无感觉，就连子宫有没有收缩，妈妈也不清楚，所以不知何时用力，故生产时需要有医护人员在旁提醒。
2. 由于不懂何时用力，所以第二产程所需时间会可能较长。

3 由于要在腰背留针，针眼会有短暂疼痛。

4 需要产钳、真空吸引仪器来帮助生产的机会比较大。

5 短暂性下腹、下肢麻木，无感觉，要慢慢恢复。

6 在短暂性下腹麻木的情况下，可能无尿急感觉而未能察觉膀胱胀大，因而会损伤膀胱功能，导致排尿困难。

7 产妇可能因对麻醉药有反应而造成低血压，供应给胎儿的血量减少，造成胎儿宫内窘迫。若注射麻醉药的针插入太深，深至硬膜，脊髓液可能会经硬膜渗出，脑脊液减少，产妇会感到头痛。麻醉针有可能损害脊椎内的神经，严重的可导致下肢瘫痪，不过麻醉科医生均受过专业训练，故发生这情况的机会很少。有些产妇会出现短暂的全身颤抖现象，原因不明。

4. 拉梅兹分娩法

拉梅兹分娩法是集联想法、放松法及呼吸法为一体的一种心理疗法。拉梅兹分娩法通过心理疗法减轻自然分娩时的阵痛，可以说是一种精神预防性分娩。

其实这种分娩法是由俄罗斯医生最初发明的。1952年法国产科医师拉梅兹在一次机缘中接触到“心理预防法”，不久他前往俄国进一步学习，加上后来他总结的的呼吸技巧法，从而完成这一套举世采用的分娩法。因为拉梅兹博士整理和倡导，这种精神预防性分娩法被称为“拉梅兹分娩法”。

拉梅兹生产法主要就是让孕妇对于生产这件事有正确的了解，清楚知道生产时可能会有的状况，让阵痛来临时，能有经验、稳定的实施各种呼吸步骤，使得肢体及心理放松而降低因紧张引来的疼痛。因此在产前就必须训练各项运动以及呼吸技巧，才能水到渠成，发挥所学。

拉梅兹分娩法的创始原理是利用巴夫洛夫的“制约原理”即条件反射学说。

其原理是：每当小狗看到食物就会出现流口水的自然反射行为，于是让食物伴随铃铛声出现，经过数次经验后，下次当铃铛声响，却没有食物，小狗也会流口水。此原理运用到生产时，则是阵痛时，将原本疼痛时立即出现的“肌肉紧张”，转化成“主动肌肉放松”，使得疼痛减轻，伴随呼吸技巧的步骤转换，度过各个分娩疼痛阶段。

有不少医院都举办拉梅兹讲座。这些讲座主要以妊娠28～34周的孕妇为对象，每周讲1～2次课，每期4～6周。如果听完拉梅兹讲座以后在家坚持练习，分娩时将会起到很好的效果。太早学可能会没耐心或者到后来就淡忘了，太晚学则可能无法熟练呼吸方法，肌肉运动训练也不足。

要让拉梅兹发挥效用，就必须有恒心练习到熟练。当阵痛开始时，产妇要有信心，把所学所练发挥出来，就一定能降低疼痛，并从中感受到生育下一代的喜悦。

5. 拉梅兹分娩法的优点

拉梅兹分娩法最大的优点就是丈夫可以积极地参与到分娩过程中。丈夫和妻子一起听拉梅兹分娩法讲座以后，分娩过程中产妇实施呼吸法、联想法及放松法时，丈夫可以起到指导作用。

同时，因丈夫参与分娩过程，产妇在心灵上得到安慰。而对丈夫来说在感到责任感的同时，可与妻子一起迎接宝宝诞生那令人激动的一刻。

6. 秋千分娩法

在国外，秋千分娩是近来颇受青睐的分娩方法之一。分娩台像秋千一样被吊在具有缓冲作用的弯圈状铁棒上。根据身体的姿势可以更换托座。分娩时，产妇可自如采取坐姿或者向后躺等姿势，且在腰部上设有热敷器具。阵痛时，产妇可坐在秋千上前后左右晃动骨盆。同时可以通过机器控制，采取坐式分娩姿势。

当强烈的阵痛有规律地来临，且子宫口张开5厘米时，产妇从待产室转到秋千分娩室。产妇需要输液，视具体情况，可能还需要打一针子宫收缩剂。产妇上秋千分娩台以后，像荡秋千一样前后晃动臀部，按平时练习过的呼吸法进行呼吸。根据医生的口令，抬膝盖，向臀部用力，胎儿就会娩出。秋千分娩属于家人参与分娩过程的家庭分娩，由产妇的丈夫剪断脐带。

秋千分娩不仅能很大程度上减轻分娩的痛苦，而且丈夫和家人可以参与分娩过程，有利于稳定产妇情绪。

7. 水中分娩法

水中分娩自古就已存在，是被现代医学所认可的比较安全的分娩方法。采用水中分娩时，产妇坐进盛满温水(水温约37°C，盐水浓度与羊水相同的消毒溶液)的浴缸中待产。因为坐着分娩，骨盆容易舒展，便于用力，通过给胎宝宝创造同胎内环境相似的外部环境，降低胎宝宝降生时的压力，同时缓解产妇的阵痛。

一位经历过水中分娩的妈妈幸福地说，在水中分娩整个过程中感觉非常美妙，从进入水中以后全身放松，几乎感觉不到什么疼痛，出生的宝宝在水中就像一只可爱的小海豚。不过，并非所有的产妇都能在水中分娩，只有能顺产的产妇才能这么做。

8. 水中分娩的优点

目前，水中分娩在国外已很流行，但在国内却属于新鲜事。在此介绍水中待产分娩的十大好处，以帮助各位准妈妈更好地了解水中分娩。

1. 最大程度的减少产妇待产的痛苦；
2. 水中分娩可以缩短分娩产程；
3. 水中分娩可以降低产妇血压；
4. 水中分娩让产妇更有“感觉”；
5. 水体流动性使得产妇可以自主选择分娩最舒服的位置；
6. 水中分娩使紧张的产妇更容易放松情绪；
7. 给产妇一个积极的支持保护空间，节省产妇体力；
8. 可以减少药物和其他介入治疗的使用；
9. 水中分娩可减少外阴创伤和避免外阴切开手术；
10. 水中分娩可以减少剖腹产机率。

产妇可以借助浮力根据需要或者医生的口令轻易地自由置换位置，而不需要其他人帮忙。这些将有助于盆骨打开和顺利分娩。

四 异常分娩

1. 引产

妊娠12周后，因母体或胎儿等方面的原因，必须用人工方法诱发子宫收缩而结束妊娠，称为引产。

引产一般分为中期妊娠引产和晚期妊娠引产。怀孕中期引产是因为优生或计划生育的需要而终止妊娠。采用利凡诺引产较多，必须到医院，由专业医生进行手术，因为处理不当，会发生出血、感染、胎遗等并发症。晚期妊娠引产是怀孕晚期，因为母亲有一些并发症或者胎儿存在问题而采取措施引起子宫收缩，结束分娩。晚期妊娠引产的方法很多，如人工破膜，滴催产素，前列腺素引产等等，但还是要强调必须在正规医院，由专业医生来进行，否则会威胁母婴安全。

哪些情况需引产

由于某些特殊原因，继续妊娠会招致不良后果或危险，只有终止妊娠，进行引产手术，才能确保母体健康或使胎儿脱离宫内险境。凡孕妇妊娠28周后具有以下不良情况者，均应经医师确定，施行引产手术：

◇ 患慢性肾炎的孕妇

有些患者本来就不宜怀孕，在怀孕后更会加重肾脏负担，促使各种症状加重，不利胎儿的生长发育和母体的恢复。此种情况应当及早引产，结束妊娠。

◇ 有重度妊娠中毒症的孕妇

病症发生在妊娠中期和晚期，孕妇全身小血管收缩，出现血压升高、头痛头晕、呕吐、下肢水肿、小便排出蛋白，经过治疗后病情无好转，如其继续妊娠时容易发生抽搐(子痫)或胎盘与子宫壁容易提早剥离，可引起子宫大出血，并会发生胎儿缺氧(窒息)甚至有死亡在宫内的危险。所以在重度妊娠中毒症的情况下应引产。

◇ 羊水过多的孕妇

孕妇羊水过多时，子宫底会急骤升高，压迫孕妇的胃，甚至使心脏移位，常会导致孕妇心悸、憋气，难以平卧，影响睡眠和饮食。如经医师确诊为羊水过多致使孕妇恶性反应及胎儿畸形者，应立即引产，终止妊娠。

◇ 宫内死胎

倘若孕妇感觉胎动消失，经医生检查确定胎儿死在宫内者，应立即引产排除死胎，以保孕妇生命安全。

◇ 患糖尿病或其他严重器质性疾病者

患这些病症的孕妇，因身体虚弱、精力不济，继续妊娠时对孕妇本身与胎儿都不利，应当考虑引产。

以超声波等法检查，发现胎儿严重畸形或胎儿不能生存者，也需立即引产。

2. 急产

一般正常的状况下，产妇分娩要经历一、二、三产程。在第二产程的时候，子宫口完全打

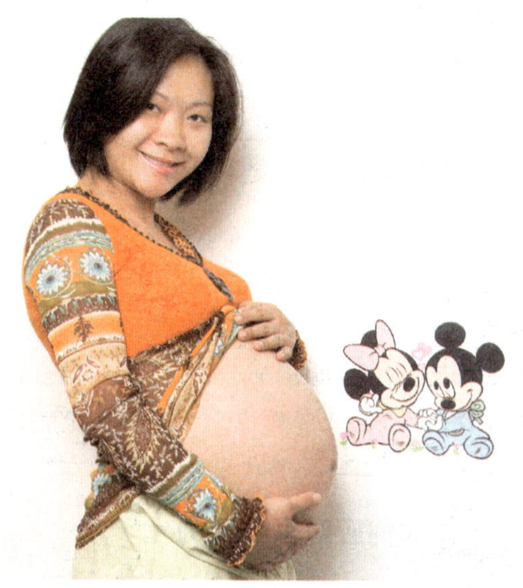

开，胎膜破裂，羊水流出，由于胎头下降，压迫直肠，产妇会有排便感。此时，宝宝马上就要娩出了。尽管产程时间也是因人而异的，但初产妇在这个产程时，一般也需要1~2小时，经产妇会很快(几分钟到十几分钟)。整个分娩过程，从腹痛开始到生产结束，不应少于3小时。少于这个时间的，就属于急产。

哪些产妇容易发生急产

1. 多胎的经产妇
2. 早产
3. 体重过轻的胎儿
4. 上一胎有急产记录的产妇

因为经产妇子宫颈口打开的速度会加快，临床上就有产妇依照上一胎的经验，以为自己不会那么快生产，结果没有马上到医院待产，而发生在家生产的情况。另外，有些初产妇可能因为还未到预产期，没有想到自己要生产了，而发生早产的急产。

如何预防急产的发生

急产常常发生在产力过强、骨盆宽大、胎儿偏小的产妇身上，多次分娩的产妇，也有可能发生急产。所以，预防急产就要根据实际可能出现的情况，在妊娠晚期，做好分娩的准备工作。当出现强烈宫缩时，应毫不迟疑地进医院分娩。医生则会按产妇情况对症处理，必要时也可以用药物抑制宫缩，使产程缓慢进展而避免急产发生。

3. 难产

“难产”就是当分娩进行到一半的时候，胎儿无法顺利通过产道娩出。“巨大儿”的确容易造成难产，但是，难产不一定都是由“巨大儿”造成的。

难产的两种情况 第一种是“肩难产”，也就是胎头出来了，但肩膀却卡住了。此时，可有一位医护人员从产妇上面帮忙推妈妈的肚子，另一位就帮忙转胎儿。但是这种处理容易让孩子产生锁骨骨折或拉伤孩子的臂神经丛。

第二种难产则较少见，那就是胎位不正的产妇尝试自然分娩，但当胎儿的身体出来后，胎头被卡住了。其后遗症与“肩难产”一样，都是容易拉伤孩子的臂神经丛，甚至发生皮肤裂伤。所幸这种胎儿的臂神经丛拉伤会通过各种治疗复原。

4. 滞产

什么是滞产

总产程超过24小时的称为滞产。滞产通常

是由下列两种原因之一所引起的：一种原因是子宫肌肉无法产生足够强烈或规则性的收缩。另一种原因是正常分娩受到梗阻。梗阻发生的原因是胎儿的头太大，而盆腔的骨质出口处太小，这叫做头盆不称，或者是由于胎儿的位置使得分娩发生困难所致。

发生滞产的危害

滞产严重时可引起脱水、酸中毒。如胎膜早破或肛查次数较多，可增加感染机会。如果胎头挤压盆底组织时间过久，可使组织缺血水肿，甚至坏死而形成生殖道瘘管。由于子宫收缩乏力，还可能引起产后出血或胎盘、胎膜残留。胎儿方面也常因宫腔内感染而发生宫内窘迫甚至死亡。

如何预防滞产

1. 定期检查，以便尽早发现异常情况，获得及时而适当的处理。
2. 精神放松，不要有不必要的紧张情绪、顾虑及恐惧。
3. 经由静脉将药物注入你的血液，能够刺激子宫肌肉加强收缩，在滞产的病例中，可用剖宫产或用产钳来协助分娩。
4. 休息好，多进食，增强体力，减少产时疲劳。

5. 宫缩乏力

宫缩乏力分原发性和继发性。

原发性宫缩乏力，指产程一开始就表现为子宫收缩弱而无力，持续时间短，间歇时间长，并且不随产程进展而逐渐好转，但宫缩也不停止。子宫收缩时不见宫体隆起发硬，产妇大多无明显的腹痛感。

继发性宫缩乏力，指产程开始时子宫收缩力正常，而在产程进展中时子宫收缩力转弱。

宫缩乏力会造成难产吗

宫缩乏力可使宫颈口扩张及胎儿先露部下降缓慢，使产程延长或停滞。产程过长，产妇休息不好，进食少，思想顾虑重，使产妇疲惫不堪，造成肠管胀气、排尿困难，又影响子宫收缩。这种恶性循环易造成难产，导致胎儿窘迫、产后出血及感染。

如何应对宫缩乏力

因为宫缩乏力，使产程延长，对母儿均有不良影响。一旦出现宫缩乏力，医生要全面分析产力、产道和胎儿三大因素，并根据产妇不同的产程做不同的处理。

◇第一产程

出现宫缩乏力应检查产道及胎位。若产道有梗阻或胎位不正，估计不能经阴道分娩者，要及时行剖宫产术；若估计能经阴分娩，应设法加强宫缩，如消除产妇的紧张心理；若产妇极度疲劳，可以给予镇静药，让产妇充分休息，同时注意补充营养；若产妇不能吃东西，可以给予输液。如果宫缩仍不见好转，可行人工破膜，破膜后，胎头紧贴子宫下段及子宫颈，从而反射性引起子宫收缩。也可以通过静脉点滴催产素来加强宫缩。

◇第二产程

产程进入第二阶段，宫口已开全。此时出现宫缩乏力，如果胎儿先露部较低行助产可以阴道分娩的话，可以静脉点滴催产素。然后行阴道助产术结束分娩。如果胎儿较大，先露高且有头盆不称情况，估计不能经阴道分娩者仍要做剖宫产术。

◇第三产程

胎儿娩出后，宫缩乏力容易引起产后出血，所以应立即肌注催产素10单位，同时腹部按摩宫底以促进子宫收缩。

6. 过期妊娠

什么是过期妊娠

妊娠达到或超过42周，称为过期妊娠。其发生率约占妊娠总数的5%～12%。过期妊娠的胎儿围产病率和死亡率增高，并随妊娠延长而加剧，妊娠43周时围产儿死亡率为正常的3倍。44周时为正常5倍。初产妇过期妊娠胎儿较经产妇者危险性增加。

过期妊娠的原因

多数学者认为过期妊娠与胎儿肾上腺皮质功能有关，下列情况容易导致过期妊娠。

1. 头盆不称时，由于胎先露部对宫颈内口及子宫下段的刺激不强，容易发生过期妊娠。

2. 无脑儿畸胎合并羊水过多时，由于胎儿无下丘脑，使垂体-肾上腺轴发育不良，由胎儿肾上腺皮质产生的肾上腺皮质激素及雌三醇的前身物质16α-羟基硫酸脱氢表雄酮减少及小而不规则的胎儿，不足以刺激宫颈内口及子宫下段引起宫缩，孕周可长达45周。

3. 缺乏胎盘硫酸酯酶，是一种罕见的伴性隐性遗传病，均见于男胎病例，胎儿胎盘单位无法将活性较弱的脱氢表雄酮转变为雌二醇及雌三醇，致使发生过期妊娠。若给孕妇注射硫酸脱氢表雄酮后，血浆雌激素值不见升高，即可确诊。

4. 内源性前列腺素和雌二醇分泌不足而孕酮水平增高。有作者认为过期妊娠系雌孕激素比例失调导致孕激素优势，抑制前列腺素和缩宫素，使子宫不收缩，延迟分娩发动。

对母胎的影响

过期妊娠的危害主要有以下几个方面：

1. 过期妊娠时，若胎盘功能良好，可形成巨大儿，使难产的机会增加。

2. 胎儿颅骨变硬，变形能力低，不易适应产道，而使难产的机会增加。

3. 若胎盘功能减退，围产儿死亡率增加，较正常妊娠者高4倍。

4. 胎儿窘迫、新生儿窒息、新生儿胎粪吸入综合征、产伤以及新生儿低血糖的发生率增高。

5. 由于难产情况的增加，从而增加了母体损伤以及产褥感染的机会。

如何预防过期妊娠

1. 在未怀孕的前半年，“孕妇”便应及时记录每次的月经周期，以便能推算出较准确的预产期。在停经后2个月，便应去医院检查，以后定期产前检查，尤其在37孕周以后每周至少做一次产前检查。

2. 如果预产期超过一周还没有分娩征兆，更应积极去检查，让医生根据胎儿大小、羊水多少、测定胎盘功能、胎儿成熟度或者通过“B超”来诊断妊娠是否过期。

3. 孕妇也可以自测胎动，如果12小时内胎动数少于20次，说明胎儿异常；少于10次，说明胎儿已很危险，应立即求医。如果确诊为过期妊娠，应由医生及时引产。

五 临产准备

1. 需要提前入院的情况

高危孕妇一般要在预产期前2周提前入院，等待分娩，以便医生检查和采取措施。

本次妊娠出现某些异常现象，如妊娠高血压疾病、羊水过多、羊水过少、前置胎盘、胎位不正(臀位、横位)等。

妊娠合并内科疾病，如心脏病、肝、肾疾患等等。

过去有不良生育史，如流产3次以上，早产、死胎、死产、新生儿死亡或畸形儿史等。

有其他特殊情况，如高龄初产、身材矮小、骨盆狭窄等。

2. 孕妇临产禁忌

1 忌害怕

很多孕妇对分娩有恐惧感，临产期越近，越是紧张。其实，这种害怕完全没有必要。分娩几乎是每个妇女必经的生理过程，现代医学发达，分娩的安全系数大大提高，分娩手术的成功率也近于百分之百，一般不会出现意外。

2 忌劳累

是指身体或精神上的过度劳累。到了妊娠晚期，活动应该适当减少，工作强度亦应适当降低，特别是要注意休息好，睡眠充足。只有这样才能养精蓄锐，准备全力以赴地进入产程。

3 忌粗心

一些孕妇大大咧咧，到了孕晚期仍不以为然，结果临产时常常由于准备不充分，而弄得手忙脚乱。这样很容易出现差错。

4 忌着急

并非所有孕妇到了预产期就分娩，提前10天、过后10天都是正常的。孕妇既不要着急，也不要担心，因为这样都无济于事。只能是伤了自己的身体，影响了胎儿的发育。

5 忌忧虑

孕妇由于生活或者工作上的困难，或意外不幸等，临产前精神不振、忧愁、苦闷，特别是有些孕妇的公婆盼子心切，向孕妇施加无形的压力，给孕妇造成沉重的心理负担，这也是造成分娩困难的重要诱因之一。

6 忌懒惰

有些妇女孕早期担心流产，孕晚期害怕早产，因而整个孕期都不敢活动。有些孕妇则是因为懒惰而不愿多活动。实际上，孕期活动量过少的产妇，更容易出现分娩困难，所以，孕妇在孕晚期不宜生活得过于懒惰，也不宜长时间地卧床休息。

7 忌远行

一般在接近预产期的前半个月就不宜再远行了，尤其是不宜乘车、船远行，因为旅途中各种条件都受到限制，一旦分娩，出现难产是很危险的事情，还有可能威胁到母胎安全。

8 忌滥用药物

分娩是正常的生理活动，一般不需要用药，也没有能使产妇腹痛减轻的药物。因此，产妇及亲属万不可自行用药，更不可随便注射催产剂，以免造成严重后果。

3. 先兆临产的征象

1 腹部轻松感

初产妇在临产前1~2周，由于胎儿先露部下降进入骨盆，子宫底部降低，常感上腹部较前舒适，呼吸较轻快，食量增多。但由于先露部下降压迫盆腔膀胱、直肠等组织，常感下腹坠胀，排尿频繁、腰酸等。

2 假阵缩

孕妇在分娩前1~2周，常有不规律的子宫收缩，与临产后的宫缩相比有如下特点：持续时间短、间歇时间长，且不规律，宫缩强度不增加，宫缩只引起轻微胀痛且局限于下腹部，宫颈口不随其扩张，小量镇静剂即能抑制这种“假阵缩”。

3 见红

在分娩前24~48小时，阴道会流出一些混有血的粘液，即见红。是由于子宫下段与子宫颈发生扩张，附近的胎膜与子宫壁发生分离，毛细血管破裂出血，与子宫颈里的粘液混合而形成带血的粘液性分泌物，为临产前的一个比较可靠的征象。若阴道出血量较多，超过月经量，不应认为是分娩先兆，而要想到有无妊娠晚期出血性疾病，如前置胎盘、胎盘早剥等疾病。

以上所述只是临产的先兆征象，只能说明不久就要分娩，不能作为诊断分娩的依据。

4. 孕妇临产后可以吃东西吗

在分娩过程中，产妇的胃肠消化及吸收功能均减弱，产妇食欲不好，随着产程的进展，宫缩越来越强，宫缩强烈时，常常会引起恶心呕吐，以致产妇摄入的热量及水分不够，影响产程进展。如果出现上述情况，产妇不要再吃东西，

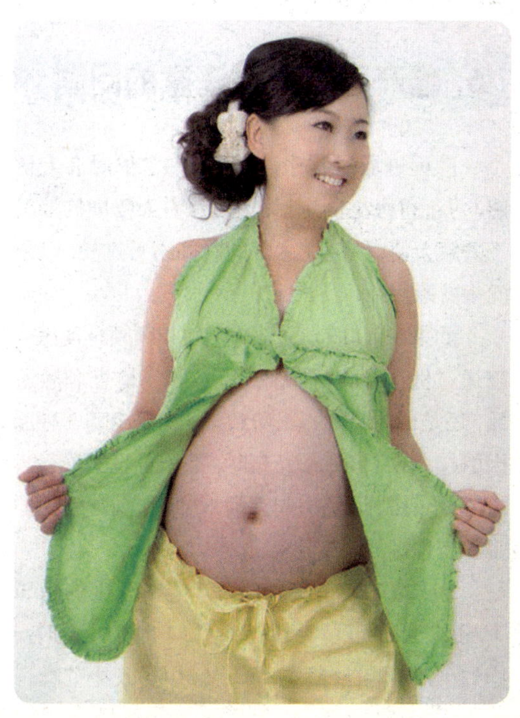

以免引起误吸和加重恶心呕吐的程度，医生会通过静脉输液来补充产妇所需热量和水分，所以产妇不必担心。

反之，如果在产程中，产妇没有上述表现，在第一产程的宫缩间歇期，可以鼓励产妇少量多次进食，吃一些易消化的食物，并注意摄入足够的水分，以保证充沛的精力和体力，为第二产程做准备。

5. 临产后小便需注意的问题

临产后，产妇应注意排尿，一般每2～4小时就要排尿一次，以避免胀大的膀胱影响子宫收缩和胎儿先露部下降，如果产妇出现排尿困难，应及时告诉医生，医生要检查有无头盆不称的情况，必要时医生可以给导尿管导尿。但产妇不要因排尿困难而蹲的时间过长。

6. 临产后大便需注意的问题

产程进展过程中，如果产妇宫缩时有大便感，应征得医生同意后，方可在有人陪同的情况下去解大便，但应注意蹲的时间不可过长，以免发生宫颈水肿。

如果在宫口未开全时，产妇有频频排便感，应通过医生检查寻找原因，是肛门检查刺激所致，还是因为胎位不正所致。但是无论哪一种原因引起，在宫口尚未开全时，都不要过早屏气，也不要下蹲，以免引起宫颈水肿，影响宫颈的扩张和产程进展。

如果宫口已开全，产妇就要在医生的指导下，于宫缩期间屏气如解大便样向下用力，此时，产妇千万不能自行下床解大便，以免发生危险。

7. 入院后需要做的检查

产妇入院后，进入待产室等待分娩。医生要翻阅产妇的产前检查记录，了解妊娠期间的情况。然后要询问病史，包括妊娠期间的情况、月经情况、婚育情况、既往身体健康情况、现在阵发性腹痛情况、阴道流血及流水情况等等，并要进行全身检查、包括内科检查和产科检查。

产科检查要测腹围、宫高，估计胎儿大小，测骨盆大小观察骨盆形态，查宫颈口开大的程度及先露的高低，观察宫缩持续时间、强度，并要听胎心。通过以上检查，医生对产妇能否经阴道分娩有了大体的估计。

有的产妇对这些反复检查表现不耐烦，实际上正是通过这些检查，医生才能发现异常情况，采取相应的措施，确保分娩顺利进行。

8. 产妇哪些情况下不宜灌肠

产妇入院后，如果没有禁忌证，初产妇可在宫口开不到4厘米、经产妇宫口开大不到2厘米时，用温水肥皂水灌肠，灌肠能清除粪便，避免分娩时肛门放松，粪便排出污染产床及消毒物品，避免会阴侧切口，会阴伤口，产道及新生儿被粪便污染，同时，又能通过反射作用，刺激宫缩，加速产程进展。

有以下几种情况不宜灌肠：

1. 胎膜早破，灌肠能引起脐带脱垂。
2. 胎儿先露部尚未衔接，胎位不正者，灌肠能引起胎膜早破。
3. 有剖宫产史。

4 有急产史或宫缩过程，估计1小时之内即将分娩者。

5 产妇患有心脏病或产前出血等妊娠并发症者。

9. 生产时要把阴毛刮掉

生产时的剃毛通常只会在靠近会阴部(肛门口至阴道口)的地方进行，而不是所有的阴毛都剃掉。有些医生会在孕妈妈待产时就先为孕妈妈剃毛，有些医生则等到孕妈妈上了产台再进行，各家做法不同。

刮掉阴毛有两方面的好处：一方面，分娩前有利于外阴的消毒，使消毒更为彻底；另一方面，分娩后由于阴道排泄物增多，将阴毛粘在一起，会使产妇感觉很不舒服。

10. 做肛诊或阴道检查

产妇临产后入院，医生都要为产妇做肛门检查，简称肛诊，并且在临产初期约4小时检查一次，经产妇或宫缩频而强者，间隔时间缩短。

临产后，随着子宫的收缩，宫颈口要不断开大，胎儿的先露部要下降。医生就是通过肛诊确定宫颈扩张和胎儿先露下降的程度，了解骨盆腔的大小、宫颈的软硬及厚薄，是否已破膜，确定胎先露，胎位等，确定骨盆腔的大小、先露部高低以及胎方位、子宫颈口扩张的程度等，以决定其分娩方式。

所以，医生做肛诊及阴道检查时，产妇一定要密切配合。肛诊最好在宫缩时做，产妇千万不要提出等宫缩后才允许医生检查的要求。

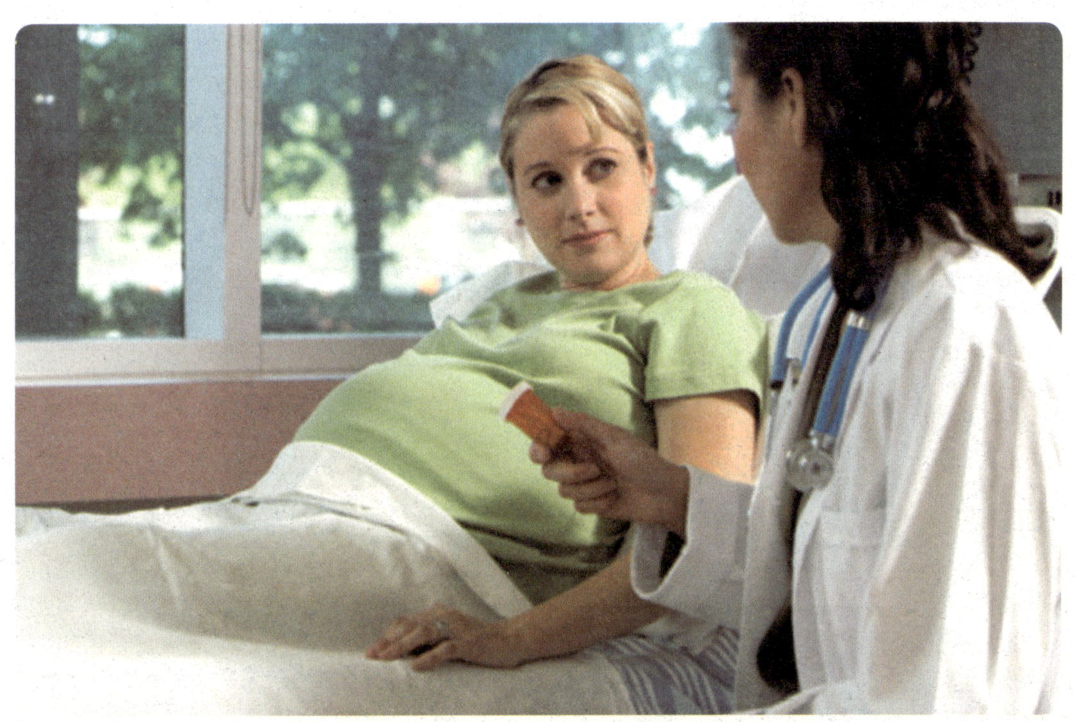

六 分娩三产程

1. 第一产程：子宫颈开口期

第一产程开始时，子宫每隔10分钟收缩一次，收缩的时间也比较短。后来，子宫收缩得越来越频繁，每1～2分钟就要收缩一次，每次持续1分钟左右。当宫缩越紧，间歇越短时，宫口就开得越快，产妇的疼痛感就越明显。当子宫收缩时，产妇会有子宫发紧、发硬的感觉，下腹或腰部疼痛，并有下坠感。

有些产妇恐惧分娩，精神十分紧张，临产后子宫收缩引起的正常疼痛，对她们来说都成为难以忍受的巨大痛苦，不休息，不吃东西，大喊大叫，结果使体力大大损耗，没有足够的力量来增加腹压，娩出胎儿。宫缩无力往往使本来可以顺产的分娩变成难产。所以待产的准妈妈一定要以充足的精力和良好的心态迎接宝宝的诞生。

1.宫口开大2厘米时。阵痛间隔8～10分钟。阵痛间隔还比较长，所以这段时间要充分休息。

2.宫口开大6厘米时。阵痛间隔3～5分钟，阵痛加剧。子宫口开全还需2～3小时，到娩出还需7～8小时。

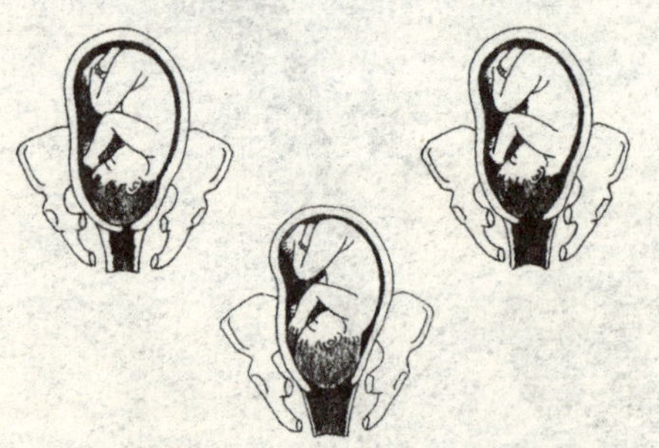

3.宫口开全时。阵痛间隔约1～2分钟，约持续40～90秒钟。此时的宽度可使胎儿通过。再过2～3小时胎儿将诞生。

第一产程：从有规律的宫缩到子宫口开全

助产人员会及时为产妇测量血压，听胎心，观察宫缩情况，了解宫口是否开全，还要进行胎心监护，她们会针对产妇的具体情况，做出正确的判断和及时处理。

2. 第一产程产妇的配合方法

1 思想放松，精神愉快

紧张情绪会使食欲减退，引起疲劳乏力，影响子宫收缩和产程进展。

2 注意休息，适当活动

利用宫缩间隙休息，节省体力，切忌烦躁不安，消耗精力。如果胎膜未破，可以下床活动，适当的活动能促进宫缩，有利于胎头下降。

3 采取最佳的体位

除非是医生认为有必要，不必要采取特定的体位。只要能使你感觉阵痛减轻，就是最佳的体位。

4 补充营养和水分

尽量吃些高热量的食物，如粥、牛奶、鸡蛋等，多饮汤水，以保证有足够的精力来承担分娩重任。

5 勤排小便

膨胀的膀胱有碍胎先露下降和子宫收缩。

应在保证充分的水分摄入的前提下，每2～4小时主动排尿1次。

3. 第二产程：胎宝宝娩出期

在第二产程，产妇要躺在产床上等候，助产人员会帮助分娩。产妇用力的大小和正确与否，都直接关系到胎儿娩出的快慢、胎儿是否缺氧，以及你的会阴部损伤轻重程度。所以，这时产妇要按照助产师的指导，该用力时用力，不该用力时就抓紧时间休息。

这一时期，宫缩痛明显减轻，子宫的收缩力量更强，子宫收缩也越来越紧，每次间隔只有1～2分钟，持续1分钟，胎儿下降很快，迅速从宫颈口进入产道，然后又顺着产道达到阴道口露头，直到全身娩出。

在宫缩停止的间歇期里，产妇要全身肌肉放松，抓紧时间休息，切忌大喊大叫或哭闹折腾。当宫缩再次出现时，再重复前面的动作。

当胎头即将娩出时，助产人员会提醒产妇不要再用力了。此时，产妇可以松开手中紧握的产床扶手，双手放在胸前，宫缩时张口哈气，宫缩间歇时，稍向肛门方向屏气。这时，助产人员会保护胎头缓慢娩出，同时认真保护产妇的会阴部位，防止严重撕裂。当胎儿娩出的时候，产妇的臀部不要扭动，保持正确的体位。

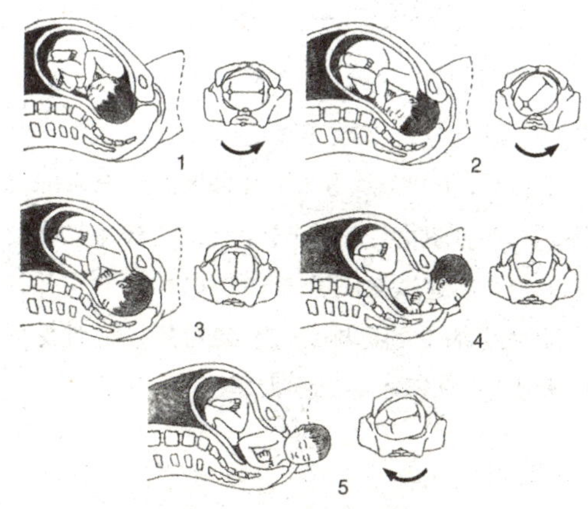

第二产程：从宫口开全到胎儿娩出

4. 第二产程产妇的配合方法

1 配合宫缩用力

一次宫缩时大约要用力3次，产妇要遵照医生的指导，在宫缩时务必配合用力，不要在意自己的样子有多难看，这样才能使用力达到最佳的效果。

2 憋气以增加腹压

强烈的宫缩阵痛，迫使产妇不由自主地向下用力。这时，产妇要双手抓住产床边上的扶手或丈夫的手，只管放心地像平时解大便那样向下憋气，憋气时间越长越好，以增加腹压，协助胎儿娩出。

3 注意休息

在宫缩停止时产妇要立即全身放松休息，不要用力。这时用力不仅没有作用，反而会使产妇精疲力尽，影响顺利分娩。应该趁机做2～3次腹式深呼吸，为下一次宫缩时的用力做准备。

4 不必收缩肛门

胎儿的头在产道里回旋，并随着子宫收缩向产道出口前进，使产妇不自主地使劲憋气，产生想排大便的感觉，甚至会有憋不住的感觉。这是胎头向下压迫所致，不必因担心而收缩肛门，这样会影响胎头下降。

5 改用力憋气为反复哈气

当胎先露部要出来，即产妇感到下边有东西堵着时，听到医生的指示后立即把双手交叉在胸前，改用力憋气为反复短促的哈气。提醒一点，此时绝对不可用力，也不要随意扭动臀部，要靠子宫本身的收缩使胎儿自然娩出。这时，即便轻微地用力或发出声音，都会使胎头飞速地从阴道口滑出，造成意想不到的会阴裂伤，甚至撕裂肛门。

6 摆好姿势

由于胎儿就要从产道娩出，即使再不舒适也要注意保持仰卧、双脚尽量张开、膝盖弯曲的姿势，以方便医生协助分娩。

5. 第三产程：胎盘娩出期

第三产程也称胎盘娩出期，从胎儿娩出到胎盘娩出为止，一般经历10～15分钟。一般不超过30分钟。

胎儿娩出后，产妇顿觉腹内空空，产道也如释重负。宫缩暂时停止，子宫逐渐缩小，羊水全部流出。没多久，胎盘自动地从子宫壁上剥离、娩出，此时没有剧烈地腹痛。胎盘娩出后，由于

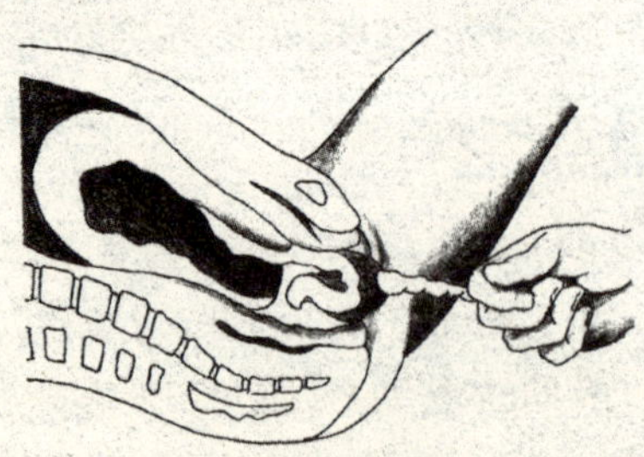

第三产程：胎盘娩出

整个过程消耗了极大的精力和体力，产妇就像跑完了一程马拉松，身心疲惫不堪，但内心充满了幸福与喜悦。

此时，产妇可以放松休息了，医生检查胎盘、胎膜是否完整，产道有无裂伤，并进行相应的处理，阴道分娩的全过程就此完成。产后要暂时留在产房，观察子宫有无大量出血，测量血压和脉搏。如果没有特殊情况，产妇才会被送回休息房间。

6. 第三产程产妇的配合方法

1 不要用手去碰下腹部

在胎盘尚未娩出之前，产妇不要用手去碰触下腹部，以免刺激下腹造成子宫颈口反射性地收缩，阻碍胎盘顺利娩出。

2 尽量地张开双腿、让医生处理

胎盘娩出之后，在外阴部消毒干净前，产妇要尽量将双腿张开，以方便医生进行处理。

3 积极配合医生缝合伤口

胎盘娩出后，如果产妇会阴部有伤，医生要马上进行缝合。为了更好地让医生处理，虽然非常疲累，但要继续忍耐，并采取医生要求的姿势，坚强地与医生充分进行配合。这样才能方便医生缝合阴道壁及阴道入口的伤口，不至于使日后的性生活受到影响。由于会阴在分娩时受到极大压迫，所以不会感到太疼痛。

七 准爸爸课堂

1. 准爸爸进入临产准备状态

妻子就要进入预产期了，准爸爸开始准备迎接妻子分娩的时刻到来了，把到外地开会、出差等事情推掉，尽量离妻子近一些，以便随时听从妻子的召唤。这时的准爸爸可能比准妈妈更心急，准妈妈主要担心宝宝能否顺利出生，准爸爸不但担心宝宝是否顺利出生，更担心妻子是否能平安度过分娩难关。

医生护士对此有更深的感受：在分娩前就决定自然分娩的孕妇，多是比较坚强的，她们会咬紧牙关坚持着，等宫缩来临的时候，她们常常是双唇紧闭，或拉着床栏，或攥着亲人的手，汗流浃背，满脸通红，却一声不吭。每当这时往往是丈夫心神不定，一次次问医生到底还要让妻子坚持到什么时候。

2. 分娩前准爸爸的心理准备

如果孕妇在分娩前没有充分的心理准备，或一直对分娩充满了恐惧，或对疼痛的耐受性比较差，进入产程第一阶段时，往往被一阵阵突如其来的宫缩痛打倒、哭喊，不断地重复她受不了了，甚至说她要死了。

这个时候，反应最强烈的就是丈夫，坐卧不宁，抱着头痛苦不堪，一遍遍地请求医生给他的妻子剖腹产。遇到性格暴烈的，会很不客气地指责医生、护士。丈夫没有身体上的疼痛，但承受着巨大的心理压力。医生、护士都能理解准爸爸的焦躁，但理解归理解，准爸爸焦躁对妻子顺利分娩没有任何好处，甚至最终发生难产，不得不行剖腹产。所以，分娩前丈夫的心理准备是非常重要的。

现在大多数医院都帮助孕妇制定分娩计划，不但针对孕妇，还针对准爸爸，这样做会增加顺产的机会。

3. 分娩前爸爸要做什么

临产的前一个月，丈夫就要开始忙碌了，做好妻子产前的各项准备，迎接小宝宝的诞生。

清扫布置房间

在妻子产前应将房子清扫布置好，要保证房间的采光和通风情况良好，让妻子愉快地度过

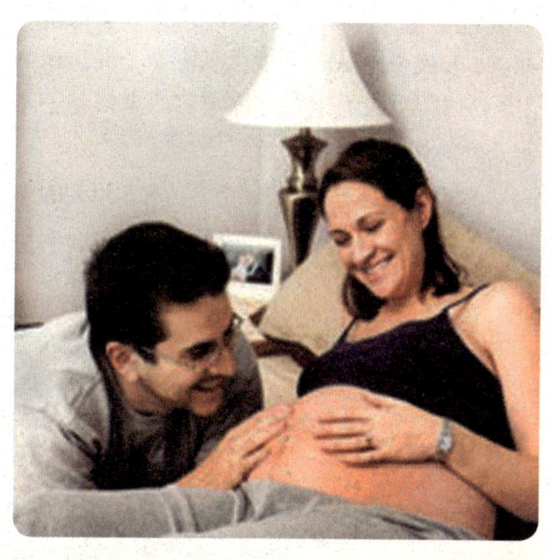

产褥期，让母子生活在一个清洁、安全、舒适的环境里。

拆洗被褥和衣服

在孕晚期，妻子行动已经不方便了，丈夫应主动地将家中的衣物、被褥、床单、枕巾、枕头拆洗干净，并在阳光下暴晒消毒，以便备用。

购置食品

购置挂面或龙须面、小米、大米、红枣、面粉、红糖，这是产妇必须的食品。还要准备鲜鸡蛋、食用油、虾皮、黄花菜、木耳、花生米、芝麻、黑米、海带、核桃等食品。

购置洗涤用品

洗涤用品包括肥皂、洗衣粉、洗洁精、去污粉等。

4. 丈夫是最佳的生产陪护人

产妇生产时，最佳的陪护人应该是丈夫。丈夫陪伴在妻子身边，可以帮助妻子克服紧张心理，丈夫温柔体贴的话语可以使妻子得到精神上的安慰，丈夫的鼓励和支持可以增强妻子顺利分娩的信心。

有丈夫在身边，产妇感觉自己有了强大的支撑力。丈夫可以分担妻子的痛苦，也可以分享婴儿安全降生的快乐，这对于增进夫妻感情来说，也是至关重要的。

5. 丈夫应帮助妻子顺利生产

1 产前一起参加培训班

丈夫与妻子可以一起参加产前培训班，一起了解生产的过程，做好充分的思想准备，尽量为妻子减轻痛苦，帮助妻子顺利生产。

2 产时缓解妻子痛苦

多鼓励多安慰　用话语为妻子树立顺利生产的信心。

为妻子按摩　在整个生产过程中，通过对妻子背部、腰部、腹部等部位的按摩，可以使妻子的疼痛得到缓解。

制造轻松气氛　在阵痛间隙，可以和妻子一起想象宝宝的模样，讲讲将来怎样培养他，宝宝会如何调皮，如何可爱，生活会如何精彩，等等，努力制造轻松气氛。

3 给妻子准备补充能量的食物

准备好充足的水、点心或妻子平时喜欢吃的零食，最好准备一些巧克力，随时补充能量。

产后篇

悉心护理快速康复

一、产后妈妈的饮食营养
二、产后下奶食谱
三、母乳哺育很关键
四、日常生活护理
五、产后常见疾病的防治
六、恢复完美身材有计划
七、产后的性生活

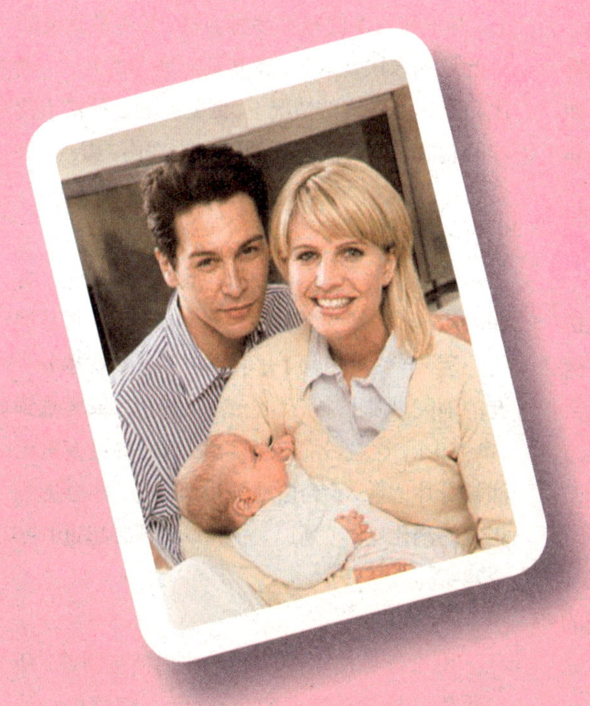

一 产后妈妈的饮食营养

1. 产后妈妈四大饮食原则

产后坐月子吃什么最好呢？营养专家根据产妇的身体情况，特别给出了月子期间的4大饮食原则，为了产后恢复更快，妈妈们可以参照以下建议进行调养。据营养医生推荐，新妈妈产后饮食应以精、杂、稀、软为主要原则。

精是指量不宜过多

产后过量的饮食除了能让产妇在孕期体重增加的基础上进一步肥胖外，对于产后的恢复并无益处。如果你是母乳喂养婴儿，奶水很多，食量可以比孕期稍增，最多增加1/5的量；如果你的奶量正好够宝宝吃，则与孕期等量亦可；如果你没有奶水或是不准备母乳喂养，食量和非孕期差不多就可以了。

杂是指食物品种多样化

产后饮食虽有讲究，但忌口不宜过，荤素搭配是很重要的。进食的品种越丰富，营养越平衡和全面。除了明确对身体无益的，和吃后可能会过敏的食物外，荤素菜的品种应尽量丰富多样。

稀是指水分要多一些

乳汁的分泌是新妈妈产后水的需要量增加的原因之一，此外，产妇大多出汗较多，体表的水分挥发也大于平时。因此，产妇饮食中的水分可以多一点，如多喝汤、牛奶、粥等。

软是指食物烧煮方式应以细软为主

产妇的饭要煮得软一点，少吃油炸的食物，少吃坚硬的带壳的食物。因新妈妈产后由于体力透支，很多人会有牙齿松动的情况，过硬的食物一方面对牙齿不好，另外一方面也不利于消化吸收。

2. 产后妈妈最需哪些营养

产妇急需补充营养，产褥期的营养好坏，直接关系到产妇的身体康复及新生儿的健康成长。月子期的保健措施多种多样，其中最重要的一条是加强饮食营养，尤其是分娩后的几天，消化功能逐渐旺盛的情况下，更要多吃各种富于营养的食物。产妇在产褥期除多吃些肉、蛋、鱼等食品外，还要多吃一些蔬菜。

◇ 鸡蛋

鸡蛋营养丰富，蛋白质含量高，而且还含有卵磷脂、卵黄素及多种维生素和矿物质，容易消化，适合产妇食用。但也不是吃得越多就越好。有些地区习惯上主张多吃鸡蛋，甚至一天要吃到20～30个，这就没有必要了，因为吃得过多也无法被身体吸收，会白白地被排泄出去，还会影响正常的消化功能，所以，产妇每天不必超过4～6个鸡蛋。

◇ 红糖

由于红糖所含的葡萄糖比白糖多得多，所以饮服红糖后会使产妇全身温暖。红糖中铁的含量高可以给产妇补血，红糖中含多种微量元素和矿物质，能够利尿、防治产后尿失禁，促进恶露排出，红糖还有生乳、止痛的效果。但是也不要食用过多，一般饮用不能超过10天，时间过长增加血性恶露，并且在夏天会使产妇出汗更多而体内少盐。

◇汤

鸡汤、鱼汤、排骨汤含有易于人体吸收的蛋白质、维生素、矿物质，而且味道鲜美可刺激胃液分泌，提高食欲，还可促进泌乳。产妇出汗多再加上乳汁分泌，需水量要高于一般人，因此产妇要多喝汤汁。但是专家提醒，在多喝汤的同时，别忘了要多吃些肉，肉比汤的营养要丰富得多，那种“汤比肉更有营养的”说法是不科学的。

◇小米

小米含丰富的维生素B_1和维生素B_2，能够帮助产妇恢复体力，刺激肠蠕动，增进食欲。但是专家提醒，小米粥不宜太稀薄，而且在产后也不能完全以小米为主食，以免缺乏其他营养。

◇莲藕

莲藕中含有大量的淀粉、维生素和矿物质，营养丰富，清淡爽口，是祛淤生新的最佳蔬菜，能够健脾益胃，润躁养阴，行血化淤，清热生乳。产妇多吃莲藕，能及早清除腹内积存的淤血，增进食欲，帮助消化，促使乳汁分泌，有助于对新生儿的喂养。

◇黄花菜

黄花菜含有蛋白质及磷、铁、维生素A、维生素C等，营养丰富，味道鲜美，尤其适合做汤用，中医书籍记载，它有消肿、利尿、解热、止痛、补血、健脑的作用，产褥期容易发生腹部疼痛、小便不利、面色苍白、睡眠不安，多吃黄花菜可消除以上症状。

◇黄豆芽

黄豆芽中含有大量蛋白质、维生素C、纤维素等，

蛋白质是生长组织细胞的主要原料，能修复生孩子时损伤的组织，维生素C能增加血管壁的弹性和韧性，防止产生出血，纤维素能通肠润便，防止产妇发生便秘。

◇海带

海带中含碘和铁较多，碘是制造甲状腺素的主要原料，铁是制造血细胞的主要原料，产妇多吃这种蔬菜，能增加乳汁中的含量。新生儿吃了这种乳汁，有利于身体的生长发育，防止因此引起的呆小症。铁是制造红细胞的主要原料，有预防贫血的作用。总之，月子里的饮食要多种多样，荤素兼备，富于营养和易于消化。

3. 产后妈妈应怎么吃

宝宝的降临让妈妈的身体在短时间经历了剧烈的生理变化，生产更是极大地消耗母亲的体力，加上出血以及产后恶露排出也会消耗妈妈身体大量蛋白质。因此，妈妈在产后特别需要充分的休息以及丰富的营养，来补足体力，养足元气，尤其是有亲自哺乳的妈妈们，其营养需求量以及各类营养素必须大幅度增加。产后母体的营养需求比妊娠时还要高，有了足够营养才能保证乳汁的分泌和质量，才能有利于产妇的康复。

❶ 分娩后1~3天，应吃容易消化、比较清淡的饭菜，如煮烂的米粥、面条、新鲜瘦肉炒青菜、鲜鱼或蛋类食品。不宜马上进补太过油腻或者加了米酒的料理。等肠胃正常、排泄也正常时(一般需要7天左右时间)，就可以用传

统坐月子的食补，补充丰富的铁质、蛋白质、维生素等。

2 产后3～4天，不要急于喝过多的汤，避免乳房乳汁过度淤胀。鸡蛋不宜吃得过多，1天吃3～4个足矣。

3 不要饮酒和吃辛辣食品，如韭菜、大蒜、辣椒、芥末、生姜等。不要吃冰冷、坚硬的食物，避免损伤肠胃和牙齿。

4 多吃些新鲜蔬菜和水果。适当吃些粗杂粮，不要偏食。

5 油炸食物、脂肪高的食物不易消化，应少吃。

6 产后妈妈喂母乳，要注意避免吃到任何可能会造成宝宝过敏的食物。

7 吃素者要按医生嘱咐，适当进行药补。

8 剖宫产的产妇，应根据医生的要求进食，多吃几天流质或半流质饮食，不要过多地食用厚腻味重之品，加重肠胃负担，引起腹胀、腹泻等症状。

4. 产后饮食禁忌

分娩时的创伤、出血和频繁的宫缩，以及临产时竭尽全力地用劲，使新妈妈热量消耗很大，身体变得异常虚弱。如果产后不能及时地补充足够的高质量的营养，就会影响新妈妈的身体健康。产后新妈妈还要承担起给新生儿哺乳的重任，营养状况会直接影响到宝宝的发育、成长。因此，新妈妈首先必须对产后的营养予以足够的重视，不能认为"孩子生了，就可以马上减肥了！"同时，对新妈妈的一些弊多利少的饮食习惯要注意戒忌。

忌多吃味精

为了婴儿不出现缺锌症，新妈妈应忌吃过量味精。一般而言，成人吃味精是有益无害的，而婴儿，特别是12周内的婴儿，如果哺乳期间的妈妈在摄入高蛋白饮食的同时，又食用过量味精，则不利。因为味精内的谷氨酸钠就会通过乳汁进入婴儿体内。过量的谷氨酸钠对婴儿，尤其是12周内的婴儿发育有严重影响，它能与婴儿血液中的锌发生特异性的结合，生成不能被机体吸收的谷氨酸，而锌却随尿排出，从而导致婴儿锌的缺乏，这样，婴儿不仅易出现味觉差、厌食，而且还可造成智力减退，生长发育迟缓等不良后果。

忌急于服用人参

有的新妈妈产后急于服用人参，想补一补身子。其实新妈妈急于用人参补身子是有害无益的。人参含有多种有效成分，这些成分能对人体产生广泛的兴奋作用，其中对人体中枢神经的兴奋作用能导致服用者出现失眠、烦躁、心神不安等不良反应。而刚生完孩子的新妈妈，精力和体力消耗很大，十分需要卧床休息，如果此时服用人参，反而因兴奋难以安睡，影响精力的恢复。

人参是补元气的药物，促进血液循环，加速血的流动。这对刚刚生完孩子的新妈妈十分不利。因为分娩过程中，内外生殖器的血管多有损伤，服用人参，有可能影响受损血管的自行愈合，造成流血不止，甚至大出血。因此，新妈妈在生完孩子的一个星期之内，不要服用人参，分娩7天以后，新妈妈的伤口已经愈合，此时服点人参，有助于新妈妈的体力恢复。但也不可服用过多。人参属热，会导致新妈妈上火或引起婴儿食热。新妈妈食用多种多样的食物，来补充营养是最好的办法。

忌过多吃鸡蛋

医学研究表明，分娩后数小时内，最好不要吃鸡蛋。因为在分娩过程中，新妈妈体力消耗大，出汗多，体液不足，消化能力也随之下降。若分娩后立即吃鸡蛋，就难以消化，增加胃肠负担。分娩后数小时内，应吃半流质或流质饮食为宜。在整个产褥期间，根据国家给出的孕、新妈妈营养标准，每天需要蛋白质100克左右，因此，每天吃鸡蛋3～4个就足够了。过量食用鸡蛋也会增加肠胃负担，甚至容易引起胃病。

忌多吃红糖

红糖营养丰富，释放能量快，营养吸收利用率高，具有温补性质。新妈妈分娩后，由于丧失了一些血液，身体虚弱，需要大量快速补充铁、钙、锰、锌等微量元素和蛋白质。红糖还含有“益母草”成分，可以促进子宫收缩，排出产后宫腔内淤血，促使子宫早日复原。新妈妈分娩后，元气大损，体质虚弱，吃些红糖有益气养血、健脾暖胃、驱散风寒、活血化淤的功效。但是，新妈妈切不可因红糖有如此多的益处，就一味多吃，认为越多越好。因为过多饮用红糖水，不仅会损坏新妈妈的牙齿，而且红糖性温，如果新妈妈在夏季过多喝了红糖水，必定加速出汗，使身体更加虚弱，甚至中暑。此外，喝红糖水时应煮开后饮用，不要用开水一冲即用，因为红糖在贮藏、运输等过程中，容易产生细菌，有可能引发疾病。

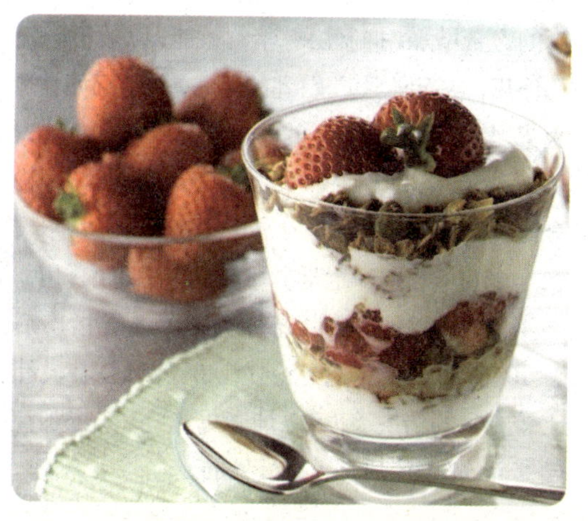

忌坚硬粗糙及生冷食物

新妈妈脾胃功能尚未完全恢复，过于寒冻的食物会损伤脾胃影响消化，且生冷之物易致淤血滞留，可引起新妈妈腹痛、产后恶露不绝等。另外，新妈妈尽可能不要吃存放时间较长的剩饭菜。新妈妈也最好不要吃容易引起过敏的食物，如海鲜等，否则容易引起过敏或是细菌感染，会直接影响到接受母乳的宝宝健康。但是，新鲜的水果，不包括在“禁忌”之内。水果，有促进食欲、帮助消化与排泄的作用，不必因“太凉”而不食用。而且一般在室内放置的水果不会凉到刺激新妈妈消化器官而影响健康的程度。

忌喝大量白开水

一般新妈妈在怀孕晚期通常都会有水肿现象，而产后坐月子正是身体恢复的黄金时期，这段时间要让身体积聚的所有水分尽量排出，如果又喝进许多水，如果是剖宫产的妈妈可能需要服一些药物，则仍需饮用适量的水分，但不要一次饮用大量水，而应该分次适量喝。

忌酸咸食物

酸味和咸味的食物容易使水分积聚，而影

响身体的水分排除，此外咸味食物中的钠离子更易使血液中的浓稠度增加，而让新陈代谢受到影响，造成血液循环减缓。新妈妈坐月子期间最好避免酸咸的食物。

有的新妈妈为了迅速瘦身，喝醋减肥。其实这样做不好。因为新妈妈身体各部位都比较弱，需要有一个恢复过程，在此期间极易受到损伤，酸性食物会损伤牙齿使新妈妈日后留下牙齿易于酸痛的遗患。食醋中含醋酸约3%～4%，若仅作为调味品食用，与牙齿接触的时间很短，不至于在体内引起什么不良作用，还可以促进食欲。所以，醋作为调味品食用，就不必禁忌。过咸的食品有回奶作用，在提倡母乳喂养的今天，新妈妈口味宜偏淡。

忌食大麦及其制品

大麦及其制品，如大麦芽、麦乳精、麦芽糖等食物有回乳作用，所以产后仍在哺乳期的新妈妈应忌食。

忌食辛辣燥热之物

产后新妈妈大量失血、出汗加之组织间液也较多地进入血循环，故机体阴津明显不足，而辛辣燥热食物均会伤津耗液，使新妈妈上火，口舌生疮，大便秘结或痔疮发作，而且会通过乳汁使婴儿内热加重。因此新妈妈忌食韭菜、葱、大蒜、辣椒、胡椒、小茴香、酒等。

忌食油腻食物

由于产后新妈妈胃肠胀力及蠕动均较弱，故过于油腻的食物如肥肉、板油、花生米等应尽量少食以免引起消化不良。同样道理，油炸食物也较难以消化，新妈妈也不应多吃。并且，油炸食物的营养在油炸过程中已经损失很多，比面食及其他食物营养成分要差，多吃并不能给新妈妈增加营养，倒是增加了肠胃负担。

新妈妈饮食宜清淡，尤其在产后5～7天之内，应以米粥、软饭、蛋汤、蔬菜等为主，不要吃过于油腻之物，如鸡、猪蹄等。产后5天若胃消化功能正常，可进补鱼、肉、鸡、猪蹄、排骨等食物。每日4～6餐，但不可吃得过饱或过于油腻。

忌吃老母鸡

由于老母鸡营养丰富，是补虚的佳品，所以我国民间历来有产后炖老母鸡给产妇吃的习惯，以达到补益产妇身体的目的。但是在生活中发现，不少产妇立即进补老母鸡，再加上其他营养丰富的食品，仍出现奶水不足或泌乳很少的现象，不能满足婴儿的需要。其实，造成奶水不足或无奶的原因之一就是产后立即吃老母鸡的缘故。

老母鸡营养丰富，为什么吃了它反而会回奶呢？这是因为妇女分娩以后，血中雌激素与孕激素水平大大降低，这时泌乳素才能发挥作用，促进乳汁的形成。母鸡肉中含有一定量的雌激素，因此，产后立即吃老母鸡，就会使产妇血中雌激素的含量增加，抑制泌乳素的效能，以致不能发挥作用，从而导致产妇乳汁不足，甚至回奶。雄激素具有对抗雌激素的作用，公鸡肉中含有少量雄激素，若产妇立即吃上一只清蒸小公鸡，将会使乳汁增多。

老母鸡含有一定量的雌激素，有回奶作用，是不是产妇就不能吃老母鸡呢？这里指产后7～10天以内不宜吃，当然分娩10天以后，在乳汁比较充足的情况下，可以炖老母鸡吃，对增加产妇营养、增强体质是大有好处的。

此外，因老母鸡多肥腻，产后体质较差，肠胃消化功能相对较弱的女性，如过早吃老母鸡，容易影响胃肠的消化功能，从而影响营养物质的消化吸收。

5. 剖宫产妈妈月子饮食5要点

1 饮食要富含蛋白质

应比平时多吃蛋白质，尤其是动物蛋白。比如鸡、鱼、瘦肉、动物肝、血。豆类也是必不可少的佳品，但无须过量，那样会加重肝肾负担，反而对身体不利，每天摄入95克即可。

2 主食种类多样化

粗粮和细粮都要吃。比如小米、玉米粉、糙米、标准粉，它们所含的维生素都要比精米精面高出好几倍。

3 多吃蔬菜和水果

既可提供丰富的维生素、矿物质，又可提供足量的膳食纤维素，以防产后发生便秘。

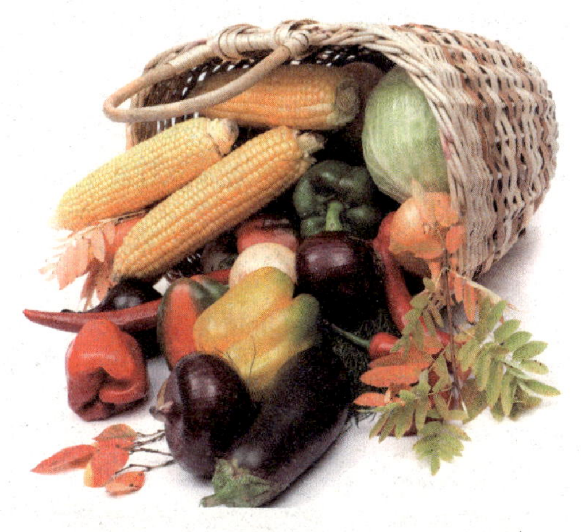

4 多进食各种汤饮

汤类味道鲜美，且易消化吸收，还可以促进乳汁分泌。如红糖水、鲫鱼汤、猪蹄汤、排骨汤等，但须汤肉同吃。红糖水的饮用时间不能超过10天，因为时间过长反而使恶露中的血量增加，使妈妈处于一个慢性失血过程而发生贫血。但是，汤饮的进食量要适度，以防引起妈妈奶胀。

5 不吃酸辣食物及少吃甜食

酸辣食物会刺激妈妈虚弱的胃肠而引起诸多不适；过多吃甜食不仅会影响食欲，还可能使热量过剩而转化为脂肪，引起身体肥胖。

6. 产后妈妈营养补充的误区

“吃”是产后妈妈的一块心病。吃多了，怕胖得不行，不利于妈妈的健康；吃少了，又担心妈妈的元气无法恢复，母乳中的营养也会不够。月子里，究竟该怎么吃？

在中国人的传统观念里，“坐月子”几乎就是意味着吃。整只整只的老母鸡、猪蹄，一碗接一碗的红枣桂圆汤，这些被认为是产后补气、产奶的最好食物。然而，在现代医学和营养学角度来讲，这是一种极不科学的饮食观念。

误区1：产后体虚多吃老母鸡

产后特别是剖宫产后，新妈妈的胃肠道功能还未恢复，不能吃太过油腻的食物。老母鸡、猪蹄等食物脂肪含量较高，不适合产后马上吃。产后体虚是因为分娩过程中产妇的体力消耗过大，分娩后又要哺乳所引起的。这时，产妇可进食一些易消化的流质或半流质食物，如虾仁煨面、红薯稀饭等。

误区2：产后马上多喝汤

为了早产奶，产后马上多喝汤，从分娩到产奶，中间有一个环节，就是要让乳腺管全部畅通。如果乳腺管没有全部畅通，而产妇又喝了许多汤，那么分泌出的乳汁就会堵在乳腺管内，严重的还会引起产妇发烧。所以，要想产后早产奶，一定要让新生儿早早吮吸妈妈的乳房，刺激妈妈的乳腺管多泌乳。待乳腺管全部畅通后，再喝些清淡少油的汤，如鲫鱼豆腐汤、黄鳝汤等，对妈妈下奶有所帮助。

误区3：产后出血多吃桂圆、红枣、赤豆

产后出血多，吃桂圆、红枣、赤豆补补血，桂圆、红枣、赤豆是活血的食物，吃了不但没有补血，反而增加出血量。而且，这些都是高糖食物，有的产妇在床上吃，又不及时刷牙，这样很容易引起蛀牙。一般在产后2周以后或恶露干净后，才适合吃。

误区4：月子里不能吃水果

水果里含有各种维生素和微量元素，除产后3~4天里不要吃特别寒性的水果如梨、西瓜，在接下来的日子里，应该每天吃2~3个水果。有的产妇在吃水果的时候会用微波炉将它加热，这样做其实是不科学的。因为水果里的维生素很容易氧化，加热或久置都会使营养成分损失。

误区5：多吃火腿利于长伤口

火腿有利于长伤口，要多吃火腿本身是腌腊制品，含有大量亚硝酸盐类物质。亚硝酸盐类物质是一种致癌物质，如摄入过多，人体不能代谢，蓄积在体内，会对机体产生危害。产妇多吃火腿，火腿里亚硝酸盐物质会到乳汁里，并进入婴儿体内，给婴儿的健康带来潜在的危害。所以，产妇不宜吃火腿。

7. 产后妈妈美肤必吃的食物

胡萝卜

胡萝卜中含有的β-胡萝卜素是维生素A和视紫质的前身，这种胡萝卜素摄入人体后，会转化为维生素A，可维护眼睛和皮肤的健康。由于维生素A属于脂溶性维生素，所以最好加油烹制，这样才会更好吸收。也可榨汁，也会获得较好的强身健体的效果。会使皮肤处于健康状态，变得光泽、红润、细嫩。

西红柿

吃用油炒过，或者是加点油做汤的西红柿，有助于提高皮肤抗阳光中紫外线和抗老化的能力，也就是说可以起到由内而外的防晒的作用。同时，西红柿中含有的番茄红素有助于展平新皱纹，使皮肤细嫩光滑，同时还有很不错的平衡油脂、清洁、美白与镇静效果，非常适合油性肌肤的女性。

蜂 蜜

内服或外用蜂蜜，能有效改善营养状况，促进皮肤新陈代谢，增强皮肤的活力和抗菌力，减少色素沉着，防止皮肤干燥，使肌肤柔软、洁白、细腻。并可减少皱纹和防治粉刺等皮肤疾患，起到理想的养颜美容作用。蜂蜜还有很强的抗氧化作用，每天早晚喝点温热的蜂蜜水，就可轻松增强体质，滋容养颜，使得女性更健康，更美丽。

西兰花

西兰花是一种营养价值非常高的蔬菜，几乎包含了人体所需的各种营养素，被誉为"蔬菜皇冠"。它含有丰富的维生素A、维生素C和胡萝卜素，经常使用，有助消除体内有害的自由基，是强效的抗氧化剂，增强皮肤的抗损伤能力、有

助于保持皮肤弹性，防止皮肤干燥，是一种很好的美容佳品。凉拌或大火快炒都是不错的选择。另外，其他深绿色的蔬菜也是不错的选择，建议每天多样化食用。

猪 皮

猪皮是富含胶原蛋白和弹性蛋白的食物。胶原蛋白能使细胞变得丰满，从而充盈皮肤，减少皱纹；弹性蛋白则可增加皮肤弹性。但需要注意的是，吃猪皮的时候配上富含色氨酸和蛋氨酸的食物，利用蛋白质的互补作用，提高胶原蛋白和弹性蛋白的生物价值，才能更好的发挥猪皮的美容作用。如可在做猪皮时加点黄豆，配上一点小麦粉做的主食就更好了。

三文鱼

每周吃3次深海鱼可有效的帮助皮肤保持年轻和滋润，而三文鱼是所有深海鱼中对肌肤美容最具功效的鱼类。因为其所含的omega-3不饱和脂肪酸在滋润肌肤、预防和去除皱纹中扮演着关键的角色。omega-3不饱和脂肪酸是皮肤屏障的组成成分，补充后可以帮助皮肤锁住水分，达到滋润保湿的功效。此外，它还有很强的抗氧化作用，能有效防止皮肤衰老和产生皱纹，

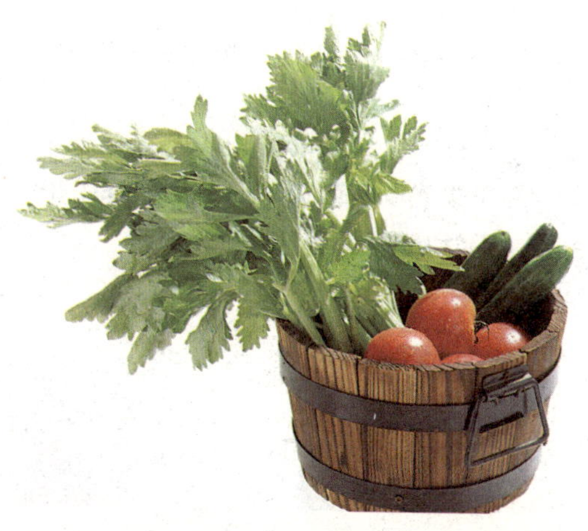

而三文鱼几乎是所有鱼类中含omega-3不饱和脂肪酸最高的鱼类。

除了omega-3不饱和脂肪酸，在三文鱼中还有另外一中强效抗氧化成分DD虾青素，三文鱼的橙红色就来源于此。虾青素的抗氧化能力是普通维生素E的550～1000倍，能有效的抗击自由基，延缓皮肤衰老，同时还能够保护皮肤免受紫外线的伤害。

牛 奶

中医学认为，牛奶味甘性微寒，具有生津止渴、滋润倡导、清热通便、补虚健脾等功效。牛奶中含有的酵素功能可以对皮肤产生美容效果，同时也可以促进皮肤表面角质的分解，改善皮肤细胞活性，延缓皮肤衰老、增强皮肤张力、消除小皱纹。它的极微细的脂肪球如果附在皮肤表层，就如同面霜布满全身一样，皮肤会受到滋润而逐渐显出光彩，所以女性常选择做奶浴也确实是个很好的办法。

大 豆

大豆含有让皮肤毛发漂亮的蛋白质，但脂肪却很低，每天食用一些能达到健康减肥的效果。大豆异黄酮可以堪称是植物胎盘，有类似女性荷尔蒙的作用，不但美白、抗老化、还能抑制体毛。虽然现在还出现了很多以大豆为主要成分的健康品，但是保健品的剂量很难掌握，难免对身体造成其他的危害。所以建议天然的大豆才是最好的补充剂。

猕猴桃

常常吃猕猴桃会具有减肥健美的功效。猕猴桃中含有特别多的果酸和维生素C，能抑制角质细胞内聚力及黑色素沉淀，有效的去除或淡化黑斑，并在改善干性或油性肌肤组织上也有显着的功效。作为面膜来用也不错。

8. 产后补血食品大集合

妇女分娩后气血亏损，体质虚弱，面色苍白，有的可出现贫血和轻度贫血。因此，产妇膳食调理要有侧重。除了吃些鸡肉、猪肉、牛肉、鸡蛋外，在1~3个月内要常吃多吃富含铁的食物，如猪血、猪肝、黑木耳、大枣等。铁是造血所需要的重要物质。含有能为人体吸收的血色素型铁的食物，具有良好的补血功能。

猪血

猪血中含有人体不可少的无机盐，如钠、钙、磷、钾、锌、铜、铁等，特别是猪血含铁丰富。产妇膳食中要常有猪血，既可防治缺铁性贫血，又可增补营养，对身体大有益处。

猪肝

猪肝富含维生素A、维生素C，还含蛋白质、脂肪、硫胺、核黄素及钙、磷、铁等矿物质。

黑木耳

黑木耳含有蛋白质、糖，尤其富含钙、磷、铁。

红枣（大枣）

红枣味甘性湿，具有养血安神、补中益气之效。红枣的营养价值颇高，虽含铁量不高，但它含有大量的维生素C和维生素A，而缺铁性贫血患者往往伴有维生素C缺乏。因为分娩妇女在吃富含铁的食物的同时，还要吃富含维生素C的食物，大枣正是起着这种非凡的作用。

金针菜

金针菜含铁量是植物性食物中最大的，比大家熟悉的菠菜高了20倍，其它还有维生素A、维生素B_1、维生素C、蛋白质、脂肪等营养素，并有利尿及健胃作用。

龙眼肉

龙眼肉就是桂圆肉。是民间熟知的补血食物。含铁质丰富，还含有维生素A、B族维生素、葡萄糖、蔗糖等，能治疗健忘、心悸、神经衰弱之不眠症，龙眼汤、龙眼胶、龙眼酒也是很好的补血食物。

咸萝卜干

萝卜干本来就是有益的蔬菜，所含的B族维生素极为丰富，铁质含量很高。铁质含量超过除了金针菜之外的一切植物性食物。

黑豆

我国古时向来认为吃豆有益，尤其是黑豆可以生血、乌发。黑豆的吃法随各人之便，产后可用黑豆煮乌骨鸡。

发菜

发菜色黑似发，质地较发粗而滑，内含铁质，所以能补血，常吃又能使头发乌黑。妇女产后也可用发菜煮汤做菜，作为补血之用。

胡萝卜

胡萝卜含有B族维生素、维生素C及胡萝卜素，胡萝卜素对补血极有助益，所以胡萝卜煮汤是很好的补血汤饮。

菠菜

菠菜是有名的补血食物，也是补血蔬菜中的重要一员。

干果类

在干果类中以葡萄干、李子干、杏子干、桃子干含铁质最多。

二 产后下奶食谱

1. 产后下奶食谱

1 栗子冬菇焖鸽

原 料 鲜乳鸽1只、栗子150克、冬菇5~6只、姜1片、干葱1段、磨豉酱1茶匙、姜汁、酒各1茶匙，盐小半茶匙，胡椒粉少许，上汤或水1杯多些，生抽大半汤匙，糖半茶匙，麻油、胡椒粉少许。

制作过程

①鲜乳鸽剖洗净，抹干，用调味料搽匀鸽身内外，腌约15分钟，待用。

②栗子去壳去皮后，洗净，用滚水煮至七成熟，捞出，沥干水分待用。

③浸软花菇，去蒂洗净，沥干水分，待用。

④烧热3汤匙油，把鸽略煎，跟着爆香干葱、姜片及磨豉酱，溅酒，注入调味料，煮滚，加入花菇及栗子，文火焖约20分钟至材料熟，而汁料收干至浓，上碟，即可趁热食用。

2 乳鸽银耳汤

原 料 乳鸽1只、银耳10克、瘦肉150克、蜜枣3个。

制作过程

①将乳鸽切好，切去脚，与瘦肉一同放入滚水中煮5分钟，取出过冷河，洗净。

②银耳用清水浸至膨胀，放入滚水中煮3分钟，取出洗净。

③把适量清水煲滚，放入乳鸽、瘦肉和蜜枣煲约2小时，放入银耳再煲半小时，下盐调味。

3 木瓜鲫鱼汤

原 料 鲫鱼500克、木瓜500克，盐10克，料酒15克、胡椒粉2克、姜5克、大葱10克、味精2克。

制作过程

①将鲫鱼宰杀洗净，在鱼两面各刻一定花刀；

②木瓜去皮、籽，切成片，洗净；

③锅中倒入油烧热，放入鲫鱼煎至两面出现硬皮取出；

④锅中倒入油，加入姜片、葱段，爆出香味后，烹料酒，加鸡汤、木瓜，水沸后再加入煎好的鲫鱼，加盖用小火烧至汤色乳白；

⑤去掉姜、葱，调味并加入胡椒粉即可食用。

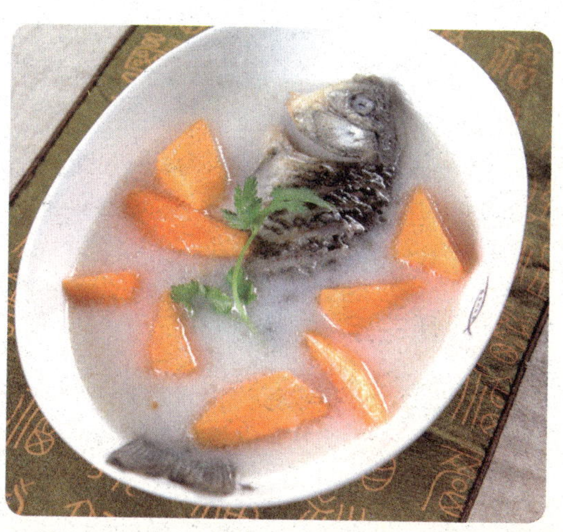

4 猪蹄葱白煮豆腐

原料 猪蹄一只、葱白二节、豆腐60克、黄酒30毫升。

制作过程

将猪蹄洗净切开，与葱白，豆腐同放砂锅内加水适量，文火煮30分钟，再倒入黄酒，加入少量食盐，可下乳，或王不留行15克，猪蹄2只，同炖，饮汤食用，

5 炖豆腐猪蹄香菇

原料 豆腐5块、猪蹄(前腿)一只、香菇25克、丝瓜250克、生苔丝少许。

制作过程

猪蹄切块先煮，再加入香菇、生苔丝，后放丝瓜、豆腐。

5 猪骨西红柿粥

原料 西红柿3个(重约300克)、猪骨头500克、粳米200克、精盐适量。

制作过程

①将猪骨头砸碎，用开水焯一下捞出，与西红柿一起放入锅内，倒入适量清水；

②置旺火上熬煮，沸后转小火继续熬半小时至1小时，端锅离火，把汤滗出备用。

③粳米洗净，放入沙锅内，倒入西红柿骨头汤，置旺火上，沸后转小火，煮至米烂汤稠，放适量精盐，调好味，离火即成。

6 黑芝麻粥

原料 黑芝麻25克、大米适量。

制作过程 将黑芝麻捣碎、大米洗净、加水知量煮成粥。每日2~3次，或经常佐餐食用。

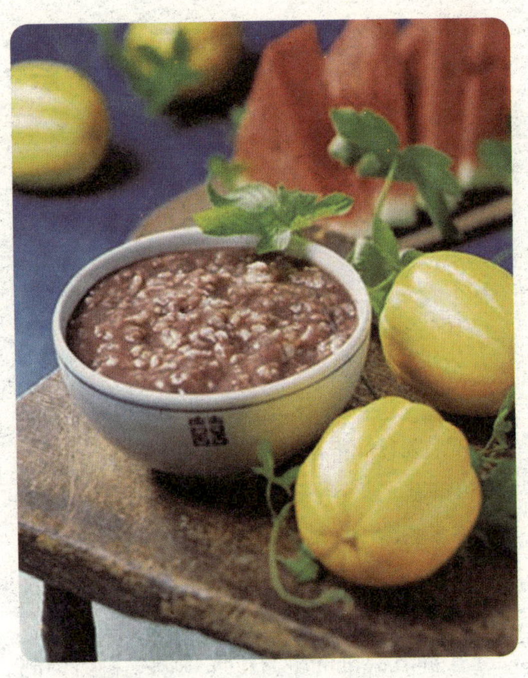

7 豌豆粥

原料 豌豆50公克、白米适量。

制作过程

先煮白米、待水沸腾时，加入豌豆续煮至熟。空腹食用，每日两次。

8 苣子粥

原料 苣子10或15公克、生甘草3或5公克、糯米100公克。

制作过程

先将蒿苣子捣碎、与生甘草同煎取汁。再入米煮成稀粥。

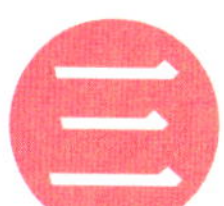

三 母乳哺育很关键

1. 母乳独特的优点

1 智力

研究发现母乳中含有促进脑发育的多种丰富并且比例适宜的营养素，如：牛磺酸、多不饱和脂肪酸、微量元素等。

同时母乳喂养过程本身也是对宝宝大脑的良性刺激，母子肌肤相亲的种种交流是用奶瓶人工喂养难以比拟的。实际上母乳喂养是开发宝宝感知、激发其人类独有的感情和高级神经中枢的综合活动，对促进宝宝智力发育的作用不可替代。

2 免疫力

母乳可增强婴儿的免疫力，新生儿乃至整个婴儿期的免疫系统的发育，受母乳中许多免疫活性成分及免疫调节物质的支持。

研究得到的证据表明，与配方奶喂养的婴儿相比，母乳喂养的婴儿中胃肠道感染、呼吸道感染的几率明显要低，同时，过敏风险(如湿疹、胃肠道过敏、呼吸道过敏、过敏性鼻炎)等相应的发生率也比较低。

3 口味

专家们曾做了一项测试，发现，接受带香菜味母乳喂养的孩子长大后比喝普通牛奶长大的孩子更喜欢吃带香菜味的食物。研究人员由此推断，接受母乳喂养的孩子断奶后，更愿意尝试不同食物，也更能接受不同口味，而这有益于孩子未来健康。

4 疾病

母乳喂养的婴儿在将来成年后，患心、脑血管性疾病、糖尿病等疾病的几率低于人工喂养的人群。

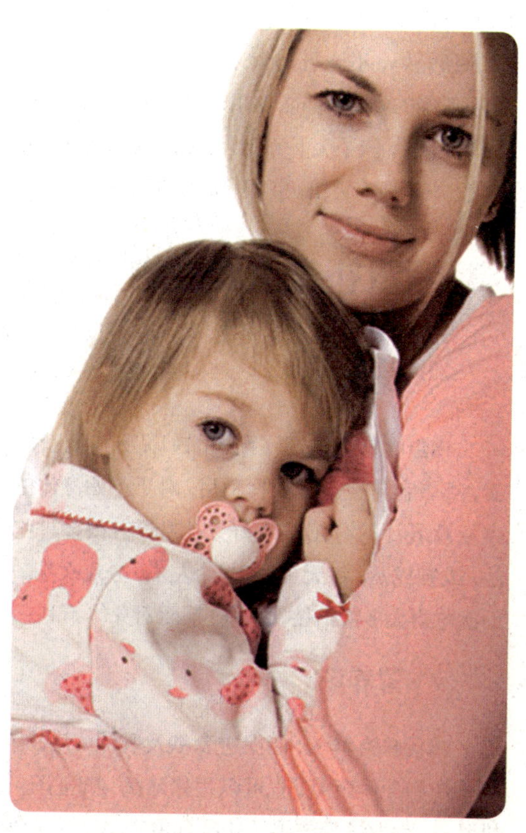

2. 怎样保证产后母乳充足

产后母乳不足，是令许多新妈妈烦恼不已的事。其实，很多妈妈产后母乳分泌不足，是可以避免的。要想使母乳充足，除了要保证产后营养外，还要注意其他方面。比如妈妈要调整好自己的心情；爸爸要对妈妈关心体贴；注意正确的哺乳方式和方法等。

哺乳这种自然的过程既是向新生儿输送食物的过程，又是可以传递情感的理想方式。

乳房最初分泌的“初乳”，是一种水样的黄色物质，它含有丰富的抗体和营养物质，对婴儿的健康极其重要，因此应该早给婴儿喂奶。大多数的新妈妈，不论乳房大小、形状如何，只要得到了正确的指导，都能够用母乳喂养婴儿。母体内产生乳汁，孩子生下来就会吮吸，这都是自然的本能。妈妈要有自信，宝宝一定可以吃好吃饱。

3. 适量补充催乳食物

1 鸡蛋

鸡蛋含较高的蛋白质和铁以及其他营养素。鸡蛋容易被人体吸收利用，对于产妇身体的康复及乳汁的分泌很有好处。鸡蛋有很多种吃法，或煮或蒸，每天可以吃4个左右，分几次吃。一次吃得太多胃肠吸收不全，反而对身体不利。

2 营养汤

鸡汤味道鲜美，能促进食欲及乳汁分泌，有利于产妇身体康复。也可以用猪蹄汤、鲫鱼汤、排骨汤、牛肉汤等与鸡汤轮换食用。

3 红糖

红糖含铁量比白糖高1～3倍，可以补血。红糖性温，有活血作用，能促使淤血排出及子宫复旧，促进乳汁的分泌。

4 米粥挂面

稀饭或小米粥不但含有多种营养素，还含有较高的纤维素，有利于大便的排出。米粥质稀，并含有较多的水分，有利于消化及吸收，同时还有利于乳汁的分泌。月子里也可以多吃些挂面，挂面营养较全面，食用方便，富有营养且易消化，还有利于乳汁的分泌。

4. 哺乳喂养必修课

万事开头难，母乳喂养也一样。掌握好的哺乳姿势和哺乳技巧，能让“奶妈”少走很多弯路。要想很好地掌握母乳喂养，首先就要从正确的哺乳姿势开始。

1 哺乳姿势

◇ 半躺式

在分娩后的头几天，妈妈坐起来仍有困难，这时，以半躺式的姿势喂哺宝宝便最为适合。让宝宝横倚着妈妈的腹部，背后用枕头垫高上身，斜靠躺卧。

◇ 榄球式

在喂哺双胞胎时，或同时有另一位孩子想依偎着妈妈时，这种姿势便尤为适合。婴儿躺在妈妈的臂弯，臀部相对，有需要时可用软垫支撑，而妈妈的下臂应托着婴儿的背部。身子应稍

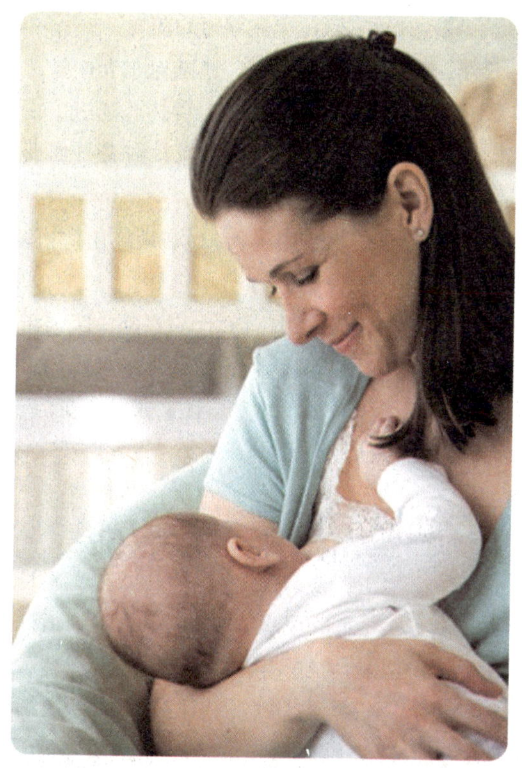

微前倾，让婴儿靠近乳房。开始喂哺后，便可放松及将身体后倾。这种姿势能让婴儿吸吮下半部乳房的乳汁。

◇ 摇篮式

摇篮式喂哺最广为人熟悉。婴儿的头部枕着妈妈的手臂，腹部向内，而妈妈的手应托着婴儿的臀部，方便身体接触。利用软垫或扶手支撑手臂，手臂的肌肉便不会因为抬肩过高而拉得绷紧。采用这种喂哺姿势时，垫高双脚有助身体放松，例如把脚放在脚踏上。

◇ 侧卧式

在晚上喂哺或想放松一下时，可采用这种姿势。妈妈和婴儿都侧卧在床上，腹部相对，这样婴儿的口便会正对乳头。妈妈的手臂及肩膀应平放在床垫上，只有头部以枕头承托。妈妈可用卷起的毛巾或类似物品垫着婴儿，让婴儿保持同一姿势。

2 哺乳技巧

要保证母乳喂养顺利成功，新妈妈还必须学习正确的母乳喂养技巧——正确的嘴乳衔接方法。正确的嘴乳衔接应该是婴儿的小嘴完全环抱妈妈乳房的乳头和乳晕。

◇ 用乳头挠弄宝宝的小嘴唇

一旦母婴都处在感觉非常舒适的体位，妈妈就可以用乳头轻轻抚弄婴儿嘴唇，等婴儿小嘴完全张开——直到像打呵欠那样大大地张开小嘴为止。建议直接用乳头对准宝宝鼻子抚摩，然后逐渐向下移到婴儿上唇粘膜，逐步诱导宝宝大大地张开小嘴衔接乳头，这样可以避免哺乳时宝宝吸吮自己的下唇。如果宝宝还是不肯大大地张开小嘴，那么就可以挤点初乳涂放到宝宝唇部，鼓励宝宝张开小嘴衔接乳头。如果宝宝把头移开了，用手轻轻地抚握颊部将宝宝头部靠近妈妈乳房，本能的新生儿吸吮反射会使宝宝将头部转向妈妈乳头。

◇ 嘴乳衔接

一旦宝宝大大地张开了小嘴，就把宝宝向妈妈靠近。妈妈不要将自己的乳房去接近宝宝的小嘴，更不要将宝宝的头部推向乳房。

◇ 嘴乳衔接的检查

婴儿正确衔接乳头的表现应该是嘴唇向外凸出(就像鱼嘴一样)而不是向口腔内回缩。妈妈还要检查婴儿有没有吸吮自己的下唇，妈妈牵拉下唇就能检查出婴儿是否在吸吮下唇和舌头。如果婴儿吸吮舌头，妈妈要用手指终止吸吮，并移开乳头。要明确婴儿是在正确地吸奶而不是在无效地吸吮乳头，妈妈就要细心观察婴儿是否有持续强有力的吸奶，吞咽-呼吸的节律性运动。一旦婴儿颊部、下巴、耳部出现节律性的协调动作，随后妈妈就能体验到乳汁从乳头流出的感觉以及听到婴儿吞咽声(或者间断呛咳声)，有节奏地连贯出现这些现象就说明婴儿正在吸奶。如果婴儿衔接乳头的姿势正确，哺乳是不会有乳头疼痛的(妈妈有乳头皲裂或乳房感染的除外)。

◇ 给宝宝留点呼吸空间

宝宝衔接乳头后，如果乳房组织阻塞了宝宝的鼻孔，妈妈用手指轻轻地向下压迫乳房表面组织就能让宝宝呼吸畅通，轻轻抬高宝宝也能提供一点呼吸空间。

◇ 终止吸吮

如果宝宝吸奶完毕仍不肯松开衔在乳头上的小嘴，唐突拉开会导致乳头损伤。首先应该终止婴儿的吸吮，妈妈终止婴儿吸吮的方法就是用手指非常小心地插入宝宝的口角让小量空气进入，并迅速敏捷地将手指放入宝宝上、下牙槽突龈缘组织之间直到宝宝松开为止。

5. 哺乳期用药谨记5原则

感冒发烧、腹泻、过敏……这些常见病几乎每个人都会遇到，对症服药能解决大部分问题，但对于哺乳期的妈妈来说就没那么简单了。因为虽然经过乳母体内代谢循环后，多数药物在乳汁里还有微量存在，宝宝必须依靠自己的本事去解毒和排泄，这对宝宝来说是一个不小的挑战。

因此，在哺乳期使用药物时，需要注意药物的特性，否则乳汁就变成“药汁”了。有关专家指出，在哺乳期，妈妈用药应把握以下五项原则：

1. 选择疗效好、半衰期短的药物。
2. 用最小的有效剂量，不随意加大剂量。
3. 可在哺乳后立即用药，并适当延迟下次哺乳的时间，有利于婴儿吸吮乳汁时避开血药浓度的高峰期。
4. 避免应用禁用药物，如必须应用，应停止哺乳。
5. 需用服用慎用药物时，应在临床医师指导下用药，并密切观察婴儿的反应。如果妈妈必须用药，但该药对婴儿的安全性又未能证实，应暂停哺乳或改用人工喂养。

6. 哪些新妈妈不宜哺乳

母乳是婴儿最理想的食物，但有下列情况的母亲不宜用母乳哺喂婴儿：

患有心脏病、肾脏病、糖尿病、精神病、活动性肺结核、恶性肿瘤等病症者，或体质过于虚弱者不宜哺乳，以免增加母亲身体的负担。

同时，由于母亲患有疾病，乳汁也会受到一定的影响，而且有病的母亲需要服药，有些药物可通过体内代谢影响乳汁，宝宝吸食后可引起药物反应，有碍健康。有精神病的母亲，可能会因精神失常而伤害婴儿。

在哺乳期间，母亲如患乳腺炎，应暂时停奶，因为乳汁中很可能混入大量细菌，婴儿食后会引起细菌感染，重者会造成败血症，如治疗不及时，还会危及生命。

母亲患重感冒时，细菌或病毒会借喂奶之机由消化道传染给婴儿。

另外，母亲发烧时乳汁浓缩，可能引起婴儿消化不良。应注意的是，在哺乳期间，适时将乳汁吸出避免回奶，更不可服用避孕药。

7. 新生儿母乳喂养五大“忌”

忌丢弃初乳

初乳是产妇分娩后一周内分泌的乳汁，颜色淡黄色、黏稠，含有丰富的蛋白质。初乳分泌量虽然少,但对正常婴儿来说是足够的。

初乳，含有婴儿所需的全部营养，它能保护宝宝免受细菌和病毒的感染。此外,初乳中含有大量的抗体和白细胞,是新生儿抵抗各种疾病的保护伞，它还含有新生儿不可缺少的铁、铜、锌等微量元素，锌是各种细胞、器官的组成成分之一。初乳具有营养和免疫的双重作用，还能帮助孩子排出体内的胎粪、清洁肠道。据相关资料显示，新生儿最初的一个小时吃到初乳，将有效降低新生儿的死亡率。

有些妈妈不知道初乳的好处，认为初乳量少，且颜色不好，就弃之不用，这是错误的。因此，即使母乳再少或者准备不喂奶的妈妈，也一定要把初乳喂给孩子。

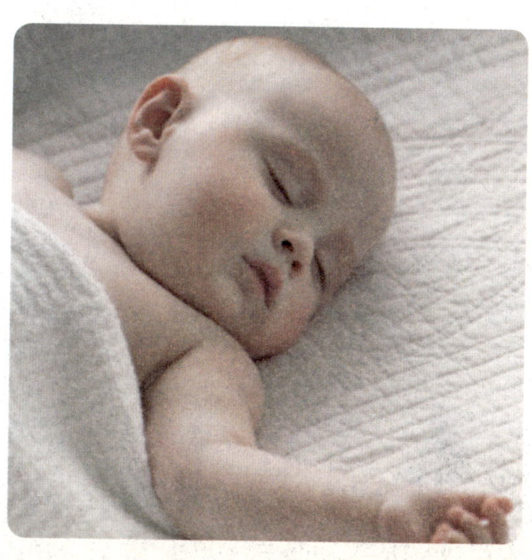

忌哺乳前喂养

在妈妈第一次喂母乳前给新生儿糖水或配方奶，称为哺乳前喂养。哺乳前喂养不利于妈妈的哺乳和宝宝的喂养。

❶ 新生儿不愿吃妈妈的奶

哺乳前喂养会使新生儿产生“乳头错觉”(奶瓶的奶头比母亲的奶头容易吸吮)，另一方面，因为奶粉冲制的奶比妈妈的奶甜，也会使新生儿不再爱吃妈妈的奶，造成母乳喂养失败。这样，一方面造成新生儿得不到具有抗感染作用的初乳；另一方面，人工喂养又极易受细菌或病毒污染而引起新生儿腹泻。

❷ 妈妈的身心受损

新生儿减少对母乳的吸吮，可使妈妈产生一种错觉，误认为自己奶水不够，造成心理压力。一旦新生儿抵制母乳，妈妈很容易形成失落感和挫败感，且新生儿不愿吃母乳，乳母易发生奶胀和乳腺炎。

忌轻易放弃哺乳

母乳的好处人尽皆知，妈妈们也都清楚母乳喂养对孩子的发育是有极大帮助的。况且从亲子关系上，母乳喂养是宝宝从你身体里出来后唯一连接母子的血脉纽带。也许刚刚开始的哺乳过程中会遇到很多困难，但不一定都是妈妈无乳，有些是由客观原因造成的，妈妈们千万不要轻易地放弃母乳喂养。

忌喂奶时间过长

正常婴儿哺乳时间是每侧乳房10分钟，两侧20分钟已足够了。

从一侧乳房喂奶10分钟来看，最初2分钟内新生儿可吃到总奶量的50%，最初4分钟内可吃到总奶量的80%～90%，以后的6分钟几乎吃不到多少奶。

忌生气时哺乳

人体在生气发怒时，可兴奋交感神经系统，使其末梢释放出大量的去甲肾上腺素，同时肾上腺髓质也过量分泌肾上腺素。

这两种物质在人体内如分泌过多，就会出现心跳加快、血管收缩、血压升高等症状，危害乳母健康。

母亲经常性地生气发怒后，体内就分泌出有害物质。若"有毒"乳汁经常被婴儿吸入，会影响其心、肝、脾、肾等重要脏器的功能，使孩子的抗病能力下降，消化功能减退，生长发育迟滞。还会使孩子中毒而长疖疮，甚至发生各种病变。

在哺乳期母亲尽量不要发怒生气。母亲一旦发怒生气，切勿在生气时(或刚生完气)给婴儿喂奶，以免不利于婴儿健康。如需哺乳，最少要过半天或一天，还要挤出一部分乳汁，再用干净的布擦干乳头后再哺乳。

8. 7种情况必须停止母乳喂养

有研究显示，用母乳喂养的婴儿发育更为健康。但是坚持母乳喂养，妈妈的身体必须是健康的，如果出现以下情况，妈妈就应该暂时或完全停止母乳喂养。

1 患传染病时

妈妈患有严重传染病时不能喂奶，以防传染给宝宝。如妈妈患有肝炎、肺病时，就必须停止母乳喂养。

2 服药期间

妈妈患病(如感冒、发烧等)不得不服用药物时，应停止哺乳，待病愈停药后再喂。但应注意每天按喂哺时间把奶挤出，保证每天泌乳在3次以上。挤出的母乳也不要再喂给宝宝吃，以免其中的药物成分给宝宝带来不良影响。

3 患有消耗性疾病时

如患心脏病、肾病、糖尿病的妈妈，可根据医生的诊断决定是否可授乳。一般情况下，患有上述疾病但能够分娩的妈妈，就能够哺乳，但要注意营养和休息，根据身体情况适当缩短母乳喂养的时间。

4 患有严重乳头皲裂和乳腺炎

妈妈患有严重乳头皲裂和乳腺炎等疾病时，应暂停哺乳，及时治疗，以免加重病情。但可以把母乳挤出喂哺宝宝。

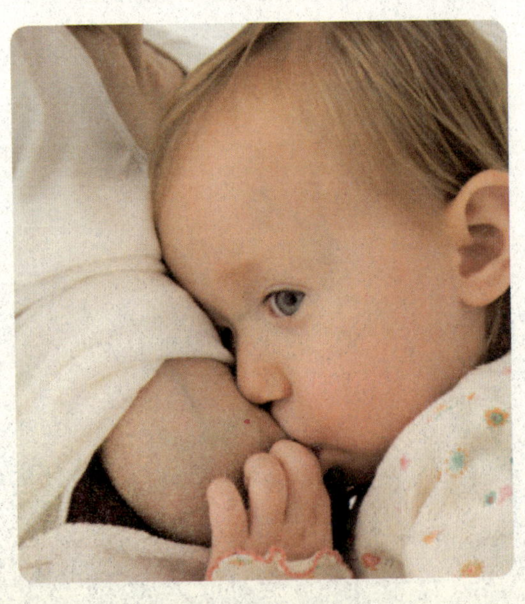

5 进行放射性碘治疗

碘能进入乳汁，有损宝宝甲状腺的功能，应暂停哺乳，待疗程结束后，检验乳汁中放射性物质的水平，达到正常后可以继续喂奶。

6 接触有害化学物质或农药

有害物质可通过乳汁使婴儿中毒，故哺乳期应避免接触有害物质及远离有害环境。如已接触者，必须停止哺乳。

7 运动后

人在运动中体内会产生乳酸，乳酸滞留于血液中会使乳汁变味，宝宝不爱吃。据测试，一般中等强度以上的运动即可产生此现象。故肩负哺乳重任的妈妈，只宜从事一些"温和"运动，运动结束后先休息一会儿再喂奶。

9. 哺乳期需避免的食物及嗜好

妈妈在喂母乳期间，为了自身及宝宝的健康，应避免摄取某些会影响乳汁分泌的食物或个人的一些特殊嗜好，以免破坏良好的哺喂效果。

1 会抑制乳汁分泌的食物

如韭菜、麦芽水、人参等食物。

2 刺激性的东西

产后饮食宜清淡，不要吃刺激性的食物，包括：辛辣调味料、辣椒、酒、咖啡及香烟等。

酒 一般而言，少量的酒可促进乳汁分泌，对婴儿亦无影响；过量时，则会抑制乳汁分泌，也会影响子宫收缩，故应酌量少饮或不饮。

咖啡 会使人体的中枢神经兴奋。1杯150毫升的咖啡，即含有100毫升的咖啡因，正常人1天最好都不要超过3杯。虽无证据表明它对婴儿有害，但对哺乳的妈妈来说，应有所节制地饮用或停饮。

太过刺激的调味料 如辣椒等，哺乳妈妈应加以节制。

3 油炸食物、脂肪高的食物

不易消化，且热量偏高，应酌量摄取。

4 香烟和烟草

如果哺乳妈妈在喂奶期间仍吸烟的话，尼古丁会很快出现在乳汁当中被宝宝吸收。研究显示，尼古丁对宝宝的呼吸道有不良影响，因此，哺乳妈妈最好能戒烟，并避免吸入二手烟。

5 药物

对哺乳妈妈来说，虽然大部分药物在一般剂量下，都不会影响到宝宝，但仍建议哺乳妈妈在自行服药前，要主动告诉医生自己正在哺乳的情况，以便医生开出适合服用的药物，并选择持续时间较短的药物，使通过乳汁的药量最少。

另外，妈妈如果在喂了宝宝母乳后服药，应在乳汁内药的浓度达到最低时再喂宝宝，这样宝宝才会更加安全。

6 过敏的情况

有时新生儿会有一些过敏的情况发生，产后妈妈不妨多观察宝宝皮肤上是否出现红疹，并评估自己的饮食，以作为早发现早治疗的参考。因此，建议产后妈妈喂母乳，并避免吃到任何可能会造成宝宝过敏的食物。

四 日常生活护理

1. 坐月子遵守"七注意"

◇保证吃好、休息好

由于分娩会给产妇的身心造成极度劳累，所以分娩后的第一件事就是让产妇美美地睡一觉。睡足之后，应吃些营养高且易消化的食物，同时要多喝水。“月子”里和哺乳期都应吃高营养、高热量、易消化的食物，以促使身体迅速恢复及保证乳量充足。

◇尽早下床活动

一般情况下，经阴道正常分娩的产妇在产后第二天就应当下床走动。也可以在医护人员的指导下，每天做一些简单的锻炼和产后体操，有利于保持良好的体形。

◇特别注意个人卫生

月子里产妇的会阴部分泌物较多，每天应用温开水或1：5000高锰酸钾溶液清洗外阴部。

过去，有不少妇女盲目信奉“老规矩”——坐月子里不能刷牙，结果“坐”一次“月子”毁了一口牙。产妇每天应刷牙一两次，可选用软毛牙刷轻柔地刷动。每次吃过东西后，应当用温开水漱漱口。

室内温度不可太高，应常通风。过去常有将门窗紧闭，不论何时产妇都要盖厚被的说法是十分危险的，尤其是在夏季，极易造成产妇中暑。

◇尽早喂宝宝母乳

分娩后乳房充血膨胀明显，尽早哺乳有利于刺激乳汁的分泌，使以后的母乳喂养有个良好的开端；还要促进子宫收缩、复原。哺乳前后，产妇十分注意保持双手的清洁以及乳头、乳房的清洁卫生，防止发生乳腺感染和新生儿肠道感染。

◇合理安排产后性生活

恶露未干净或产后42天以内，由于子宫内的创面尚未完全修复，所以要绝对禁止性生活。

恶露干净较早的产妇，在恢复性生活后一定要采取可靠的避孕措施，因为产褥期受孕也是常见的事，应引起重视。

◇按时产后检查

产后42天左右，产褥期将结束，产妇应到医院作一次产后检查，以了解身体的恢复状况。

◇不要吹风、受凉

如果室内温度过高，产妇可以适当使用空调，室温一般以25~28摄氏度为宜，但应注意空调的风不可以直接对着产妇吹。产妇应穿长袖衣和长裤，最好还穿上一双薄袜子。产妇坐月子期间不可碰冷水，以防受凉或产生酸痛的现象。

2. 产妇住院期间应如何调养

产后越早开始调养身体，越能帮助恢复体力。以下几条原则，无论是自然产或剖腹产妈妈都不可不知：

1. 充足的休息和睡眠，有利于身体复原。
2. 摄取足够的营养，补充足够的水分，如开水、牛奶、汤类等。

❸ 要注意外阴部的清洁，勤换卫生垫。

❹ 每天必须沐浴(不宜盆浴)，以维持皮肤正常的排泄功能。

❺ 产后住院期间不要空腹吃水果，否则容易胃痛。

❻ 自然产产妇应经常冲洗会阴伤口，每天可用温水洗浴一次，每次10～15分钟。

❼ 产后1周内禁食麻油、酒、人参，以免影响子宫收缩。

3. 月子里的“十”大误区

按照代代相传的规矩，月子妈妈必须被关在门窗紧闭的屋里，包着脑袋，不能洗头洗澡，不能刷牙，不能碰冷水，不能吃冷食，甚至不能见外人，等等。这样的日子要过整整一个月，可真不容易。显然，传统规矩不见得都符合科学。下面列出十大常见误区。

恶风

不少人认为产妇怕风，风是“产后风”(指产褥热)的祸首。因而将产妇房舍门窗紧闭，床头挂帘；产妇则裹头扎腿，严防风袭。

产褥热其实是藏在产妇生殖器官里的致病菌在作怪，多源于消毒不严格的产前检查，或产妇不注意产褥卫生等。如果室内空气混浊，容易使产妇、婴儿患上呼吸道感染。如果夏日里门窗紧闭，裹头扎腿，还会引起产妇中暑，实不可取。

越晚下床越好

许多人认为产妇体质虚弱，需静养，就让其长期坐卧在床，甚至连饭菜都端到床上吃，其实这种做法弊多利少。如果产后较长时间不活动，很容易使血液本来就处于高凝状态下的产妇发生下肢静脉血栓；同时产后盆腔底部的肌肉组织也会因缺乏锻炼，托不住子宫、直肠或膀胱而形成膨出。

产后及早下床活动不仅有利于下肢血流增快和恶露排出，也能使腹部肌肉得到锻炼，早日恢复原来的收缩力，从而保护子宫、直肠和膀胱等器官。一般情况下，产后24小时就可在床上靠着坐起来，第三天便可下床行走。

不能洗头和洗澡

不少地方，尤其是农村有这样一种不成文的条文：产妇要在满月后才能洗头和洗澡。这是不可取的。因为产妇分娩时要出大汗，产后也常出汗，加上恶露不断排出和乳汁分泌，身体比一般人更容易脏，更易让病原体侵入，因此，产后讲究个人卫生是十分重要的。自分娩后两三天就可洗澡、洗头。

洗澡注意事项参见193页。

忌口

许多地方的产妇都有忌口的习惯，诸如牛羊肉、鱼虾类和其它腥膻之物都不准吃。其实，产后需要充足而丰富的营养，主副食应多样化，仅吃一两样食物哪能满足身体的需要？这也不利于乳腺分泌乳汁。因此产妇千万不要忌口、偏食。

菜越淡越好

略吃些盐对产妇是有益处的。由于产后出汗较多，乳腺分泌旺盛，产妇体内容易缺水和盐，因此应适量补充盐分。

不能刷牙

产妇更应注意口腔卫生。由于进餐次数多，食物残渣存留在牙齿表面和牙缝里的机会增多，而口腔感染还是产褥感染的来源之一，因此，许多产妇在月子里不刷牙是不对的。产妇应该每天早、晚各刷一次牙，如能在每次进餐后都刷牙、漱口，则对健康更为有利。

汤比肉有营养

产褥期应该常喝些鸡汤、排骨汤、鱼汤和猪蹄汤，以利于泌乳，但同时也要吃些肉类。肉比汤的营养要丰富得多，那种“汤比肉更有营养”的说法是不科学的。

鸡蛋吃得越多越好

鸡蛋的营养丰富，适合产妇食用，但并不是吃得越多越好。有些产妇一天吃一二十个，不但吸收不了，还会影响对其它食物的摄取，因此一般产后每天吃两三个鸡蛋就足够了。

产后24小时“开奶”

有些地区，产妇以为产后24小时才应给新生儿喂奶，认为开奶早不好。事实正好相反，开奶越早越好。因为婴儿吸吮奶头可以促进乳腺分泌乳汁，又有利于子宫收缩，使子宫早日恢复，同时，新生儿也能及早得到营养丰富的初乳，可谓“一举三得”。一般情况下，产后30分钟内即可哺乳。

满月即可恢复性生活

人们往往误把满月当作产妇身体复原的标志，所以多数夫妻满月时就恢复了性生活。这是不对的。专家们认为，产后6～8周后恢复性生活为宜。详细情况，可参见208页“七、产后的性生活”。

4. 产后适当安排活动

有人认为坐月子就要在床上坐卧一个月，这是不科学的。生命在于运动。长时间卧床，甚至可能导致产妇不能下床走路了。

医生指出，一般产后第一天，产妇疲劳，应当在24小时内充分睡眠或休息，使精神和体力得以恢复，为此，周围环境应保持安静，家人应从各方面给予护理和照顾。

正常产妇，如果没有手术助产、出血过多、阴道撕裂、恶露不尽、身痛、腹痛等特殊情况，24小时以后即可起床作轻微活动，这有利于血液循环、组织代谢和体力恢复，还可以增加食欲，并促进肠道蠕动，使大小便通畅。

早期适量活动，还可有利于恶露排出，避免褥疮、皮肤汗斑、便秘等产后疾病的发生，并能防止子宫后倾。单纯卧床休息对产妇来讲是有害的。

产后体操：

适当做一些产后体操，有利于产后恢复。

1. 第1～3天，可做抬头、伸臂、屈腿等活动，每天4～5次，每次5～6下。

2. 一周后，可在床上做仰卧位的腹肌运动和俯卧的腰肌运动，将双腿伸直上举，行仰卧起坐，头、肩、腿后抬等运动项目。

3. 半月后，可做些扫地、烧饭等家务和一般体操，以利肌肉收缩，减少腰部、腹部、臀部等处的脂肪蓄积，避免产后肥胖症，保持体态美。这都是可取的。

5. 产妇洗澡应注意

产妇分娩后代谢旺盛，汗腺分泌活跃。特别是产褥期，还有恶露不断排出，会阴部分泌物较多。如不保持会阴部清洁和干燥，容易导致感染。代谢废物留于皮肤表面，还会影响哺乳时的卫生，也影响产妇的情绪。

一般产妇，3日后体力恢复，可开始淋浴。会阴有伤口以及剖宫产者腹部有伤口的产妇，产后1周内不宜洗澡，待拆线后再洗澡，但可擦澡。

当产妇清洗身体后，会感到神清气爽，有利于恢复精神，解除分娩后的疲劳。

产妇洗澡注意事项：

1. 水温不可过高(34~35℃)，以免皮肤血管过度充血，造成头部供血不足而头晕。
2. 洗澡或擦澡时，室温不要太低或过高。夏季室温即可，冬天以26℃较为合适。

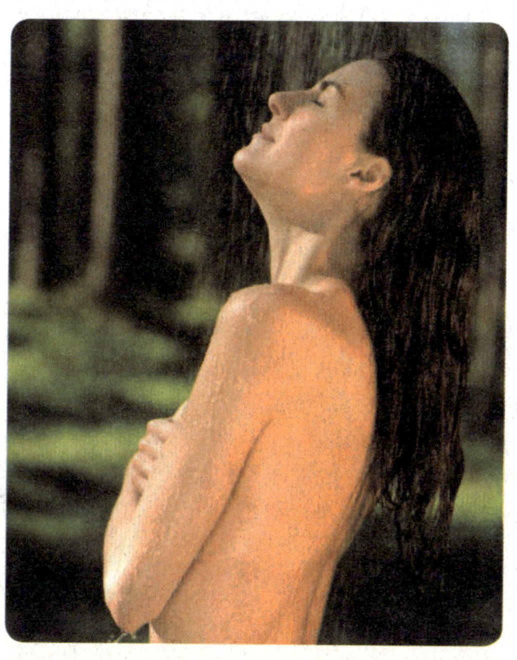

3. 洗澡最好采取淋浴，不要盆浴。因为盆浴时，污水容易流入阴道，导致感染。没有淋浴条件的，可用脸盆装水往身上边浇边洗。如用温开水坐浴，最好在5000毫升水中加入1克高锰酸钾，达到灭菌的作用。
4. 洗完澡后应立即擦干，以免着凉。
5. 产后前几日洗澡，最好有人陪伴，以免发生晕厥。淋浴时不要空腹，以防发生低血糖。
6. 不宜洗澡的产妇，可采用擦澡方式解决卫生问题，但平时要勤换会阴垫和内衣。

恶露及其应对办法：

恶露是指产后从子宫经过阴道流出的分泌物，其中含有胎盘从子宫壁剥离后的血液、黏液、子宫腔里残存的内膜、产道伤口分娩物等。恶露一般在产后3~4周左右干净，5~6周时已与平时差别不大了。恶露的数量、颜色和气味可以直接反映子宫的情况，应该密切进行观察。

观察恶露变化不仅可以了解和估计子宫恢复情况，还可以反映子宫腔内有无残留物、有无感染、产道伤口愈合情况及有无其他异常。

如果血性恶露多，并淋漓不尽，就要警惕子宫收缩不良，或是伤口在出血；如果恶露不绝，表明子宫腔内还有部分胎盘或胎膜的残留；如果恶露有臭味，伴身体发热，并且出现下腹痛或压痛，可能胎盘剥离面上有炎症，引起子宫内膜炎或子宫肌炎。

产妇应对恶露的办法：

1. 恶露如有异常情况及时请医生进行诊治，同时也要注意产后卫生，如常更换会阴垫、每天换一条内裤、预防生殖道感染。
2. 正常分娩的产妇，如果健康状况良好，应该在产后24小时尝试下床活动，以促进恶露的排出。

③ 在医生指导下做产褥操，并喝一些红糖水活血化淤，也可以促进恶露顺畅排出，有利于子宫缩复。

④ 产妇在睡眠时最好采取侧卧的姿势，以免子宫向后倾倒，而不利于恶露排出、排净。

6. 产妇卧床休息的姿势

卧床休息分平卧、侧卧、仰卧、俯卧、半坐卧等。产妇卧床休息必须讲究姿势、方法。这是因为产后产妇身体虚弱，气血不足，产前子宫、脏器、膈肌发生位移，产后这些器官要恢复到原来位置，子宫要排除恶露，必须保证充分休息和正确的卧床、休息方法，才有利于气血恢复，有利于排除恶露，有利于膈肌脏器、胃下降回位。

中医十分重视产后卧床休息的姿势及其养神方法。历代著名妇科医生主张：分娩完毕，不能立即上床睡卧，应先闭目养神，稍坐片刻，再上床背靠被褥，竖足曲膝，呈半坐卧状态，不可骤然睡倒平卧。如此半坐卧3日(指白天)后，才能平卧，或侧卧、仰卧皆可。

闭目养神，目的在于消除紧张情绪，安定神志，解除疲劳。半坐卧有利于排除恶露，使膈肌下降，子宫及脏器恢复到原来位置。

排除恶露按摩法：

在半坐卧的同时，还可用手轻轻揉按腹部，方法是以两手掌从心下按至脐部，在脐部停留作旋转式揉按片刻，再下按至小腹，又作旋转式揉按，揉按时间应比在脐部稍长。如此反复下按，揉按十余次，每日2~3遍，可使恶露、瘀血不停滞在体内，还可避免产后腹痛、产后子宫出血，帮助子宫复旧。

7. 产妇穿衣有讲究

夏天产妇的衣着被褥皆不可过厚，穿着棉布单衣、单裤、单袜避风即可。被褥须用棉毛巾制品，以吸汗去暑湿，以不寒不热为佳。衣衫汗湿应及时更换，以防受湿。这就是养生家所说：“时当暑，必将理以凉”的方法。

冬天产妇的床铺衣着均须柔和，床上应铺厚垫褥，被盖宜软而轻，衣着宜穿棉衣、羽绒之类，脚着厚棉线袜、羊绒袜。后背心和下体尤须保暖。

春秋季节产妇衣着被褥较平常人稍厚，以无热感为好，穿薄棉线袜。

坐月子的衣着应注意以下各点：

① 衣着应宽大舒适。有些产妇怕产后发胖，体型改变，以窄衣服来掩盖体型，或穿紧身衣塑身。这都不利于血液流畅，特别是乳房受压迫极易患乳痈(奶疖)。正确的做法应该是

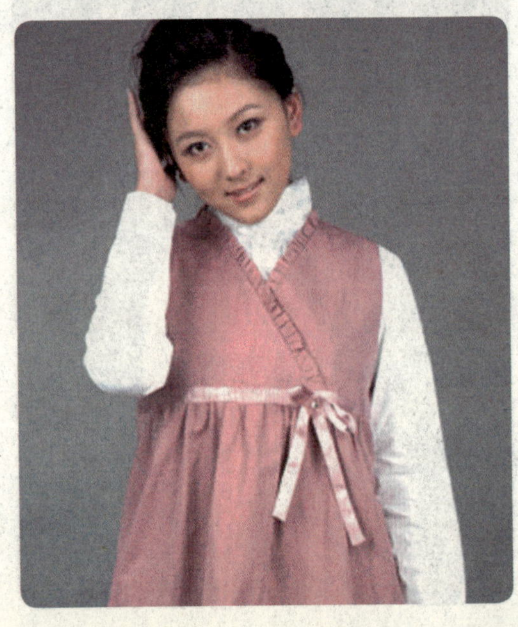

衣着略宽大，贴身衣服以布衣为好。腹部可适当用布带裹紧，以防腹壁松弛下垂，也有利于子宫复原。

2 衣着要做到厚薄适中。产后因抵抗力有所下降，衣着应根据季节变化注意增减。天热不一定就非得穿长袖衣、长裤、头包毛巾。如觉肢体怕风，就可穿长袖衣。但夏季应注意防止长痱子或引起中暑。

3 衣着要常换。特别是贴身内衣更应经常换洗。短裤在产后10天内最好一天一换，乳罩也要两天一换，以保持卫生，防止感染。

4 鞋子宜软。以穿布鞋为佳，勿穿硬底鞋，更不要穿高跟皮鞋，以防引发产后足底、足跟痛，或下腹酸痛。此外，产后不要赤脚，赤脚会受凉，对身体不利。

5 如果不是在冬天屋子有漏风，就不要戴帽子或包头。在冬季外出时，可适当蒙一下头，也不要包得过紧。

8. 产后可以刷牙吗

有人说，“生一个娃，掉一个牙”。这实质上是反映出孕产妇不注意口腔牙齿卫生的危害。有人错误地理解为产妇不能刷牙，这也是造成孕产妇牙齿脱落的原因。旧传统认为，产妇刷牙会引起牙痛病，这恰恰与医学科学的道理相反，其实不刷牙，污垢得不到及时清除，会增加龋齿、牙周炎等口腔疾病的发生而引起牙痛病。

根据科学原理，妇女在怀孕后，由于内分泌的变化，或维生素C的摄入不足，可以有牙龈充血、水肿，容易出血，特别是刷牙时出血。另外，怀孕后牙齿的矿物质往往补充不足，牙齿的坚固性差。这些情况已对牙齿不利，再不注意口腔卫生，使口腔内的细菌增多，在大量细菌作用下，食物残渣中的碳水化合物得以发酵、产酸，导致牙齿脱钙，形成龋齿。因此，妊娠期间比平时更要注意口腔卫生，至少早晚各刷一次牙，饭后漱口。晚上刷牙后不要再吃东西，特别是不要吃甜食。若有吃夜宵的习惯，睡前应再刷牙一次。

另外，产后的头几天，为了补充营养，促进体力恢复，产妇常以高糖、高蛋白、高脂肪饮食为主，每天多达6～7餐，大量的食物残渣留在口腔内、牙缝里，在细菌的作用下，发酵变成酸性物质，腐蚀牙齿，使龋齿、牙周炎、口腔炎等发病率大大增加，甚至因链球菌感染诱发风湿热、肾炎、心脏病。就其防病来说，产后刷牙比产前刷牙更为重要。因此，产妇刷牙是不可忽视的，刷牙也不会给产妇带来麻烦和后遗症。

9. 产后检查的内容

整个怀孕过程所产生的生理变化，将于产后坐月子期间逐渐恢复，在健保孕妇手册中，把产后检查也列入整个怀孕过程就诊的最后一次，就是要提醒产妇产后检查的重要性。

生产后6周至2个月内就可返院回诊，最好是挑选没有阴道出血的时候进行产后检查。

产后检查的主要内容：

◇病史询问

关于是否哺喂母乳、月经重新开始来潮的时间、有无异常恶露或阴道出血、外阴瘙痒与白带以及排便习惯等。

◇ 内诊

检视伤口愈合情形、子宫颈口是否外翻、子宫复原的程度等。

产前没有接受子宫颈抹片筛检者可以顺道采样，否则很可能又拖了好几年都不去看妇产科。

临床上常见的问题包括阴道感染、子宫颈糜烂、子宫复原不良、子宫后屈、子宫或卵巢肿瘤、痔疮等。如果在怀孕期间发现过相关病变、并发症，亦应一并加以追踪处理。

◇ 了解宝宝情况

宝宝睡眠情况，大小便次数及状况，脐部是否干燥等。

◇ 咨询与卫生教育

最好平时就记下临时想到的疑问，就诊时请教医护人员。

10. 产后怎样清洁、护理会阴

分娩时，由于胎儿压迫会阴部，以及医生助产时在会阴部的操作，产后会阴部常会发生充血和水肿，有的可能还有程度不同的会阴部撕裂伤或有会阴侧切的伤口。同时，产后阴道内不断有恶露排出。所以，若不注意加强会阴部的护理，常易引起会阴部以及生殖系统的感染。

产后产妇每天可用温开水至少2次擦洗会阴，大便后加洗1次。有条件时用1/2000新洁尔灭溶液或1∶5000高锰酸钾溶液擦拭外阴。先擦阴阜及两侧阴唇，最后擦肛门，不可由肛门开始向前擦。

每次清洁后都要更换卫生棉、内衣裤。内衣裤清洗后要在日光下曝晒，达到杀菌目的。不要穿化纤物的内裤，因化纤物不吸水、不透风，会使外阴部潮湿、刺激皮肤，引起外阴瘙痒等。

还应注意躺卧时，应卧向伤口的对侧，如会阴伤口在左侧，应向右侧卧，以防恶露流入伤口，增加感染机会。

产褥期应使用大片卫生棉吸收恶露，并经常更换，以保持干爽舒适。如果感觉会阴伤口处疼痛转趋恶化或有肿胀化脓的现象，应立即就医诊治。

11. 产后怎样保持皮肤清洁

产妇分娩后由于生理变化，很容易出汗，特别是睡觉时和醒来时，常常是全身汗涔涔的。由于汗腺分泌活跃，产后机体抵抗力相对降低，加上恶露和乳汁不断分泌，身体更容易被污染，病原体便乘机滋生繁殖，侵入肌肤，引起感染。在高温季节还容易生痱子、脓疱疮，甚至虚脱、中暑。因此，需注重卫生保健，勤洗浴、勤换衣裤，确保皮肤、床单、卫生棉的清洁卫生。

正常产妇24小时后就可洗擦浴或淋浴，但不可用盆浴或池浴。每次淋浴5~10分钟为好，浴水温度为34℃~36℃，浴室的室温应不低于20℃。淋浴后用妇科洗液对会阴进行消毒处理则更好。淋浴不但可以起到清洁卫生的作用，还可解除分娩过程带来的疲劳，使产妇顿觉精神舒畅。但如果会阴裂伤或手术创口未愈合时，不宜淋浴，可用温水擦浴。

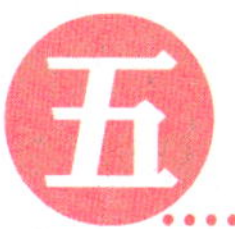

产后常见疾病的防治

1. 产后贫血

产后贫血是由于妊娠期贫血未得到纠正和分娩时出血过多造成的。贫血会使人乏力，食欲不振，抵抗力下降，容易引起产后感染，严重的还可引起心肌损害和内分泌失调，所以应及时治疗。

血色素90克/升以上者属轻度贫血，可通过食疗纠正，应多吃动物内脏、瘦肉、鱼虾、蛋、奶以及绿色蔬菜等。血色素60～90克/升者属中度贫血，除改善饮食外，需药物治疗，常口服硫酸亚铁、叶酸等。低于60克/升者属重度贫血，单靠食疗效果较缓慢，应多次输新鲜血，尽快恢复血色素，减少后遗症的发生。

2. 产褥感染

产褥感染是由于致病细菌侵入产道而引发的感染，这是产妇在产褥期易患的疾病。

正常妇女的阴道、宫颈内存在着大量的细菌，但多数不致病。产后由于机体抵抗力下降，而且子宫腔内胎盘附着部位遗留下一个很大的创伤面，子宫颈、阴道和外阴筋膜可能遭到不同程度的损伤，这些创伤都给致病细菌提供了侵入的机会。

由于轻度产褥感染会影响产妇健康，延长产后恢复时间，而重度产褥感染则会危及生命，因此必须重视预防。

预防工作应从妊娠期开始。加强孕期卫生，保持全身清洁，妊娠晚期避免盆浴及性生活。做好产前检查，加强孕妇营养，增强孕妇体质，防止贫血。临产时，应多进食和饮水，抓紧时间休息，避免过度疲劳，以免身体抵抗力降低。

积极治疗急性外阴炎、阴道炎及宫颈炎，避免胎膜早破、滞产、产道损伤及产后出血。有胎膜早破或产前出血等感染因素存在时，必须住院治疗，用抗生素预防。接生时避免不必要的阴道检查及肛诊。产后要注意卫生，保持外阴清洁，尽量早下床活动，以使恶露尽早排除。

3. 乳腺炎

什么是乳腺炎

不少初产妇往往在哺乳时未让婴儿将乳汁吸尽，致使乳汁郁积在乳腺小叶中。特别是一旦乳头发生皲裂，哺乳时会引起剧烈疼痛，更影响产妇的充分哺乳。此外，有些产妇的乳头发育不良(如乳头内陷)，也有碍于哺乳的进行。初产妇的乳汁中又含有比较多的脱落上皮细胞，更容易引起乳腺管的阻塞，使乳汁郁积加重。乳汁的郁积又往往使乳腺组织的活力降低，为入侵细菌的生长繁殖创造了有利的条件。

乳腺炎是初产妇常见的一种病症，轻者不能给婴儿正常喂奶，重者则需要手术治疗。如果及早预防或发现后及时治疗，可避免或减轻病症。

乳腺炎的预防

预防乳腺炎的关键在于防止乳汁郁积和保持乳头清洁，避免损伤。

1 从妊娠晚期开始，经常用温水清洗两侧乳头。产前每月在乳头及乳晕上擦一次花生油，每日用温水洗擦乳头、乳晕，使乳头皮肤变韧耐磨，预防产后婴儿吸吮而皲裂。有乳头内陷者更应注意矫正。

2 按需哺乳，哺乳前按摩乳房，每次哺乳后都应使乳汁吸尽。如未能吸尽，在哺乳后可扪及乳房肿块，此时应该用手按摩乳房，挤出或用吸奶器吸出乳汁，防止乳汁郁积。如发生乳汁郁积，可局部热敷，每次20～30分钟，每天3～4次。用手从乳房四周向乳头方向轻轻按摩后，用吸奶器将乳汁吸出或用手挤出，每天7～8次。

3 掌握正确的哺乳姿势，要让婴儿含住部分乳晕，而不是只含乳头。

4 每次喂奶前后用温水洗净乳头及乳晕。哺乳后不要让婴儿含着乳头睡觉。哺乳时间不宜过长，防止乳头破损或皲裂。若乳头皲裂，可涂鱼肝油铋剂或蓖麻油铋剂，喂奶前则要将药剂擦净。也可在哺乳后挤出少量乳汁涂在乳头上，皲裂严重时需暂停喂奶，用手将乳汁挤出或用吸奶器将奶吸出，伤口愈合后再喂奶。乳头内陷的产妇，每天清洗后用手指向外牵拉乳头加以纠正。

如已发生乳腺炎，应及时治疗，必要时应暂停哺乳，并用吸奶器吸尽郁积的乳汁。

4. 产后便秘

在产褥初期，腹胀和便秘是常见现象。预防产妇便秘，可采取以下措施：

1 适当活动，不要长时间卧床。产后头两天，产妇应勤翻身，吃饭时应坐起来。健康、顺产的产妇，在产后第二天即可开始下床活动，逐日增加起床时间和活动范围。

2 在床上做产后体操，进行缩肛运动，锻炼骨盆底部肌肉，促使肛门部血液回流。方法是：做忍大便的动作，将肛门向上提，然后放松。早晚各做一次，每次10～30次。

3 产妇饮食要合理搭配，荤素结合，多吃一些含纤维素多的食物，如新鲜的蔬菜瓜果等，香蕉就有较好的通便作用。

4 少吃辣椒、胡椒、芥末等刺激性食物，尤其是不可饮酒。要多喝汤、饮水。

5 每日进餐时，应适当吃一些粗粮，做到粗细粮搭配，力求主食多样化。麻油和蜂蜜有润肠通便作用，产后宜适当多食用。

6 平时应保持精神愉快，心情舒畅，避免不良的精神刺激，因为不良情绪可使胃酸分泌量下降，肠胃蠕动减慢。

7 注意保持每日定时排便的习惯，以便形成条件反射。

8 每天绕脐顺时针进行腹部按摩2～3次，每次10～15分钟，可以帮助排便。

5. 产后痔疮

产妇产后由于子宫收缩，直肠承受胎儿的压迫突然消失，使肠腔舒张扩大，粪便在直肠滞留的时间较长，容易形成便秘。此外，加之在分娩过程中撕裂会阴，造成肛门水肿疼痛等因素，产后注意肛门保健和预防便秘，是预防痔疮发生的关键。

1 勤喝水、早活动

由于产后失血，肠道津液水分不足，以致造成便秘。而勤喝水，早活动，可增加肠道水分，增强肠道蠕动，预防便秘。

2 多吃含粗纤维的食物

多吃富含粗纤维的食物，搭配芹菜、白菜等，这样消化后的食物残渣就比较多，大便容易排出。

3 勤换内裤、勤洗浴

这样不但能保持肛门清洁，避免恶露刺激，还能促进肛门周围的血液循环，消除水肿，预防外痔。

4 产后应尽快恢复排便习惯

一般3日内一定要排一次大便，以防便秘。产后妇女不论大便是否干燥，第一次排便都要用开塞露润滑，以免撕伤肛管黏膜而发生肛裂。

6. 产后排尿困难

许多产妇，尤其是初产妇，在分娩后会出现小便困难的情况，这是因为产后腹压下降，腹壁松弛，加上妊娠期膀胱紧张减低，膀胱容积大，对内部的张力增加不敏感，无法产生尿意。还由于分娩时产程过长，胎儿头部在产道内的位置不正常，长时间压迫膀胱，使膀胱和尿道黏膜充血水肿，膀胱张力下降，收缩力差，尿意迟钝和逼尿肌无力，无力将尿液排出，造成排尿困难。

预防产后排尿困难的方法有以下几种：

1. 在产后4小时主动排尿，不要等到感到有尿意再解。解除产妇对小便引起疼痛的顾忌，并鼓励和帮助产妇下床排尿。排尿时要增加信心，放松精神，平静自然地排尿，要把注意力集中在小便上。
2. 如不能排出尿液，可在下腹部用热水袋热敷或用温水熏洗外阴和尿道口周围，也可用滴水声诱导排尿。
3. 为促进膀胱肌肉收缩，可用针刺关元、气海、三阴穴等穴位。
4. 可肌注新斯的明0.5毫克，也可取中药觉香、琥珀、肉桂各0.6克，用开水冲服。
5. 如果以上方法都没有效果，就应该在严密消毒下导尿，并将导尿管留置24～48小时，先持续开放24小时，使膀胱充分休息，然后夹住导尿管每4小时开放1次，待其水肿、充血消失后，张力自然恢复，48小时拔除，一般都能恢复排尿功能。在留置导尿管期间应多饮水，使尿量增加，以减少尿路感染。每天冲洗会阴2次，保持外阴清洁。

7. 产后小便失禁

一些产妇产后在咳嗽、打喷嚏、大笑、走路急或跑步时不能控制小便而出现尿失禁。这可能只是一时尿道括约肌功能失调，但如果时间较久，就属于病态，叫做产后尿失禁。

这是因为产妇在分娩过程中，胎儿通过产道时压迫盆底组织和韧带，造成损伤，致使盆底肌肉韧带松弛，膀胱和尿道托约肌功能不良，不能承受腹压向下的压力而造成张力性尿失禁。

出现尿失禁不必害怕，不要经常下蹲，尽量避免重体力劳动，不要提重物，以免增加腹压。积极治疗咳嗽，多吃蔬菜水果，保持大便通畅，减少腹压。每天进行盆底肌肉功能锻炼，有节奏地收缩肛门和阴道，每次5分钟，每天2~3次，一个月后会有明显效果。

8. 产后手脚疼痛

预防产妇产后手脚疼痛，可采取以下措施：

1 注意充分的休息，不宜做过多的家务劳动，特别要注意减少手指和手腕的负担，例如，给孩子洗澡时，夫妻两人应相互配合，避免由产妇一个人一手托头一手洗。洗尿布时一定要用温水，避免寒冷的刺激。

2 在休养的同时应适当下床活动。特别是坐月子后期，要经常下地走动，这样不仅能防止脚跟脂肪垫退化，避免产后脚痛的发生，而且能防止产妇体重过分增加，调节神经功能，对改善睡眠和增进食欲十分有利。

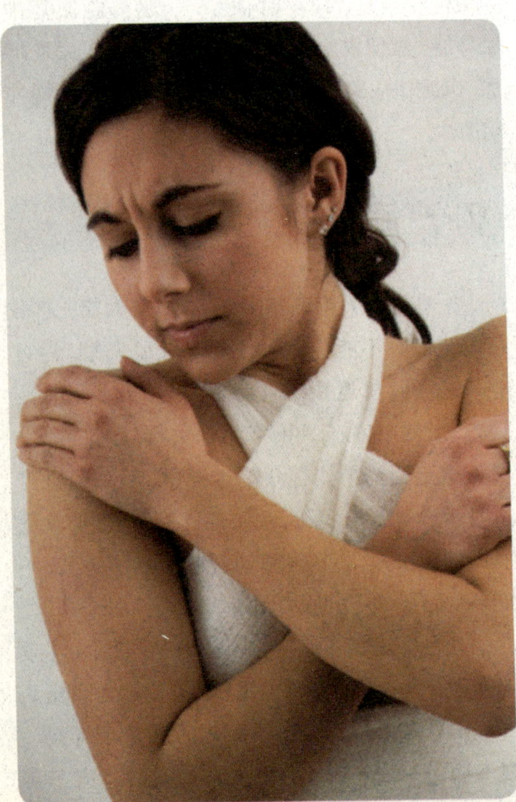

3 如果不慎患早产后手脚痛，可以进行热敷和按摩。热敷用热毛巾即可，如能加上一些补气养血、通经活络、祛风除湿的中草药，则效果更佳。若采用按摩手法，一般是在痛点处先轻压后重压，压30分钟，放开15秒，交替进行，注意按压时不要揉捏，否则会使疼痛加重。

9. 产后失眠

部分产妇产后会出现失眠现象，这是因为产妇的睡眠往往被婴儿不规律的生活扰乱，想睡觉的时候宝宝也许正在哭闹，而当宝宝睡着以后你反而没有了睡意，生物钟出现紊乱。产后失眠可通过改变生活习惯来纠正。比如减少甚至取消午睡，饭后多散步，增加每天的活动量，使白天稍微疲劳些，晚上又不要睡得过早，也许对纠正失眠有所帮助。

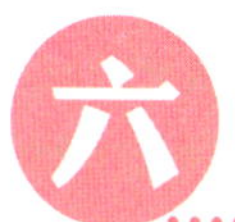

六 恢复完美身材有计划

1. 如何预防产后肥胖

有些身材苗条的妇女，经过妊娠、分娩，当了妈妈之后，身体逐渐肥胖起来，失去了昔日的风韵。究其原因，主要是妊娠引起下丘脑功能紊乱，特别是脂肪代谢失去平衡的缘故，医学上称为生育性肥胖。产后妇女体重超出正常范围20%~50%，医学上称为生育性肥胖。

生育性肥胖不仅给许多爱美的女性带来烦恼，而且对产妇健康也有很大的影响。

产后肥胖的妇女往往出现食欲不振、四肢无力、生殖器恢复缓慢，严重的甚至会出现尿失禁、子宫后倾或脱垂等问题。因此，积极预防生育性肥胖应引起孕产妇及家人的重视。预防生育性肥胖应注意以下几点：

1 合理膳食

产前产后都要注意营养的均衡和适量，除产后最初几天需要吃些容易消化的食品外，以后可按正常饮食。哺乳期多喝些有营养的汤，可使奶水充足。

产妇在月子里每天大约需要热量3200千卡，蛋白质90~100克，钙2克，铁15毫克，维生素C150毫克以及维生素A、B_1、B_2等，要注意荤素搭配，一般一天有2~3只鸡蛋足够，过多反而影响消化和食欲，鸡、鱼、骨头都是产后很好的食品。应该多吃些富含维生素的蔬菜和新鲜水果，既能保持全面营养，避免产后便秘，同时也是保持健美的关键措施之一。

健康控制饮食法：

1. 低油烹调法：如蒸、煮、烧、烤、卤、炖。
2. 少油：选瘦肉部位、去皮、汤去油。
3. 定时定量、少量多餐：通常4餐/天，平均分配。
4. 六大类食物均衡摄食：五谷根茎(约4~6碗/天)、奶(2~3杯低脂奶/天)、肉鱼蛋豆(4~5份/天)、青菜(3~4份/天)、水果(3份/天)、油脂类。
5. 少碰甜食：尤其含糖饮料、糖果、糕点。
6. 睡前2小时不进食。
7. 水份：8~10杯水/天。

2 早期活动

产后身体健康，无会阴破裂，24小时后即可下床活动，一周后可做点轻微的家务活。因为活动可以增强神经内分泌系统功能，促进新陈代谢的调节，还可以促进脂肪分解，消耗糖分，使体内多余热量得以消耗，不致于使多余的营养物质转化为脂肪在体内堆积。

3 母乳哺养

母乳是婴儿天然的、营养比例全面的佳品，母乳喂养不仅可以满足婴儿生长发育的需要，而且有利于母亲自身的健美。研究发现，哺乳可以加速乳汁分泌，促进母体的新陈代谢和营养循环，还可以将身体组织中多余的营养成分运送出来，减少脂肪在体内的蓄积，预防生育性肥胖的发生。

4 做产后操

孕期及产后积极运动是预防生育性肥胖的重要措施。适当的运动可促进新陈代谢，避免体内热量蓄积。一般无会阴裂伤及身体其他不适者，产后3天即可下床活动。分娩1周后，可以在床上做仰卧位的腹肌运动和俯卧位的腰肌运动，如双直腿上举运动、仰卧起坐等，这对减少腹部、腰部、臀部脂肪有明显的效果。

5 产后避孕

产后性生活应及早采取避孕措施，否则避孕失败导致怀孕或人工流产都会导致身体肥胖。究其原因，产后受孕，体内新陈代谢及性激素分泌出奇的旺盛，进而导致机体碳水化合物合成脂肪的功能增强。

6 科学睡眠

产后夜晚睡8小时，午睡1小时，一天的睡眠时间即可保证。睡眠时间过多，人体新陈代谢降低，碳水化合物等营养物质就会以脂肪形式在体内积聚造成肥胖。

2. 产后减重计划

产后6周内

产后6周内减重的原则是充分休息、调整食量、营养均衡、轻度活动。

未哺乳妈妈，每天摄取热量恢复到怀孕前的1600～1800卡；哺乳妈妈，为提供充足的乳汁，每天应该比没有哺乳的妈妈多增加500卡。

除了均衡摄取六大类食物，坐月子期间要注意补充蛋白质（尤其是哺乳者，可以从脂肪含量低的瘦肉、去皮鸡肉、鱼类及牛奶中获取）、纤维（从蔬菜、水果、糙米、全麦面包等获取）、铁（从紫菜、文蛤、黑芝麻、红豆、鸡蛋等获取）、钙（每天喝2杯牛奶，或吃小鱼干、豆腐、豆类等）。

下床走动，并做一些简单、轻松的家事。

产后6周以后

产后6周以后减重的原则是适度限制饮食、每天运动30分钟。

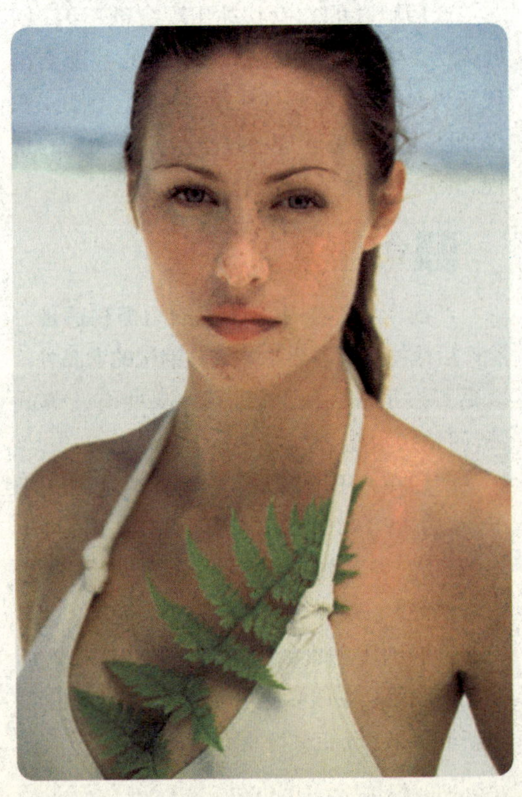

没有哺乳或已经停止哺乳的妈妈，适度减少每天摄取的热量，例如减少300～400卡。哺乳妈妈不要过度限制热量摄取。

饮食定时定量，均衡摄取六大类食物。多选择蒸、煮、卤、烤、炖等低油烹调方式。选吃瘦肉、去皮的鸡肉和鱼，少吃油炸食物。少吃甜食、少喝含糖饮料。

正餐之外觉得饿或想吃东西时，先倒一杯热水喝，等15分钟以后，如果还觉得饿，可以选择2块苏打饼干或一份水果、一个低热量的点心等。晚餐之后想吃东西，不妨煮锅蔬菜汤喝。

适当进行有氧运动，如健走、慢跑、游泳、有氧舞蹈、骑自行车等。有氧运动能够增进心肺功能，促进脂肪燃烧。

3. 如何走出产后瘦身4误区

1 产后马上做运动

生育后不久，做一些较剧烈的减肥运动，会导致子宫康复放慢并引起出血。因此，瘦身运动要根据自己的身体素质进行。

2 贫血还减肥

生育时失血过多，会造成贫血，使产后恢复缓慢。如没有解决贫血时就瘦身，势必会加重贫血。贫血应补铁，含铁丰富的食物有菠菜、红糖、鱼、肉类、动物肝脏等。

3 在便秘情况下瘦身

产后水分的大量排出和肠胃失调极易引发便秘，而便秘不易瘦身。应有意识地多喝水和多吃富含纤维的蔬菜，便秘较严重时可以多喝酸奶。

4 哺乳期瘦身

哺乳期节食可能会影响乳汁的质量。如果是母乳喂养，6个月后可以节制饮食；如果未进行母乳喂养，可在产后3个月根据自身的健康状态着手瘦身。

4. 产后乳房健美操(轻柔型)

怀孕的时候乳腺不断地发育，胸部重量几乎是怀孕前的3～4倍，而支撑胸部的肌肉无法负担增加的重量，从而导致了胸部的下垂。这里介绍一些胸部肌肉的锻炼方法。在怀孕期间坚持这种锻炼，可以起到预防胸部下垂的作用，同时也可以作为产后提升胸部的锻炼方法。

锻炼时间最好是晚上8：00～9：00，练完后做一些舒展放松活动，如做广播体操、保健按摩和太极拳。到室外走走也很好，最后洗个温水澡，就可以上床睡了。

如果早上时间充裕，也可以先起床做些简单的准备活动，使全身微微发热，处于稍兴奋的状态，即可回到床上进行锻炼。

第一步：仰卧，用双手对乳房进行按摩，先横向、纵向进行，然后再托住乳房的下部向上推摩，手的运动线路应是“之”字形，不是“一”字形。

第二步：自然仰卧于床上，去掉枕头，头和臂部不离开床板，向上做挺胸动作并停留片刻。重复做20次。

第三步：向左侧卧或臂伸直，与床成水平，右臂向外上(天花板方向)做扩胸运动，做20遍，然后再向右侧卧，用左臂进行。

第四步：双膝跪在床上，手臂伸直撑床。向下做屈臂动作，一直弯曲到下颏和胸着地为止。屈臂时注意不要使臂部向后引，而应把身体重心放在手腕上，用手臂和手腕的力量支撑身体的重量并维持片刻，使乳房充分下垂，共做10遍。

第五步：仰卧，不要枕头，双手臂放于身体两侧，向头的方向做180度的伸拉，手臂要伸直(包括手指)。双手同时伸拉20遍，然后双手交替伸拉，每侧不少于15遍。

第六步：仰卧，去枕头，双手臂伸直，与床面呈90度角，两掌心相对，双臂同时做扩胸运动。如果有小的器械拿在手上更好。每次20遍。

第七步：双膝跪在床上，小腿后抬，两脚交叉，两臂垂直撑床，屈臂俯撑，腹部收紧，双脚不动，头勿下垂，臂部、背部与颈部成一直线，然后复原，共做10遍。

第八步：双膝跪在床上，上身直立，双手合掌置于胸前。两手用力做对抗动作，注意肘关节不要下垂，两前臂呈"一"字形。并要挺胸抬头，配合深呼吸运动。共做10次。

5. 产后乳房健美操(力度型)

1 扩胸运动(直拉式)

双腿分立与肩同宽，双臂垂直贴身。

第一步：弯腰，双手手指尽量摸地，不要屈膝。

第二步：直腰挺身，双臂上举伸直，尽量将胸挺出。

第三步：两臂自然向外向下展开成侧平举(与肩水平)，同时跨左腿向前形成弓箭步，再次将胸部前挺。

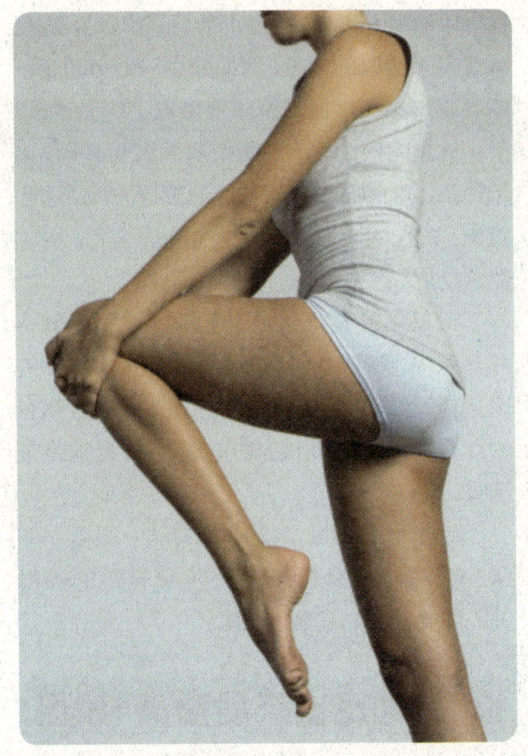

第四步：复原成第一步的姿势。

第五步~第八步与第一步~第四步相同，换右腿跨出。

共做4个8拍。

2 绷胸运动

双腿并立，双臂垂直。

第一步：左腿向左横跨半步，双臂屈肘，夹于肋间，双手握拳，将胸(乳房)绷紧。

第二步：保持第一步的姿势向左转身，双脚不动。

第三步保持第一步的姿势向右转身，双脚不动。

第四步：复原成预备姿势。

第五步~第八步动作一样，方向相反。

共做4个8拍。

3 推臂运动

两臂交叉，第一步~第四步用左手使劲推右臂，第五步~第八步右手使劲推左臂。

两侧共做4个8拍。

4 扩胸运动(上牵振式)

第一步：左膝跪立，两臂上下摆动，胸部用力向前扩展，两个8拍。

第二步：换右膝跪立，以相同的动作再做两个8拍。

5 扩胸运动(平振式)

第一步~第八步双腿分立与肩平齐。

两臂上抬至胸前，小臂平于乳房，双手掌心向下，手掌位置在双乳之间，左手在上平于乳房上缘，右手在下平于乳房下缘，然后用力向后挺肘，将胸部用力向前振挺8次。

然后右手在上，左手在下做第二个8拍。

6 扩胸运动(大展式)

第一步：双腿分立与肩同宽，双臂向前伸直平肩，手心向上。

第二步：双臂保持与地面平行，然后由外向后进行振臂，将胸(乳房)向前振挺。

第三步：复原成预备势。

共做4个8拍。

7 扩胸运动(斜振式)

双腿分立与肩平齐，双手握拳放至腰间。

第一步：双臂抬起，向后拉至最大限度，头看着上方，重心右移。

第二步：保持第一步的姿势，再用力向后振动一次，然后双臂快速还原成预备姿势。

第三步~第四步与第一步~第二步动作相同，方向相反。

共做两个8拍。

8 扩胸运动(牵拉式)

第一步：双上臂屈肘紧贴双肋，双下臂向前伸直并握拳。

第二步：双上臂猛力由外向上至肩平或过肩，迅速振动牵拉乳房外下部组织。共做两个8拍。

6. 产后颈部健美操

头部后仰运动

预备姿势：两腿屈膝坐地，两手扶膝。

第一步：腰用力挺直，使肩胛骨并拢。

第二步：头后仰，颈部尽量伸直，重复10次。头后仰时吸气。

头部转动的运动

预备姿势：两腿屈膝盘坐，两手握住脚尖，腰挺直。

第一步：头机械地向左转。

第二步：头再次尽量向左转。

第三步：还原成预备姿势。

头向右侧练习，各重复4~8次。

头部环绕运动

预备姿势：两膝跪地，两手同肩宽俯撑在地，两肩和大腿应与上体成直角，身体重量保持

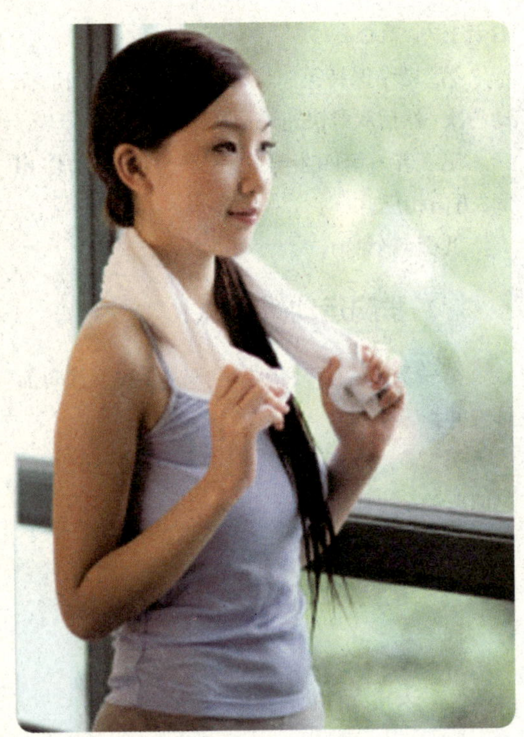

平衡。

第一步：头做环绕动作：向下→向左→向上→向右。

第二步：头向反方向做环绕动作。

各重复3~6次，练习时头要尽量大幅度画成一个圆圈。

头部后仰下压运动

预备姿势：身体俯卧，两手手指交错抱后脑勺。肘部抬起，向右拉，肩胛骨并拢，前额顶于地面。

头后仰，而两手同时用力下压，然后还原成预备姿势，重复8~10次。头后仰时吸气。

头部下压运动

预备姿势：两腿屈膝盘坐，腰挺直，两手握拳，叠放，下颏垫在拳头上，肘部与上体垂直。

第一步：头下压，使颈顶在向上用力的拳头上。

第二步：下压4次后，两手落下，自然垂于身体两侧，然后再还原成预备姿势，重复6~8次。头下压时吸气。

7. 产后腰部健美操

腰部健美操有助于收缩背部肌肉，扩展胸部肌肉，同时还能使脊椎更加正直。

第1节

预备姿势：直体俯卧，两臂屈肘，手掌叠放，垫在前额处，脚尖绷直，脚跟并拢。为了能做得轻松，脚跟可顶在柜子或床架上。

第一步：上体抬起，两臂同时侧平伸直，下颏不上翘，手臂不下落。上身抬起时吸气。

第二步：还原成预备姿势，并重复6~10次。

第2节

预备姿势：屈膝仰卧(足底尽量靠近大腿)，两臂侧手伸直放于地上，掌心向上，背部可垫一个小枕头或折叠几层的毛巾。

第一步：两手手臂和头用力撑地，挺胸，腰部尽量贴紧地面。挺胸时吸气。

第二步：还原预备姿势。

重复5~8次。

第3节

预备姿势：两膝跪地，两手同肩宽俯撑于地，手臂和大腿与上体成直角，两膝稍稍分开。

第一步：右臂向前上方举起，左膝同时离地，向后上方伸直并尽力抬高。手臂抬起时吸气。

第二步：还原成预备姿势；

第三步：左臂右腿依此练习。

重复6~8次。

第4节

预备姿势：直立于椅前，两腿并立，距椅两步。弯腰，两手扶椅背。两臂、两膝、腰背均挺直，头微抬。

第一步：向地面方向挺胸。

第二步：向地面方向压肩。

第三步：向地面方向塌腰。

第四步：还原成预备姿势。

重复4～6次。

第5节

预备姿势：两膝跪地(两腿并拢，两臂自然下垂)。

第一步：两臂上举伸直，掌心向前，腰部挺直，颈部伸直，头不要回缩；

第二步：上身缓缓前倾，臀部屈坐于脚后跟上，髋关节、膝关节保持极度紧张。

第三步：胸部触及膝盖，背部肌肉放松，手掌触地，肩部肌肉放松，头自然下垂。

第四步：手掌撑地时背部肌肉即绷紧，躯干缓慢挺直，成垂直状态。

第五步：还原成预备姿势。

重复4～8次。

呼吸：上身前倾时呼气，直立时吸气。

8. 产后腹部健美操

第1节

预备姿势：直体仰卧，并腿，两臂自然伸直于体侧，掌心向下；

第一步：两腿直膝向上抬起30厘米。

第二步：两腿轻轻相碰两次。

第三步：两腿缓缓落下后还原成预备姿势。

重复6～8次，呼吸均匀。

第2节

预备姿势：直体仰卧，两臂向上举，与身体成一直线。

第一步：两臂和上体同时弯曲坐起，脚跟不离地面(如果感到困难，可将脚趾勾住沙发或床头柜下沿)。

第二步：挺腰，两臂直肘向两侧分开，成侧平举。

第三步：两臂向后猛摆几次。

第四步：缓缓还原成预备姿势。

重复5～6次。

第3节

预备姿势：直体右侧卧，右臂向头顶上方伸直，与身体成一直线，垫于头下，左臂屈肘扶住腰部。

第一步：左腿直膝上举，脚面绷直。腿上举时呼气。

第二步：左腿缓缓落下，还原成预备姿势。

重复6～8次，换另一条腿练习。

第4节

预备姿势：两腿直立，两膝左右稍稍分开，两脚足趾相碰，两肘微弯，掌心紧贴大腿两侧。

第一步：上身后仰，膝关节极度紧张活动，挺腰，下颚上抬。重复6～8次。

第二步：还原成预备姿势。

第5节

预备姿势：直体仰卧，两臂伸直于体侧，掌心向下。

第一步：两腿像骑自行车一样交替踏动数次(一条腿屈向胸部时，另一条腿挺直，两腿脚面尽量绷直)。

第二步：两腿直膝落下，还原成预备姿势，连续4～8次，动作缓缓有力。

七 产后的性生活

1. 产后为何不宜过早过性生活

女性从受孕到分娩，身体各器官都有很大变化，产后要经过一段时间才能恢复。尤其是生殖系统变化最大，而且在分娩过程中会有或轻或重的损伤，因而更需较长的时间恢复。

一般来说，产后4~6周内应禁止性交。因为这段时间内阴道壁内粘膜较为软弱，易受损伤，性产时易发生阴道裂伤和出血不止。同时，子宫尚未完全复原，性交时易将细菌带入，而引起子宫内膜炎及其附属器官的炎症。另外，分娩时给外阴、阴道等造成损伤，也会因过早性交而延迟愈合，甚至引起感染。因此，正常的妇女，在产后4~6周内应避免性交。丈夫也应了解这一点，暂时克制自己。即使是子宫和阴道壁经过4~6周已复原完好，产后的性生活中也应像新婚初夜那样谨慎小心。最好在开始时使用避孕药膏或乳脂等润滑剂来润滑阴道，以顺利进行性生活。

妇女在产褥期过后进入哺乳期，一般可以恢复正常的性生活。但因哺乳期妈妈要给婴儿喂奶，大量营养物质通过乳汁喂给乳儿，能量消耗很大，理应好好休息。所以，为了妈妈的身体健康及婴儿的生长发育，性生活不要过频。一般情况下，每周过性生活2~3次，或者每周性生活1~2次更适宜。

2. 影响产后性生活的因素

不少产妇在产后经过一段时间的调养，会阴伤口早已愈合，但在首次性生活时，还会出现伤口裂开、出血。本来好端端的片刻欢愉，一下子变成了无言的痛楚。这是为什么呢？分析其原因，大致有三种情况：

与恢复性生活的时间有关

会阴切口的伤口一般需7天才能愈合，并将缝线拆除。此时，会阴表面组织已愈合，但是深部肌层、筋膜需6~8周才能得以修复。如果过早恢复性生活，可导致伤口裂开、出血。

与产妇全身情况有关

当产妇患有贫血、营养不良或阴道会阴部发生炎症时，均可延迟会阴伤口的愈合。

与伤口缝合情况有关

除了会阴部表皮层用丝线缝合外，内层肌肉、皮下脂肪层均用羊肠线缝合。由于人体组织羊肠线的吸收有明显的个体差异加上羊肠线的品质、会阴部是否严格消毒等问题，也会影响人体组织的吸收。

当然，由于男方在妻子处于妊娠晚期、产褥期时禁欲时间较长，一旦恢复夫妻生活，往往动作激烈，这样也很容易引起会阴组织损伤、出血、裂开。

因此说，产后一定要等会阴伤口完全愈合后方可恢复性生活。

丈夫在过性生活时，应特别注意：①每次过性生活的时间不宜太长，以免影响妻子休息和消耗过多精力。每次性生活以20～30分钟为宜，要多施爱抚行为。②过性生活时，丈夫不可行动过猛，否则会伤害妻子刚刚恢复的阴道。③丈夫在过性生活时要注意保护妻子的乳房，因为这时的乳房经常充盈大量奶水，如果受压，会导致乳房疾病，给大人孩子造成痛苦。

3. 产后阴道松弛怎么办

产后阴道松弛现象在产妇中并不少见。轻者会因为阴道宽松而失去对阴茎的“紧握”能力，使性快感下降；重者由于阴道壁的支持组织失去了对膀胱、尿道甚至直肠的支撑作用，而导致它们向阴道前、后壁膨出，因此还会出现尿失禁或排便困难。

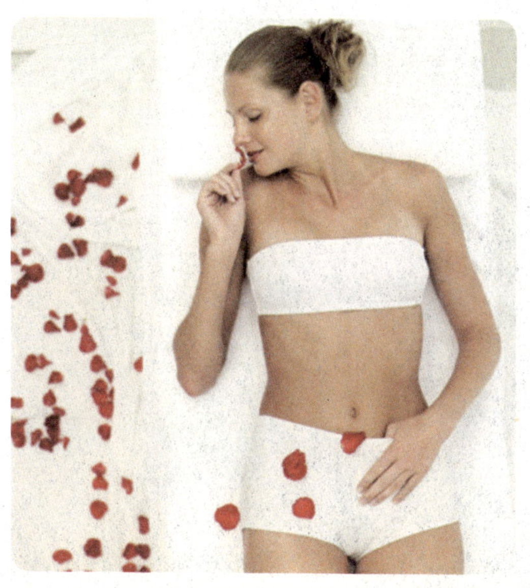

首先产妇要保证必要的营养支持，不要因害怕产后肥胖，过分节制饮食，导致肌肉缺乏必要的营养而变得很薄。

然后产后要尽早进行适当的运动，积极进行阴道肌肉的恢复性锻炼：

1. 每天早晚在空气清新的地方，深吸气后闭气；
2. 像忍大、小便一样收缩肛门，如此反复100次以上；
3. 小便时进行排尿中断锻炼，排尿一半时忍着不排让尿液中断，稍停后再继续排尿。

4. 产后如何进行阴道锻炼

许多生育过的女性容易出现性生活时快感下降甚至消失的现象，其中一个重要的原因就是阴道松弛。阴道松弛是指自然分娩后，盆腔肌肉群的张力下降造成阴道周围肌肉松弛、阴道变宽，严重者可有阴道壁膨出。

阴道松弛时，由于阴道宽松，使得性生活时原有的阴道对阴茎的“紧握”能力下降，性器官的接触难以达到充分、满意。而女性要充分满足其接触的欲望后才有可能达到性高潮的体验。所以，当女性出现阴道松弛时，性生活快感下降甚至消失也就容易出现了。

骨盆底肌肉收缩运动，也叫Kegel锻炼法，又称“凯格尔运动”，可以恢复阴道弹性。

自我锻炼要诀：

1. 刚开始练习时，可以仰卧在床上，双脚膝盖弯曲。
2. 身体放松，收缩骨盆底肌肉(吸气)，此动作就像平常解小便中途忽然憋住的动作。

初学者可将食指及中指放在阴道内约5厘

米，来感受肌肉收缩的力量及做法是否正确。如果动作正确，则放在阴道中的手指头会有压迫的感觉。

除了提肛肌群，腹部、大腿、臀部均不需用力。

③ 持续收缩约10秒，再放松10秒(呼气)，如此重复15次，每天1次。

持续练习6~8周，阴道肌肉就会呈现较为紧绷的状态。

5. 产后女人的“性”福操

女性生完孩子之后，阴道相应地变宽变松一些，其中以自然分娩者的感觉尤为明显。为了改变女性对性生活的感受，降低获得性高潮的阈值，加速高潮的到来，可以进行前面介绍的骨盆底肌肉收缩运动。这里，我们再向你推荐一套性保健操，若长期坚持锻炼，一定会使你成为一个性感的、可爱的女人！

1 腹肌练习

强健的腹肌是保持理想性功能的重要条件。

仰卧，两腿屈曲，两手抱膝，将膝盖拉向胸部，稍用力，使两手略感颤抖，然后慢慢放松。接着伸展髋关节，尽力使两腿伸直放平。再收腿屈髋关节，使膝部靠胸。

反复做5次。最后，两手平放体侧，两腿伸直上举5次，或左右腿分别上举5次。

2 骨盆练习

骨盆前后向运动对锻炼盆部和腹部肌肉十分重要。

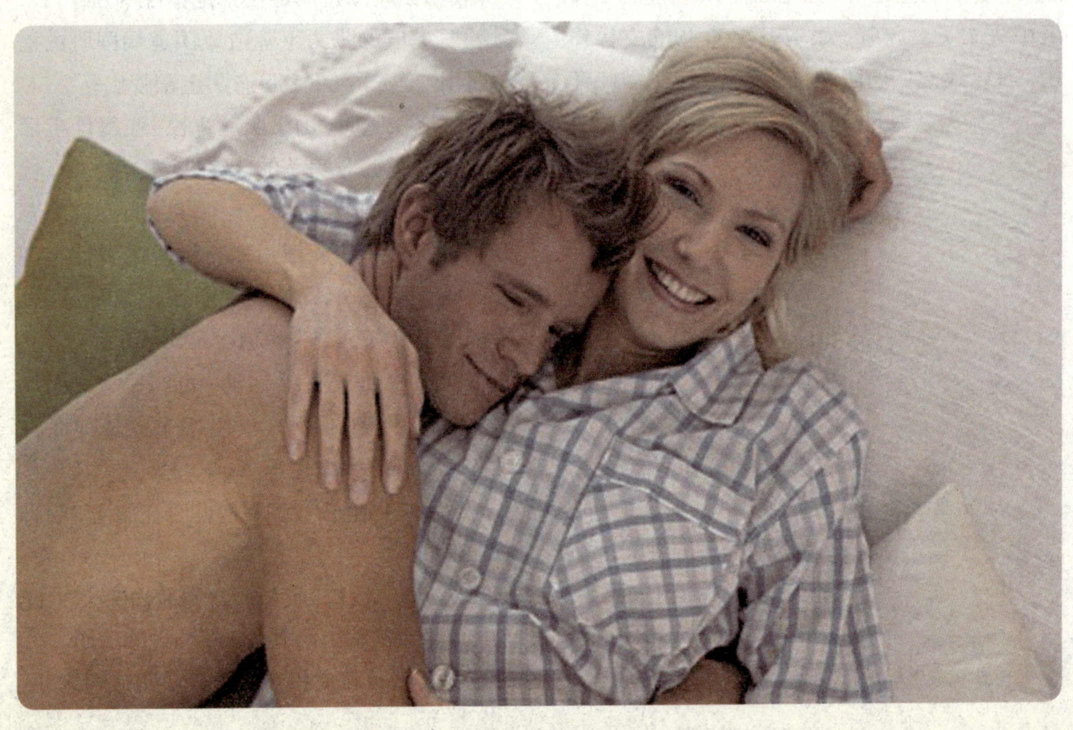

半蹲，两膝微屈，两足分开60厘米左右，两手叉腰。吸气，将骨盆前推；呼气，将骨盆拉回，同时臀部尽量向后撅起。

反复做10次。

3 按摩练习

增加性快感体验。

仰卧，屈腿，两膝分开，足底相对，用手从膝盖向大腿根部按摩，到腿根后再由下而上按摩。按摩时吸气，手返回膝盖时呼气。

反复做5次。按摩时要放松，注意体验动作所产生的全身性性舒适感。

4 展腿练习

锻炼大腿内侧肌群。运动躯干、大腿时，腹压作用于阴道，产生快感，同时阴道口张开，利于局部气血通畅。

坐姿，两手后撑，左腿屈立，右腿屈膝外展，平放垫上。提臀，左腿外展，略伸直；放下臀部，换右腿做相同动作。

反复做5次。

5 开张练习

可增强女性对子宫、阴道和盆部肌肉的感觉。

仰卧、屈膝，分开大腿，轻轻分开阴唇，手放到大腿上，再移至腿根，同时尽量屈髋屈膝，再慢慢伸直大腿。感觉非常舒适。

仰卧，两腿分开，微屈。左手放在左下腹部，肩胛放松，大腿内侧肌肉有紧张感。膝部缓慢地做划圈运动，大腿内侧出现快感。有这种感觉时，将注意力集中到耻骨隆突处，并上挺耻骨，但臀部不离垫。

6 挤压外阴练习

可使臀部和大腿健美，肌肉富有弹性。

俯卧，上肢侧展平放，右腿伸直，左腿屈膝架在右腿上，足背绷直，左膝尽量触地。扭搓髋部，然后髋、腹不动，维持10秒钟。再左腿在下、右腿在上做相同动作。越用力扭搓，阴道口及阴唇受的压力越大。

左右腿各重复3次。由于大腿的挤压和放松，外阴部的血液会骤然减少和增加，外阴部即感到松弛舒适。

7 臀部练习

健康、结实的臀肌有利于性生活。收缩臀肌能刺激和控制阴道的舒缩。

<u>方法一</u>　拍打臀部，能促进臀部血液循环，反射性地使阴道有发热和松弛感。在淋浴时拍打效果更佳。

<u>方法二</u>　揉捏臀部，揉捏可刺激臀部深层的肌肉神经。淋浴时揉捏更感舒适。揉捏前手上最好涂少许润滑剂，以利操作。揉捏需提起臀部肌肉，会感到不适，放松后即好转。

<u>方法三</u>　站立，用手将臀部掰开，同时吸气；放手，呼气。反复做5次。然后俯卧，用手下压臀肌，吸气；松手时呼气。重复5次。此练习较剧烈，能产生明显的快感。

6. 如何找回“性”趣

1 恢复你自己

第一次做妈妈，感情上、生理上和精神上都会有巨大的消耗。为了重新“充电”，你必须努力将你和宝宝分开，让爸爸和宝宝在家玩一会，你可以去附近的咖啡店喝杯咖啡读张报纸。你必须从全心全意照顾孩子中重新恢复你的自我，以便再次燃起你对丈夫的兴趣。而宝宝也会因为你们爱情的滋润，得到更多的来自父母双方的爱和热情。

2 提高做爱的优先权

没有宝宝以前，做爱对夫妻双方都很自然。但有了宝宝后，时间、精力经常受宝宝的影响而不容易控制。做爱有时需要事先的计划和安排，这时，就必须都牺牲一些自己的安排，把做爱的优先级提高。比如，在宝宝睡得早的晚上，父母也早早上床，使双方都有充足的精力。

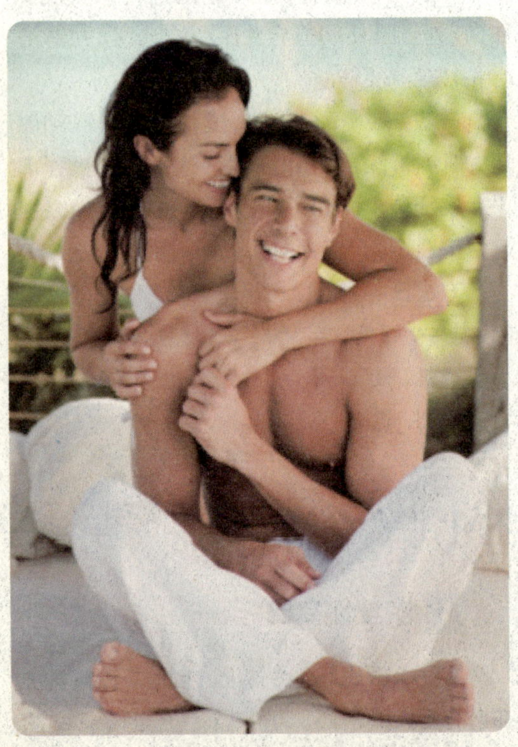

3 建立外部联系

多参加一些能让你的大脑离开孩子的活动，例如和老朋友联系。孤独和抑郁往往是性欲的杀手。

4 创造氛围和环境

回想一下你们过去什么活动能激起浪漫和热情，是否能重复这些交流。给丈夫写张卡片、卧室放音乐、鲜花，点烛光。

5 不妨有些性幻想

它是给性生活充电的一个好方法。这时不妨幻想一下丈夫的身体，轻柔地抚摩和你曾经有过的美妙感受，让它们在你的头脑中停留长一点时间。白天的这种性幻想能大大加快晚上你们的性反应速度。

6 去除对身体的负面印象

很多女性对自己生孩子后身体的改变很不满意，对自己身体的这种负面印象也给她们的性生活带来负担。她们认为丈夫可能不会像原来那样喜欢她的身体了，自我感觉不良是影响性欲的又一因素。

其实男人通常没有那么挑剔，而且散发着母性光彩的你也许更性感，丢弃这些想法，会让你在性生活中更自信，也就更美丽。

7 不要忽视丈夫

做了母亲的女性容易满眼都是孩子，经常忽略丈夫的存在。其实，不能到晚上才注意到配偶的存在，他像孩子一样同样需要关心、照顾。

8 体验身体的感受

做爱可以从共浴开始，一起感觉和欣赏你生育后身体的变化。然后躺在床上做个裸体的约会，你们可以在烛光下轻柔地抚摩。

9 穿性感的内衣

很多妇女都把最喜爱的睡衣、内衣留给特定的场合。其实漂亮、性感的内衣该留给自己的丈夫。

分娩后，新妈妈无论是身体还是内心，都发生了很大变化。通常到了分娩6周后，子宫才恢复了原来的大小；卵巢的排卵和月经再次出现，大多出现在产后6～8周时。

一般来讲，影响产后性生活的主要因素为，担心生殖器官感染；害怕伤口受伤，如会阴部位切开；担心性交时疼痛或害怕再怀孕；不想让丈夫看见自己的肚皮松弛；性生活进行时常被宝宝打断，导致兴致低落；产后一直处于抑郁情绪中，性欲低下等。因此，丈夫要体谅妻子。

图书在版编目（CIP）数据

图解孕产知识速查宝典 / 王艳琴主编. —北京：中国人口出版社，2011.1

ISBN 978-7-5101-0646-0

Ⅰ. ①图… Ⅱ. ①王… Ⅲ. ①妊娠期－妇幼保健－图解②产褥期－妇幼保健－图解 Ⅳ. ①R715.3-64

中国版本图书馆CIP数据核字（2010）第250158号

最精华、最完备的
权威孕期读本

图解孕产知识速查宝典

王艳琴 主编

出版发行 中国人口出版社
印　　刷 北京通州丽源印刷厂
开　　本 710×1020　1/16
印　　张 14
字　　数 145千字
版　　次 2011年1月第1版
印　　次 2011年1月第1次印刷
书　　号 ISBN 978-7-5101-0646-0
定　　价 27.80元

社　　长 陶庆军
网　　址 www.rkcbs.net
电子信箱 rkcbs@126.com
电　　话 (010)83519390
传　　真 (010)83519401
地　　址 北京市宣武区广安门南街80号中加大厦
邮　　编 100054
